Ärztliche Behelfstechnik

Bearbeitet von

C. Franz (Berlin), Th. Fürst (München), R. Hesse (Graz), K. Holtei (Gratwein),
H. Hübner (Elberfeld), O. Mayer (Wien), B. Mayrhofer (Innsbruck), G. von Saar†
(Innsbruck), H. Spitzy (Wien), M. Stolz† (Graz), R. von den Velden (Berlin)

Herausgegeben von

Professor Dr. **G. Freiherr von Saar** †

Innsbruck

Zweite Auflage

Bearbeitet von

Professor Dr. **Carl Franz**

Generalarzt, Berlin

Mit 372 Textabbildungen.   (627 S.)   1923.   Gebunden $\mathcal{RM}$ 22,—

Inhaltsübersicht: Behelfstechnik in der Chirurgie. Von Dr. Günther Freiherr v. Saar. Neu bearbeitet von Generalarzt Dr. C. Franz, ord. Professor der Kriegschirurgie an der Kaiser-Wilhelms-Akademie Berlin. — Orthopädische Behelfstechnik. Von Dr. Hans Spitzy, a. o. Professor der Orthopädischen Chirurgie in Wien. — Behelfstechnik in der inneren Medizin. Von Dr. R. von den Velden, a. o. Professor an der Universität Berlin, Dirig. Arzt am Städtischen Krankenhaus Berlin-Wilmersdorf. — Behelfstechnik in der Kinderheilkunde. Von Professor Dr. Karl Holtei, Gratwein. — Behelfstechnik in der Augenheilkunde. Von Universitätsprofessor Dr. Robert Hesse, Assistent der Grazer Universitäts-Augenklinik. — Behelfstechnik der Untersuchung und Behandlung des Ohres. Von Professor Dr. Otto Mayer, Primararzt in Wien. — Behelfstechnik der Untersuchung und Behandlung der Nase. Von Professor Dr. Otto Mayer, Primararzt in Wien. — Behelfstechnik der Untersuchung und Behandlung des Rachens. Von Professor Dr. Otto Mayer, Primararzt in Wien. — Behelfstechnik der Untersuchung und Behandlung des Kehlkopfs. Von Professor Dr. Otto Mayer, Primararzt in Wien. — Behelfsmäßige erste Versorgung der Kieferverletzten unmittelbar nach der Verwundung. Von Professor Dr. B. Mayrhofer in Innsbruck. — Behelfstechnik in der Zahnheilkunde des praktischen Arztes. Von Professor Dr. B. Mayrhofer in Innsbruck. — Behelfstechnik in der Gynäkologie. Von Professor Dr. Max Stolz † in Graz. Für die zweite Auflage durchgesehen von Professor v. Jaschke in Gießen. — Behelfstechnik in der Geburtshilfe. Von Professor Dr. Max Stolz in Graz. Für die zweite Auflage durchgesehen von Professor v. Jaschke in Gießen — Behelfstechnik bei Haut- und Geschlechtskrankheiten. Von Professor Dr. Huebner, Chefarzt der Hautklinik im Städtischen Krankenhause zu Elberfeld. — Behelfstechnik in der Bakteriologie und Hygiene. Von Dr. Th. Fürst in München.

Leitfaden
für die ärztliche Untersuchung

Von

Generaloberarzt Dr. **Leu**

stellvertretender Korpsarzt III. Armeekorps

Bearbeitet von Ärzten des III. Armeekorps unter Mitwirkung des Reservelazarettdirektors Oberstabsarzt Professors Dr. Thieme † und des Stabsarztes d. R. Dr. Engelmann, nebst einem Geleitworte des Geheimen Hofrates Professors Dr. Friedrich von Müller

Mit 47 Textabbildungen.   (624 S.)   1918.   Gebunden $\mathcal{RM}$ 12,60

Veröffentlichungen aus dem Gebiete des Heeres-Sanitätswesens

Herausgegeben
von der Heeres-Sanitätsinspektion
des Reichswehrministeriums

Heft 79:
Mit 19 Tabellen und 10 Tafeln

Zusammengestellt
in der Heeres-Sanitätsinspektion
des Reichswehrministeriums

SPRINGER-VERLAG BERLIN HEIDELBERG GMBH
1926

ISBN 978-3-662-34164-3   ISBN 978-3-662-34434-7 (eBook)
DOI 10.1007/978-3-662-34434-7

Zur Pathologie und Histologie der Lungen- und Pleura-Verletzungen im Kriege

Von

Dr. med. Karl Hannemann, München

K. b. Oberarzt a. D.

Inhaltsverzeichnis.

Seite

A. Allgemeiner Teil.

B. Spezieller Teil.

Tafeln.

Literatur-Verzeichnis.

1. *Alsberg*, Spätfolgen von Lungensteckschüssen, D. m. W. 1920, Nr. 34.
2. *Arnold*, Anat. Beitr. z. d. Lehre von den Schußwunden, Heidelberg 1873.
3. *Austgen*, Kriegsverletzungen u. Lungentuberkulose, Referat i. M. m. W. 1921, S. 621.
4. *Baumgarten*, Kriegspathologische Mitteilungen, M. m. W. 1918, S. 175 und 212.
5. *Beitzke*, Path. anat. Beobacht. an Kriegsverl. d. Lungen, Berl. kl. W. 1915, S. 734.
6. *Böttner*, über Lungenschüsse, M. m. W. 1915, S. 91.
7. *Borchard-Gerhardt*, in Borchard-Schmieden, Lehrb. d. Kriegschirurgie, Leipzig 1917.
8. *Borst*, in Borchard-Schmieden, Lehrb. d. Kriegschirurgie, Leipzig 1917.
9. *Brouardel-Giroux*, Traumatische Lungentuberkulose, Referat, M. m. W. 1914, S. 1765.
10. *Burkard-Landois*, Tangentialschüsse d. Thorax, M. m. W. 1915, S. 1057.
11. *Cornil-Marie*, Arch. de med. expér. et de l'anat. path. 1897, Nr. 2, zit. nach Talle.
12. *Ehret*, über Lungenschüsse u. deren Behandl., M. m. W. 1915, S. 557.
13. *Flörcken*, d. Therap. v. 62 Lungenschüssen i. Feldlaz. usw., M. m. W. 1918, S. 148.
14. *Frankenberger*, Lungenschüsse i. Heimatgebiet, M. m. W. 1919, S. 536.
15. *Freund-Schwaer*, Zwerchfellhernie usw. nach Lungenschuß, M. m. W. 1916, S. 1532.
16. *Frischbier*, Lungenschüsse u. Tuberkulose, Z. f. Tuberk., Bd. 26, H. 1.
17. *Gaza*, über Lungenleberschüsse, D. m. W. 1916, Nr. 21.
18. *Gehrels-Payer*, Lungenschuß-Demonstr., med. Ges. Leipzig, Ber., M. m. W. 1917, S. 1114.
19. *Genewein*, über Schädelschüsse, Habilitationsschrift, München 1916.
20. *Gerhardt*, über d. spät. Schicksal v. Lungenverletz., M. m. W. 1916, S. 1669.
21. *Gerhardt*, Spätfolg. eines Brustschusses, Würzburg. Ärzteabend, M. m. W. 1916, S. 1164.
22. *Graf-Hildebrandt*, Verwund. durch moderne Kriegsfeuerwaff., Berlin 1907, Bd. 2.
23. *Groll*, Anat. Befunde b. Vergift. m. Phosgen, Virch. Archiv 1921, Bd. 231, S. 480.
24. *Gruber*, Path. anat. Demonstr., Sitz.-Ber. Mainz, M. m. W. 1919, S. 978.
25. *Gruber*, Lungenverl. u. ihre Folg., M. f. Unfallhlk. 1920, Nr. 3.
26. *Gulecke*, über penetr. Brust-Bauchschüsse, Arch. f. klin. Chir. 1913, Bd. 100, H. 4.
27. *Hadlich*, über d. Heil. v. Lung.- u. Pleurawunden, Langenb. Arch. f. kl. Chir., Bd. 22.
28. *Haim*, über Gangrän d. Lunge, Wien. kl. W. 1915, Nr. 9, S. 232.
29. *Hannemann*, Taschenbuch des Feldarztes, VII. Teil, München 1917, bei Lehmann.
30. *Hartert*, Lungenschüsse, ihre Kompl. u. Behandl., Bericht, M. m. W. 1915, S. 199.
31. *Harzer*, üb. d. Infekt. v. Lungenschüss. m. anaer. Keimen, M. m. W. 1917, S. 1311.
32. *Herrenschneider*, Bajonettstichverl. d. Lunge, M. m. W. 1915, S. 560.
33. *Heß*, über Lungenschüsse usw., M. m. W. 1917, S. 1021.

34. *Hesse*, über Brustschüsse, Sitz.-Ber. Köln, M. m. W. 1915, S. 1478.
35. *Hildebrandt*, Thoraxschüsse u. Bauchdeckenspann., Berl. kl. W. 1907, S. 553.
36. *Hirsch*, z. Entst. u. Verhüt. v. Lungenabszessen usw., M. m. W. 1916, S. 1468.
37. *v. Hoeßlin*, Lungenschüsse, Ärztl. Ver. München, M. m. W. 1914, S. 2215.
38. *Hofbauer*, über Folgezustände b. Thoraxverl., Sitz.-Ber., M. m. W. 1916, S. 55.
39. *Jacenko*, Centralbl. f. d. med. Wissenschaft 1870, zit. nach Hadlich.
40. *Jakob*, Demonstr. am kriegsärztl. Abend in Lille, Ber., M. m. W. 1915, S. 358.
41. *Jehn*, z. Klinik u. Pathol. des Mediastinalemphysems, D. Zeitschr. f. Chir., Bd. 140, S. 398.
42. *Jehn-Nägeli*, über Thoraxverl. i. Kriege, Bruns Beitr. z. kl. Chir. 1919, Bd. 114, 3. H.
43. *Kaminer-Zondeck*, Herzbeutelveränd. n. Lungenschüssen, D. m. W. 1916, Nr. 22.
44. *Kehl*, über Brustschüsse, Beitr. z. klin. Chir., Bd. 100, H. 1, S. 98.
45. *Klebs*, Path. Anatomie d. Schußwunden, Leipzig 1872.
46. *Koch*, Langenbecks Arch. f. kl. Chir., Bd. 15, zit. nach Hadlich.
47. *König*, über Lungenverletz., Arch. f. Heilkunde 1864, S. 147.
48. *Koerber*, chir. Hauptgesichtspunkte aus Feldlaz.-Tätigk., M. m. W. 1915, S. 993.
49. *Kohlhaas*, Herzbeschw. nach Lungenschüssen, M. m. W. 1916, S. 1597.
50. *Konjetzny*, chir. Behandl. d. Lungenschüsse, Bruns Beitr. z. kl. Chir., Bd. 114, 3. H.
51. *Konjetzny*, Lungensteckschüsse, Sitz.-Ber., M. m. W. 1920, S. 1247.
52. *Krez*, über Lungenschüsse, M. m. W. 1915, S. 560.
53. *Külbs*, Lunge u. Trauma, Arch. f. exper. Path. u. Pharm., 62. Bd., 1. H.,
54. *Leonhard*, 100 Brust- u. Lungenschüsse, D. m. W. 1916, Nr. 2.
55. *Litten*, über Kontusionspneumonie, Sitz.-Ber., M. m. W. 1917, S. 444.
56. *Ludw. Ferd. Prinz v. Bay.*, über Lungenschüsse, M. m. W. 1914, S. 2317.
57. *Marchand*, d. Prozeß d. Wundheil., Deutsch. Chir. 1901, Lf. 16.
58. *Meyer*, Lungenverl. durch Bajonettstich m. Häm., M. m. W. 1915, S. 280.
59. *Moritz*, Ausgänge d. Brustschüsse, Sitz.-Ber., M. m. W. 1916, S. 739.
60. *Nötzel*, Exper.-Untersuch. z. Frage d. Infektionsf. d. Pleura, Verh. d. D. Chir. Ges. 1906.
61. *Oppenheim*, über d. Verletz. d. menschl. Niere usw., Beitr. z. kl. Chir., Bd. 116, H. 3.
62. *Pauchet*, die Brustverletz., Presse medicale, Ref., M. m. W. 1917, S. 1255.
63. *Reiche*, über d. Resistenz d. Brusthöhle geg. sept. Infekt., M. m. W. 1915, S. 95.
64. *Rieder*, Heilungsvorgänge b. natürl. Pneumothorax, M. m. W. 1915, S. 249.
65. *Rieder*, Lungenschüsse u. Lungentuberkulose, M. m. W. 1915, S. 1673.
66. *Riedinger*, Verletz. u. chir. Krankheiten des Thorax, Deutsche Chir. 1888, Lief. 42.
67. *Ritter*, Prognose u. Therapie d. Lungenschüsse, M. m. W. 1915, S. 93.
68. *Rößle*, Demonstr. eines Lungenschusses, Sitz.-Ber. Jena, M. m. W. *1916*, S. 645.
69. *Sauerbruch*, Brüsseler Kriegschirurgentagung, Ber. M. m. W. 1915, S. 603.
70. *Schmaus*, Grundriß d. path. Anatomie, 10. Aufl., Bergmann, Wiesbaden 1912.
71. *Schmidt* (Ohligs), Eigenart. Krankh. n. verh. Brustschuß, D. m. W. 1915, Nr. 42.
72. *Schmidt* (Halle), Lungenschüsse, D. m. W. 1914, Nr. 44.
73. *Schönauer*, Anaerobeninf. nach Lungenschuß, Wien. kl. W. 1920, Nr. 32.
74. *Seitler*, Brustschüsse u. Lungentuberkulose, Z. f. Tub. Bd. 33, H. 1.
75. *Talke*, z. Kenntnis d. Heil. v. Lungenwunden, Beitr. z. kl. Chir. 1905, Bd. 47, S. 191.

76. *Tiegel*, Spontanheil. v. Lungenwunden, Arch. f. kl. Chir. 1913, Bd. 101, 4. H.
77. *Toenissen*, über Lungenschüsse, M. m. W. 1915, S. 89.
78. *Unterberger*, über Lungenschüsse, D. m. W. 1915, Nr. 7, S. 187.
79. *Unverricht*, Lungenschuß ohne Lungenerschein., M. m. W. 1915, S. 561.
80. *v. d. Velden*, Schußverletz. des Brustkorbes, M. m. W. 1915, S. 95.
81. *Wederhake*, z. Behandl. d. Lungenschüsse, Med. Klinik 1917, Nr. 33.
82. *Weis*, Ärztl. Ver. Hamburg, 1. 6. 1915. Ber., M. m. W. 1915, S. 887.
83. *Wieting*, Die Formen d. traumat. Pleurainfekt., M. m. W. 1919, S. 477.

Nachtrag.

84. *Bonne*, Beitr. z. Behandl. d. Lungenschüsse, M. m. W. 1915, S. 832.
85. *Müller*, Späte Nachblutung a. d. Lunge, M. m. W. 1915, S. 1098.
86. *Pribram*, Schutzverletz. d. r. oberen Lungenvene, D. Zeitschr. f. Chir., 153. Bd., 1./2. H.

Aus dem pathologischen Institut der Universität München.
(Vorstand: Prof. Dr. M. Borst.)

Vorwort.

In der kriegsärztlichen Literatur der letzten 10 Jahre finden sich zahlreiche und eingehende klinische Arbeiten über die Kriegsverletzungen der Lunge. Von Frontärzten, aus den Feldlazaretten und Etappenlazaretten aller Kriegsschauplätze sowie aus den verschiedenen Reservelazaretten und Kliniken der Heimat wurden über die mannigfaltigen Erfahrungen bei der Diagnose, bei der Therapie und dem weiteren Verlauf von Lungenverletzungen aller Art berichtet. Aber nur ganz vereinzelt war es möglich gewesen, die verschiedenen Heilungsstadien und Folgen der Kriegsverletzungen der Lunge an Hand einer größeren Zahl von Sektionsbefunden umfassend durchzuarbeiten und vor allem unsere bisher noch so mangelhafte Kenntnis der anatomisch-histologischen Heilungsvorgänge bei menschlichen Lungenwunden weiterhin zu vertiefen und auszubauen.

Die ersten eingehenden pathologisch-anatomischen Berichte über Lungenverletzungen im Kriege stammen aus den Jahren 1870/71; sie enthalten wertvolle und, wie wir in den letzten Kriegsjahren gesehen haben, zum größten Teil auch heute noch gültige, vorwiegend mikroskopische Befunde. Die mikroskopischen Befunde aus den siebziger Jahren sind aber der primitiven Technik jener nun schon über 50 Jahre zurückliegenden Zeit entsprechend wenig ausführlich und wurden auch nicht systematisch genug durchgeführt, um eindeutige Resultate zu liefern. Auch in den 5 Jahrzehnten danach finden wir in der Literatur systematische histologische Untersuchungen nur bei Tierexperimenten, und erst den mühevollen Arbeiten unserer Armeepathologen haben wir es zu danken, wenn wir heute imstande sind, die Ergebnisse dieser grundlegenden Tierexperimente des Friedens an einem großen, ja leider nur zu riesigen menschlichen Sektionsmaterial nachzuprüfen und zu ergänzen. Durch die Güte des Herrn Prof. Dr. *Borst*, der mir 27 Lungenpräparate aus seiner reichhaltigen kriegspathologischen Sammlung sowie 275 Sektionsprotokolle über Brustwand-, Pleura- und Lungenverletzungen als Haupt- oder Nebenbefund zur Bearbeitung überlassen hat, hoffe ich nun einen weiteren Baustein zur Kenntnis der Pathologie und Histologie dieser Lungen- und Pleuraverletzungen beitragen zu können.

Im *allgemeinen Teil A* meiner Abhandlung will ich als Einleitung im Abschnitt I einen kurzen Überblick über die Geschichte der *wesentlichsten Veröffentlichungen* geben und über eine Anzahl von *Häufigkeitsstatistiken* der verschiedenartigen Brustverletzungen im Verlauf der letzten großen Kriege berichten.

Der allgemeine Teil selbst soll sodann nach einigen Vorbemerkungen im Abschnitt II zuerst von den *verschiedenartigen Verletzungsursachen* der Thorax-, Pleura- und Lungenverletzungen handeln, zu denen im letzten Krieg vor allem der Fliegerabsturz und die Kampfgasvergiftung als neuartig dazukamen und unter denen die Verschüttung als Folge des langjährigen Stellungskrieges mit seinen zahllosen Gräben und Unterstandsbauten im Vergleich zu allen früheren Kriegen nunmehr eine vermehrte Häufigkeit zeigte. Weiterhin sollen im Abschnitt III die besonderen Merkmale der *verschiedenen Verletzungsarten* besprochen werden, unter denen die große Zahl perforierender Durchschüsse der Lungen als Folge einer wesentlich gesteigerten Rasanz sowohl der Infanteriegeschosse wie auch der Brisanzgranatsplitter des .modernen Krieges besonders auffällt. Die neuartigen Gasverätzungen der Lunge hat *Groll* (21, S. 480) gesondert bearbeitet. Daran anschließend sollen im Abschnitt IV aus dem Inhalt der 275 Sektionsprotokolle die wesentlichsten Einzelheiten der *Pathologie des Heilungsverlaufes* mit den Besonderheiten des Lungenschußkanals sowie mit den aseptischen und infektiösen Folgen der Verletzungen in Pleura und Lunge geschildert werden.

Der Abschnitt V soll die Komplikationen der Pleura-Lungen-Verletzungen durch die oft zahlreichen *gleichzeitig mitverletzten Organe* zusammenfassen.

In dem folgenden Abschnitt VI über die *Histologie des Heilungsverlaufs* will ich schließlich die bisherigen mikroskopischen Veröffentlichungen über die Heilungsvorgänge der Pleura- und Lungenverletzungen kurz besprechen und über die Ergebnisse meiner eigenen histologischen Untersuchungen berichten.

Am Schlusse jedes Abschnittes will ich rückschauend die wesentlichsten Ergebnisse kurz zusammenfassen.

Der *spezielle Teil B* soll das Wesentliche der einzelnen Sektionsprotokolle enthalten, und zwar in 18 Tabellen geordnet, die in *Brustwandverletzungen, isolierte Pleuraverletzungen, Lungenkontusionen, oberflächliche Lungenverletzungen, perforierende Lungenverletzungen und Lungenzerreißungen* gegliedert sind und denen bei den einzelnen Abschnitten und Unterabschnitten jeweils zusammenfassend das Gemeinsame der verschiedenen Verletzungsarten beigefügt werden soll.

Die eingeklammerten Sektionen (3) bis (372) wurden von Februar bis Oktober 1915 in Nordfrankreich gemacht, die nicht eingeklammerten Sektionsnummern 4 bis 1117 stammen ebenfalls meist aus der Umgegend von Douai und wurden von März 1916 bis November 1917 gleichfalls von Herrn Professor Borst und seinen beiden Assistenten Dr. Hueck und Dr. Groll ausgeführt.

Es sei mir erlaubt, hier noch ein paar allgemeine Worte über den Literaturnachweis anzufügen: Die meisten Autoren pflegen in ihren Ausführungen an den entsprechenden Stellen nur die Namen der bisherigen Bearbeiter zu vermerken und bringen die Literaturnachweise als Anhang in einer chronologisch oder alphabetisch geordneten Liste. Dabei werden in diesen Verzeichnissen oft mehrere Arbeiten des gleichen Bearbeiters ohne besonderes Kennzeichen aufgeführt, so daß es oft sehr zeitraubend ist, eine im Text gebrachte Bemerkung oder Tabelle in einem der erwähnten Originale aufzufinden. Andere wieder fügen dem einzelnen Namen im Text eine fortlaufende Zahl an, meist aber nur beim ersten Nennen eines neuen Namens, und fügen die entsprechende Arbeit in eine Fußnote oder in einem gesonderten Verzeichnis fortlaufend nach Kennzahlen geordnet bei. Dies erleichtert das Aufsuchen einzelner Feststellungen schon weit mehr, besonders bei Zustammenstellung der Nachweise in einem gesonderten Verzeichnis. Aber auch hier gibt es bei späteren Wiederholungen von kennzahllosen Namen im Text, *bei denen mehrere Arbeiten verzeichnet sind,* viel Zeitverlust; namentlich wenn das Verzeichnis — wie so oft bei Monographien — mehrere hunderte einzelne Arbeiten umfaßt! Ich habe deshalb jede der von mir verwendeten einzelnen Arbeiten nach *Kennzahlen* geordnet alphabetisch im Literaturverzeichnis aufgeführt und im Text bei jeder Namensnennung außer der Kennzahl der betreffenden Arbeit möglichst auch jedesmal die *Seitenzahl* der zitierten Bemerkung beigefügt. Diese Kenn- oder Seitenzahlen habe ich nur dann fortgelassen, wenn bei gleichbleibender Kenn- und Seitenzahl der gleiche Name unmittelbar vorher bereits genannt oder wenn das Zitat sich auf die ganze Arbeit bezieht. Ich hoffe, dadurch späteren Bearbeitern des Themas viel Zeit erspart zu haben, die wohl bei allen Ärzten kostbar ist und zu Besserem verwendet werden kann.

Es ist mir ferner eine angenehme Pflicht, Herrn Professor Borst auch an dieser Stelle nochmals für die Überlassung des Themas und der Präparate meinen Dank auszusprechen sowie Herrn Professor Dr. Groll und Herrn Dr. Oppenheim für ihre stets hilfsbereite Unterstützung bei der Ausarbeitung bestens zu danken.

München, Juli 1925.

Dr. Karl Hannemann.

A. Allgemeiner Teil.

I. Geschichtliches und allgemeine Statistik.

Fast die gesamte deutsche und ausländische Literatur der Brustwand-, Pleura- und Lungenverletzungen von *Guy de Chauliacs* La grande chirurgie im Jahre 1363 an bis zum Jahre 1888 findet sich in seltener Vollständigkeit in *Riedingers* »Verletzungen und chirurgische Krankheiten des Thorax und seines Inhaltes« zusammengestellt. *Riedinger* (66, S. 113) weist darauf hin, daß man in der ärztlichen Literatur den penetrierenden Brustverletzungen bis etwa zur Mitte des vergangenen Jahrhunderts keine besondere Aufmerksamkeit schenkte, da man sie lange für absolut letal hielt, und daß man erst dann begann, sich mit ihnen zu beschäftigen und ihre Einzelheiten in einer immer reichhaltiger werdenden Kasuistik zu studieren, als man immer mehr die Überzeugung gewann, *daß die Lungen im Gegenteil zu den tolerantesten Organen gehören.* Er betont dabei die immerhin noch große Sterblichkeitsziffer der Brustverletzungen, hebt aber hervor, daß es sich in vielen Fällen dann nicht um eine reine Verletzung der Lunge, sondern um eine komplizierende Perforation größerer Gefäße, eine Verletzung des Herzens oder um andere gleichzeitige schwere Verwundungen handelt, denen gegenüber die unkomplizierten Lungenwunden in den Hintergrund treten.

Die ersten größeren Zusammenstellungen von Sektionen Brustverletzter stammen aus dem Kriege 1870/71. *Klebs* (45, S. 4) hatte in den Kriegslazaretten von Karlsruhe kurz nach den Schlachten bei Wörth Gelegenheit, 115 Sektionen Kriegsverletzter zu machen und fand darunter 20 Brustverletzte. Mitverletzungen der Pleura fand er bei 5 von seinen 10 Bauchverletzungen. Unter den isolierten Brustschüssen fanden sich 6 ohne Lungenverletzungen, 5 Lungenstreifschüsse und Kontusionen sowie 8 perforierende Lungenschüsse. Die 5 Mitverletzungen des Thorax bei Bauchschüssen waren ausnahmslos Pleuraverletzungen ohne Lungenverletzungen. Die relative Häufigkeit dieser Durchschüsse des Komplementärraums ohne Lungenverletzungen bei gleichzeitigen Zwergfelldurchschüssen wird durch die Statistik meiner Tabelle VII im speziellen Teil bestätigt!

Die zweite große Zusammenstellung von Sektionsbefunden des 70er Krieges stammt von *Arnold* (2, S. 5), der in den Heidelberger Reservelazaretten 137 Sektionen sammelte. Darunter waren 23 Thoraxverletzungen, die meisten davon waren *nicht* mit anderen Verwundungen kompliziert und stellten im Gegensatz zu der obenerwähnten Angabe *Riedingers* meist reine Formen von Brust- oder Schulterschüssen dar; nur 2 derselben waren kompliziert mit Verwundungen von Bauchorganen, je einer mit Verletzungen der Schulter und der Axillararterie mit darauffolgendem Armbrand, 2 Fälle seiner Statistik waren einfache Fleischwunden an Thorax und Schulter, bei denen andere gleichzeitige Verletzungen den Tod herbeiführten. Er fand bei seinen 23 Thoraxverletzungen 5 mit Knochenverletzungen verbundene Brust- und Schulterschüsse ohne Eröffnung der Pleurahöhle, 4 Brustschüsse mit Eröffnung der Pleurahöhlen ohne Lungenverletzung, 6 Brustschüsse mit oberflächlicher Verletzung der Lungen und 6 perforierende Lungenschüsse. Über einzelne Beobachtungen dieser Mitteilungen von *Klebs* und von *Arnold*, die *Riedinger* (66, S. 153) wohl mit Recht als die besten und verwertbarsten der gesamten Literatur über Thoraxverletzungen bezeichnet, will ich jeweils bei den einzelnen Kapiteln

das Entsprechende ihrer so gründlichen Beobachtungen und der daraus
gefolgerten, auch heute meist noch gültigen allgemeinen Bemerkungen bei-
fügen.

Aus dem Kriege 1870/71 stammt ferner eine fast übergroße Zahl Brust-
schußstatistiken, die ebenfalls bei *Riedinger* (66, S. 150—153) nahezu vollständig zusammengestellt sind. Ihr Wert ist aber begreiflicherweise sehr
begrenzt, da die verschiedenartigen Orte der Beobachtungen wie auch die
verschiedenen Grundsätze der Zusammenstellung einen objektiven Vergleich der Angaben sehr erschweren. Die größte davon von *Schulz* (zit.
bei 66, S. 152) stammt aus einem Reservelazarett: Unter 8 531 Verwundeten
fanden sich 630 Thoraxverletzungen mit 143 Pleura- und Lungenverletzungen. Einen wesentlich höheren Prozentsatz von Pleura- und Lungenverletzungen fand *Beck* (zit. bei 66, S. 150). Nach seinen Angaben waren
unter 4 344 näher bezeichneten Verwundungen bei 361 Brustverletzungen
163 penetrierende Verletzungen, während sich im amerikanischen Kriege
unter 20 607 Verletzungen der Brust 8 715 penetrierende Brustschüsse
fanden, also etwa der gleiche Prozentsatz. *Richter* (zit. bei 66, S. 148) gibt
in seiner eingehenden Statistik aus dem zweiten dänischen Feldzug unter
2 355 Verletzungen aller Art nur 254 Brustverletzungen an; für den Feldzug 1870/71 fand er bei Belagerungen unter 2 699 Fällen nur 93 Brustverletzungen, bei Gefechten dagegen unter 1 139 Fällen 114 Brustverletzungen. Diese Zahlen, etwa 3,6 % bei Belagerungen und 10 % bei Gefechten, stimmen im großen und ganzen auch mit den Erfahrungen des Weltkrieges überein, wenn auch der neuartige Grabenkrieg mit seinem Schutz
der unteren Körperhälfte die äußeren Bedingungen des Belagerungskrieges
oft sehr verändert hat. Auch jetzt sind nach den Berichten der letzten
Kriegsliteratur wohl die meisten Brustschüsse im Bewegungskrieg beobachtet worden, da bei dieser Kampfart das *Infanteriefeuer* und *Maschinen-
gewehrfeuer* gegen liegende und stürmende Schwarmlinien die Haupt-
verletzungsursache bildete. Im Belagerungs- und Stellungskrieg dagegen
bilden auch im modernen Kampf, trotz der außerordentlichen Vermehrung
der in den Gräben festeingebauten Maschinengewehre, die *splitternden
Explosivgeschosse* der verschiedensten Art die hauptsächlichste Verletzungsursache. Dies wird auch durch die Prozentzahlen im Kapitel über die
Verletzungsursachen bewiesen, die ja fast ausschließlich Verletzte aus dem
Stellungskrieg in Nordfrankreich als Unterlage haben.

Besonderes Interesse haben ferner die obenerwähnten Angaben *Richters*
über die *relative Häufigkeit der Brustverletzungen mit sofortigem Tod auf
dem Schlachtfeld.* Sie ist außerdem für die Beurteilung der zahlreichen,
dadurch oft so weit differierenden Mortalitätsprozente von Bedeutung und
ich will daher auf sie wegen ihrer Wichtigkeit für die Prognosestellung im
1. Kapitel über den Heilungsverlauf nochmals ausführlicher eingehen: Er
berichtet (zit. 1, S. 148), daß die Franzosen im Jahre 1859 unter 1 000 sofort
tödlichen Verletzungen durch Kleingewehrschüsse die hohe Zahl von
222 Brustverletzungen (22,2 %) zählten, während sich unter 1 000 nicht
sofort tödlichen Verletzungen nur 83 Brustschüsse (8,3 %) fanden. Für den
Feldzug 1870/71 gibt er folgende Zahlen an: *bei Gefechten starben 37,2 %
aller Brustschüsse sofort,* d. h. auf dem Schlachtfeld, 7,1 % erst später. Bei
Belagerungen waren die Brustverletzungen anscheinend relativ leichter;
denn es starben nur 10 % aller Brustschüsse sofort, 6,7 % erst später in
Lazaretten. Es starben also in beiden Fällen die meisten Brustverletzten
sofort und *nur die prozentual wenigen, leichteren kommen weiter hinten in
den Feld-, Kriegs- und Reservelazaretten zur Zählung!*

Diese Angaben hat *Löffler* (zit. bei 66 S. 149) bestätigen können; er hatte
unter 2 355 Verletzten aus dem dänischen Feldzug 367 Brustverletzungen
gezählt; bei den Preußen starben dabei von 254 Brustverletzungen 46 %
sofort auf dem Schlachtfeld, 7,8 % starben in den ersten 48 Stunden und
14 % starben später. Es starben also fast die Hälfte aller Brustverletzten

schon auf dem Schlachtfeld, so daß die Prozentzahlen, die sowohl nach 1870/71 wie auch in den ärztlichen Berichten über den Weltkrieg so oft in Feld- oder sogar Heimatlazaretten für die *absolute Häufigkeit* von Brust- bzw. Lungenverletzungen errechnet wurden, sicherlich meist einer wesentlichen Korrektur nach oben bedürfen!

Schon vor dem Kriege 1870/71 hatte 1864 *König* (47, S. 147ff.) die ersten eingehenden, experimentellen Untersuchungen über die Heilungsvorgänge bei Lungenverletzungen vorgenommen. Über seine Befunde, die als Grundlage eine große Zahl Stich- und Schnittwunden von Kaninchenlungen der verschiedensten Heilungstage haben, soll im Kapitel über den histologischen Heilungsverlauf berichtet werden. An gleicher Stelle soll über die ersten ausführlichen mikroskopischen Befunde berichtet werden, die bald darauf 1878 von *Hadlich* (27, S. 842 ff.) bei experimentellen Schnittwunden an Kaninchen- und Hundelungen gemacht wurden. 1901 faßte sodann *Marchand* (57, S. 297 ff.) in seinem bekannten Buche über die Wundheilung den Stand des gesamten damaligen makroskopischen und mikroskopischen Wissens über die Heilungsvorgänge der Pleura- und Lungenwunde zusammen, während *Talke* (75, S. 191 ff.) 1905 als letzter vor dem Weltkrieg über seine eingehenden histologischen Befunde bei experimentellen Wunden an Hunde- und Katzenlungen berichtete. Auch auf diese beiden Berichte soll erst im histologischen Teil näher eingegangen werden. Weitere Teilexperimente mit Lungenwunden machte außerdem noch 1919 *Külbs* (53, S. 39 ff.), der die Wirkung der stumpfen Gewalt auf die Hundelunge untersuchte (einiges über seine interessanten Befunde im Abschnitt über die Lungenkontusion und die Kontusionspneumonie), und 1913 *Tiegel* (76, S. 930 ff.), über dessen experimentelle Untersuchungen über die Haltbarkeit von Narben in Hundelungen ebenfalls im Kapitel über den Heilungsverlauf berichtet werden soll.

Der Beginn des Weltkrieges brachte ein rasches Anschwellen der kasuistischen Literatur über alle nur möglichen Formen von Pleura- und Lungenverletzungen. Der unerhörte, von Jahr zu Jahr immer erbitterter werdende Kampf der halben Welt gegen unser um seine Freiheit und Selbstbestimmung kämpfendes deutsches Volkstum vermehrte die kasuistischen Berichte über die mannigfachen klinischen Folgen der Brustverletzungen im gleichen, steigenden Maße. Es würde zu unnötigen Wiederholungen führen, wenn ich hier auch nur den wesentlichsten Teil dieser fast überreichen klinischen Kriegsliteratur zusammenfassen würde, da ich im folgenden allgemeinen Teil bei den einzelnen Komplikationen bessere Gelegenheit haben werde, jeweils die Mitteilungen der mir zugänglichen Literatur kurz einzufügen. Es sei mir daher erlaubt, an dieser Stelle nur auf die größeren monographischen Arbeiten zu verweisen und daraus hier die wenigen *allgemein-statistischen Angaben* besonders zu erwähnen.

1915 berichtete *Beitzke* (5, S. 734) als erster im großen Kriege eingehend über 14 Sektionen von Kriegsverletzungen der Lungen, die er bis auf eine Ausnahme nach einer großen Schlacht am 10. bis 12. Januar 1915 und den daran anschließenden Gefechten, anscheinend in Lazaretten nahe der Front, gemacht hat. Seine Fälle betrafen deshalb auch größtenteils durch Gewehrschüsse und Schrapnellkugeln Verletzte, die, außer von 5 Frühtoten, sämtlich zwischen dem 8. und 14. Krankheitstag starben. Er hebt zum Schluß als Ergebnis seiner Untersuchungen besonders hervor, *daß Lungenwunden viel langsamer vernarben als bisher angenommen wurde,* und weist darauf hin, daß diese Tatsache vor allem für den Zeitpunkt des Abtransportes der Verwundeten von größter Wichtigkeit ist! Darauf näher einzugehen und vor allem auf besondere technische Maßnahmen zum jeweils schonendsten Transport Lungenverletzter hinzuweisen, soll ebenfalls Sache des Kapitels über den Heilungsverlauf sein.

1917 erschien das bekannte Lehrbuch der Kriegschirurgie von *Borchard-Schmieden,* in dem *Borst* (8, S. 61) erstmals in umfassender Weise die Einwirkung der Schußverwundung und sonstiger Kriegsbeschädigungen auf die einzelnen Körpergewebe vom Standpunkte der *allgemeinen pathologischen Anatomie* klarlegte. Vom Standpunkte der *klinischen Chirurgie* haben im gleichen Lehrbuch *Borchard-Gerhardt* (7, S. 599 ff.) die Brustverletzungen aufs eingehendste behandelt und wohl alles für den Kriegsarzt Wissenswerte über die Folgen von Brustwand-, Pleura- und Lungenverletzungen zusammengetragen.

1918 berichtete sodann *Baumgarten* (4, S. 175 und 212) in seinen kriegspathologischen Mitteilungen über 142 Sektionen von Kriegsverletzten in einem *Reservelazarett der Heimat*, unter denen sich 10 Lungenschüsse befanden. Er hat nach seinen Berichten bei insgesamt etwa 17% Brustschüssen nur 7% Lungenschüsse gesehen, eine im Verhältnis zu anderen Angaben sehr niedrige Prozentzahl. Selbst wenn man annimmt, daß in den Brustschußprozentzahlen der Autoren, die auch die Schlachtfeldtoten mitgezählt haben, sicherlich eine größere Zahl penetrierender Brustverletzungen ohne Lungenverletzungen, d. h. reine Pleuradurchschüsse, mitenthalten sind, erklären sich die Zahlen *Baumgartens* aus den erwähnten Angaben *Löfflers* (zit. bei 66 S. 140) und anderer daraus, daß über die Hälfte Brustverletzter auf dem Schlachtfeld wie auch an den Tagen danach stirbt, so daß die Heimatlazarette dadurch bereits ein statistisch verändertes Brustverletztenmaterial eingeliefert bekommen.

Diese Annahme wird auch durch die statistischen Angaben *Geyers* (zit. bei *Wieting*, 83, S. 477) bestätigt, der 1916 in einer Freiburger Inaugural-Dissertation 3 376 Verluste aus einem Gebirgsstellungskampfe zusammenstellte: Unter den 3 376 Mann Verlust mehrerer Regimenter starben 688 (20 %) in der Front oder auf dem Truppenverbandplatz. Unter diesen 688 Toten erlagen 113, also etwa $^1/_6$, dem penetrierenden Brustschuß. Lebend vom Truppenverbandplatz abtransportiert wurden 322 Brustschüsse (112 penetrierende und 210 nichtpenetrierende). Es fanden sich also unter den Toten des ersten Tages *etwa $^1/_6$ Brustschüsse*, während sich unter den 3 376 Mann Gesamtverlust nur 335 *(etwa $^1/_{10}$ Brustschüsse)* befanden!

Ähnliche Prozentzahlen der Brustverletzungen berichten schließlich auch *Jehn-Nägeli* (42, S. 307) in ihrer 1919 erschienenen Monographie über Thoraxverletzungen im Kriege: Während *Sauerbruch* (69, S. 603 auf dem Kriegschirurgentag in Brüssel im April 1915) unter 22 165 Verwundeten nur 836 Brustschüsse zählte, dabei aber angibt, *daß etwa 30 weitere Prozente, die hier nicht mitgerechnet sind, auf dem Schlachtfeld starben,* haben *Jehn-Nägeli* unter etwa 10 000 Verletzungen rund 500 Brustverletzungen (= 5%) und an anderer Stelle (in Straßburg) unter 3 000 Patienten 250 Thoraxverletzungen (= 8,3%) gesehen. Gleich hoch war ihr Prozentsatz in der Sommeschlacht (125 unter 1 500 Verletzten = 8,3%); jedoch sind auch bei allen Zahlen von *Jehn* und *Nägeli* die Toten des Schlachtfeldes nicht mitgerechnet. Wie sehr aber gerade die Zahl der Toten des ersten Tages für die absolute Häufigkeit der Brust- und damit der Pleura- und Lungenverletzungen zu bewerten ist, das geht aus den erwähnten Schlachtfeldstatistiken eindeutig hervor, zu denen *Jehn-Nägeli* eine weitere Angabe *Sauerbruchs* (42, S. 307) beitragen, *der unter 300 Toten auf dem Kampfplatz 112 Brustschüsse,* also 37%, gefunden hat.

Über die prozentuale Verteilung der bis in die Lazarette gekommenen Brustschüsse auf die verschiedenen Thoraxorgane gibt ihre Tabelle (42, S. 416) guten Aufschluß: Sie fanden unter 300 Thoraxverletzungen *24 Brustverletzungen* (darunter 8mal offenen Pneumothorax ohne Lungenverletzungen und 5mal Lungenkontusion), *224 Lungenverletzungen* (davon 181 mit geschlossenem Hämopneumothorax, 34 mit offenem Hämopneumothorax und 9 mit Mediastinalverdrängung, Spannungspneumothorax oder Mediastinalemphysem), *33 Zwerchfelldurchschüsse* und *19 Mediastinalverletzungen* (dabei 5mal Verletzungen des Herzens und der großen Gefäße).

Die entsprechenden Zahlen meiner aus 265 Sektionen gewonnenen Statistik (Tabelle VII, VIII, IX und X) im speziellen Teil weisen dagegen den wesentlich höheren Prozentsatz von *63 isolierten Pleuraverletzungen* ohne Lungenverletzungen auf bei *9 Brustverletzungen* ohne Pleura- oder Lungenverletzungen. Sie zeigen auch weit mehr *Lungenkontusionen* (34) und nur *169 Lungenverletzungen* durch das Geschoß selbst (insgesamt 169 bei 65 oberflächlichen, 97 perforierenden Verletzungen und 7 Lungenzerreißungen). Dabei ist zu bemerken, daß die wenigen reinen Herzschüsse nicht in meiner Zusammenstellung enthalten sind. Da jedoch erfahrungsgemäß fast alle Perikard- und Herzschüsse mit Pleura- oder Lungenverletzungen kompliziert sind, kann man wohl, ohne viel zu ändern, meine obenerwähnten Prozentzahlen der Brustschüsse ebenfalls als brauchbare Grundlage zu einer *Schätzung der absoluten Häufigkeit* der Pleura- und Lungenverletzungen benutzen.

II. Verletzungsursachen.

Arnold (2, S. 167) hatte für die Beurteilung einer Kriegswunde folgende drei verschiedene Faktoren aufgestellt, von denen jeder für sich oder mehrere zusammen in verschiedenem Grade für die Lebensgefahr bestimmend sein können: Erstens die *Beschaffenheit der Waffe*, sowie die Kraft, mit welcher, und die Ausdehnung, in der dieselbe auf einen Körperteil eingewirkt hat. Zweitens weist er auf die *Bedeutung des verletzten Teiles* und damit den Wert der herabgesetzten oder aufgehobenen Funktion desselben für das Leben des Individuums hin. Drittens auf die verschiedenen *Wundkrankheiten*, die sich zu der Verwundung eines Organes oder Organteiles hinzugesellen.

Es werden demnach zunächst die *verschiedenartigen Waffen* und sonstigen Verletzungsursachen erörtert werden müssen, vor allem die Häufigkeit ihres Vorkommens im modernen Krieg, die Art und die Geschwindigkeit ihrer Bewegung. Ferner die Besonderheiten, die neben den normalen mechanischen, chemischen und thermischen Schädigungen (*Borst* 8, S. 63) durch die oft erst sekundär veränderte Form der Geschosse und bei der jeweiligen Art des Auftreffens und Eindringens an der Wunde zu erkennen sind. *Die Teile und Organe des Körpers* haben je nach ihrer morphologischen und physikalischen Struktur ebenfalls eine verschiedenartige Widerstandskraft gegen die verletzenden Einwirkungen des Krieges: Das Verhalten der Körpergewebe gegen blanke Waffen und Nahschüsse konnte schon im Frieden vielfach Gegenstand chirurgischer und eingehender pathologisch-anatomischer Untersuchungen sein, da diese Art der Verletzungen bei den mit mehr oder weniger Erfolg ausgeführten Tätlichkeiten und Suiciden der Friedensjahre oft genug zur Beobachtung kam. Die meisten Verletzungen des modernen Krieges entstehen aber entweder durch Projektile, die auf große Entfernung abgefeuert werden oder die als scharfkantige Splitter eines Explosivkörpers mit größter Rasanz auf das Körpergewebe zur Einwirkung kommen.

Diese beiden Hauptverletzungsarten konnten jedoch im Frieden fast nur am toten Objekt ausreichend studiert und in der einschlägigen militärärztlichen Literatur als wissenschaftliche Vorarbeit für kommende Kriege niedergelegt werden. *Borst* (8, S. 65) weist aber mit Recht darauf hin, daß nur *das genaue anatomische Studium von frischen Schußverletzungen* imstande ist, die notwendigen Korrekturen und Ergänzungen dieser an sich gewiß ungemein wertvollen Experimente zu geben und betont, daß gerade für die Weichteile und viele innere Organe die Wirkung von Geschossen am lebenden Körper weit stärker und umfangreicher ist als am Kadaver. Daß dies nicht nur durch das Moment der Blutung, sondern vor allem auch in kinetischer Hinsicht gilt, soll später ausgeführt werden. Hier sei jedoch schon darauf hingewiesen, daß unter anderen (wie z. B. die im Kadaverexperiment nicht genügend aufklärbaren Verhältnisse der elastischen und muskulösen, kontraktilen Gebilde), besonders bei Pleura und Lunge, der Wechsel der räum-

lichen Ausdehnung durch die Atmung wesentliche Verschiedenheiten
zwischen Kadaverexperiment und Lebendverwundung bedingt. Erst die
neugeschaffene Gelegenheit, als Armeepathologe bis in den vordersten Lazaretten zu arbeiten, hat das genaue Studium der Kriegsverletzungsfolgen von
den ersten Stunden an ermöglicht.

Wie wichtig das für die Beurteilung wesentlicher Fragen ist, werden z. B.
die Ausführungen über die Verblutung als Todesursache zeigen. Hier sei in
diesem Zusammenhang schon kurz darauf hingewiesen, daß die Mortalitäts-
statistik der erwähnten Arbeit von *Klebs* (45, S. 96) *erst mit dem 8. Tage*
nach der Verletzung beginnt und daß die entsprechende Statistik von
Arnold (2, S. 211) unter 159 Sektionen *nur drei innerhalb der ersten 6 Tage*
nach der Verwundung Gestorbene aufweist! Nach dem mir vorliegenden
Borstschen Sektionsmaterial starben aber von den 265 Sektionen der an
Brustwand-, Pleura- oder Lungenverletzten meiner Zusammenstellung 112,
das sind *40 %, in den ersten beiden Tagen und 168, das sind 60 %, in den
ersten 7 Tagen* nach der Verletzung (s. Tabelle I und II). Daß dies besonders bei den Verletzungen des Brustkorbs zu beachten ist, geht vor allem
auch aus der erwähnten Beobachtung *Sauerbruchs* (zit. bei 42, S. 307) hervor, daß er unter 300 Toten auf dem Schlachtfeld 112 Brustschüsse, also 37%,
fand, während er (16, S. 603) in den Lazaretten unter insgesamt 22 145 Verwundeten nur 836 Brustschüsse, also etwa 4%, sah! Auch *Löffler* (zit. bei 66,
S. 145), der 1864 bei den auf dem Schlachtfeld gebliebenen Preußen die getroffenen Körperregionen notierte, fand im ganzen unter 469 Toten 137
Thoraxwunden (29%), während nach seinen Angaben, die sich gut mit den
übrigen im 1. Kapitel erwähnten allgemeinen Häufigkeitsprozenten decken,
sonst die Verletzungen des Thorax insgesamt nur 11% sämtlicher Verletzungen betrugen. Für eine erschöpfende Klärung der Verletzungsfolgen können
aber gerade die pathologisch-anatomischen Untersuchungen des großen Pro-
zentsatzes der in den ersten Tagen Verstorbenen nicht entbehrt werden.
Kann uns doch nur die Sektion jene fortschreitende Erkenntnis vom Wesen
der Todesursachen geben, die zur weiteren Ausbildung einer erfolgreichen
Therapie und damit zur Herabminderung der Todesopfer des Krieges unbedingt nötig ist!

Klebs (45, S. 94) berichtet über die verschiedenen Verletzungsursachen,
daß die meisten Todesfälle, die 1870/71 in den Kriegslazaretten eintraten,
nach Verwundungen durch die *Geschosse kleinen Kalibers* (Chassepots und
Langblei) entstanden, während die Miniékugeln, Bleistücke vom Granat-
mantel, eiserne Kartätschenkugeln und Granatsplitter nur vereinzelt zur
Beobachtung kamen. Auch *Arnold* (2, S. 168) hat nur einzelne Fälle von
Verletzung durch Sprengstücke von Granaten beobachtet, und die von ihm
sezierten Verletzten waren meist durch Chassepotkugeln oder das preußische
Langblei getroffen worden. Von der Wirkung der gefürchteten Mitrailleusen-
kugeln weiß auch er wie viele andere nichts Sicheres zu berichten

Daß diese Relationen nur einer zufälligen Auslese der Verwundeten ihre
Entstehung verdanken und daß sie deshalb keine allgemeine Gültigkeit auch
für den Krieg 1870/71 haben, beweist jedoch die erwähnte Statistik von
Richter (zit. bei 66, S. 148): Bei Belagerungen waren unter 93 Brustverletzungen, die er bei 2 600 Verletzten fand, 18 Gewehrschüsse und 75 Granatschüsse. Selbst bei Gefechten zählte er von 114 Brustverletzungen
25 Granatschüsse bei 89 Gewehrschüssen. Auch im Weltkriege wechselte
die Zahl der Verletzungen durch die verschiedenen Geschoßarten je nach
der Art des Kampfes — *Bewegungskrieg oder Stellungskrieg*, wie man heute
statt Gefechte und Belagerung zu sagen pflegt —, und es hat deshalb keine
wesentliche Bedeutung, genauere Prozente zu errechnen. *Borchard-Gerhardt*
(7, S. 619) fanden es auffallend, wie sehr unter den Brustverletzten der
Heimatlazarette die *Infanterieschüsse* überwiegen, da z. B. unter 365 Fällen
bei 70% Infanterieschüssen nur 16% Granatschüsse und 13% Schrapnellschüsse (neben 3 Revolver-, 2 Handgranaten- und 2 Minenwerferverletzun-
gen) waren. Dieses Überwiegen der Infanterieverletzungen in den Heimat-

lazaretten berichtete auch *Baumgarten* (4, S. 175), der in Tübingen unter seinen 232 Soldatensektionen von September 1914 bis September 1916 etwa $^3/_5$ Infanterieschüsse und nur $^2/_5$ Artillerieschüsse sah.

Da aber besonders in den späteren Stadien des Krieges weit mehr Verluste der kämpfenden Truppe durch *Granatverletzungen* zu verzeichnen waren, darf man schon daraus sicherlich den Schluß ziehen, daß die Mehrzahl der Granatverletzten gar nicht bis zu den Heimatlazaretten kommt, sondern schon in den ersten ein bis zwei Wochen entweder an den unmittelbaren, meist soviel schwereren Verletzungsfolgen oder an der bei Granatverletzungen soviel häufigeren septischen Infektion stirbt. Daß dabei selbst in den Fällen, in denen weit mehr Infanterieschüsse zur klinischen Behandlung kamen, die Sektionsstatistiken des gleichen Materials infolge dieser verschieden hohen Mortalitätsziffern der ersten Tage und Wochen weit mehr Artillerieverletzungen aufweisen müssen, zeigen besonders klar die Angaben *Leonhards* (54, S. 39) aus einem Feldlazarett: *Er fand 62⁰/₀ Gewehrschüsse mit 29⁰/₀ Mortalität und 27⁰/₀ Artillerieverletzte mit 48⁰/₀ Mortalität!* — Einem ähnlichen Feldlazarettmaterial entstammt das *Borstsche* Sektionsmaterial, das unter 275 Toten meist der ersten Wochen bei nur 51 Infanterieschüssen 30 Minen- und Handgranatenschüsse sowie 43 Schrapnell- und 121 Granatschüsse, also insgesamt 164 Artillerieverletzungen, aufweist. Dazu kommen 4 Revolververletzungen, 1 Verletzung durch blanke Waffen (Stich), 1 Absturz aus dem Flugzeug, 2 Tote durch Sturz und Schleuderung, 6 durch Verschüttung Verletzte, 5 verschieden verursachte Quetschungen und 11 durch unbekannte Geschosse Verletzte.

Jehn-Nägeli (42, S. 309) weisen zwar mit Recht darauf hin, daß bei allen Brustschußwunden *nicht so sehr die Geschoßart als vielmehr die Art der Schädigung* des getroffenen und benachbarten Gewebes von Wichtigkeit ist. Sie betonen, daß das Gemeinsame aller Verletzungen die Zerreißung, Zertrümmerung, Quetschung und Verbrennung des Gewebes ist. Aber trotzdem scheinen die Grade dieser allen Geschoßarten mehr oder weniger eigenen Zerreißungen und Quetschungen bei den Pleura- und Lungenverletzungen je nach der Art der Verletzungsursache sehr verschieden zu sein, wie wohl auch schon aus deren erwähnten so verschieden hohen Mortalitätsziffern der ersten Tage und Wochen hervorgeht (vgl. Tabelle III und IV).

1. Verletzungen durch Infanterie.

Die *glatten Infanterieschüsse durch die Lunge galten noch bei Beginn des Krieges als relativ harmlose Verletzungen*, sah man doch sehr häufig Verletzte mit solch glatten Gewehrdurchschüssen durch die Lunge nach Verlauf weniger Monate wieder ziemlich beschwerdelos und neuerdings voll felddienstfähig. *Jehn-Nägeli* (42, S. 419) weisen aber schon bei der Zusammenfassung ihrer Resultate darauf hin, daß solch glatte Gewehrschüsse im modernen Stellungskrieg die Minderzahl darstellen und die 51 Toten durch Infanterieschüsse, die *Borst* bei seinen 275 Sektionen zählte, zeigen die wenn auch geringeren Gefahren der anscheinend so harmlosen Infanterieverletzungen besonders augenfällig. Bei glattem unkompliziertem Durchschuß des Brustkorbs ohne Mitverletzungen größerer Lungenarterienäste und bei nicht zu großer lebendiger Energie des Geschosses (*Borst*, 8, S. 81) können die Verletzungen durch Infanteriespitzgeschosse oft relativ unbedeutend sein. Ist aber die lebendige Energie des Infanteriegeschosses sehr groß, wie bei den *Nahschüssen*, so ist die Wirkung des Infanteriegeschosses auch bei primärem Auftreffen der Spitze an zerstörender Wirkung dem Artilleriegeschoß mindestens gleichzusetzen. Ein solcher Fall schwerster Wirbelzerschmetterung durch Infanterienahschuß soll im Kapitel der Schußarten besonders ausgeführt werden.

Von den 51 Infanterieschüssen meiner Statistik starben 19, also fast 40% in den ersten 3 Tagen an *Verblutung* (siehe Tabelle III), während z. B. von 30 Minen- und Handgranatenverletzungen in den ersten 3 Tagen nur 6, also 20% an Verblutung starben. Es ist dies wohl in erster Linie auf die *große lebendige Energie der Infanteriegeschosse* zurückzuführen, die oft die Rasanz der Artilleriegeschosse noch weit übertrifft. In zweiter Linie ist aber diese große Zahl von Frühverblutungen wohl auch auf die besondere Art der Bewegung des Projektils in Form von *Rotation und Überschlagen (Borst, 8, S. 62)* zurückzuführen. Das Spitzgeschoß rotiert nicht nur um seine Längsachse, sondern pendelt nach *Genewein* (19) auch häufig noch um seine Längsachse, so daß beim Auftreffen auf den Körper ähnliche zertrümmerte Wunden durch seitliche Stoßwirkungen entstehen wie bei den wirbelnden und stets stark rotierenden Granatsplittern.

Weitere Ursachen der schweren Verblutungen bei Infanterieschüssen sind die *Querschläger*, d. h. Infanteriegeschosse, die durch vorhergehendes Auftreffen auf ein hartes Hindernis aus ihrer Bahn abgelenkt wurden oder sich in ihrer Flugbahn um eine quere oder schräge Achse pendelnd überschlagen. *Borst* (8, S. 62) gibt z. B. an, daß er einerseits nicht selten das Spitzgeschoß verkehrt, d. h. mit dem stumpfen, hinteren Ende voraus im Körper vorgefunden habe, ohne daß Deformierungen auf ein vorheriges Aufschlagen hingewiesen hätten. Andererseits weist er auf die furchtbaren Wirkungen der erwähnten Infanteriegeschoßquerschläger hin, die den zerstörenden Wirkungen der künstlich präparierten, sogenannten Dumdumgeschosse nicht nachstehen sollen. Daß das leicht zu Verbiegungen neigende französische Kupfergeschoß besonders starke Zertrümmerungen an Knochen und Weichteilen übrigens vor allem dann anrichten muß, wenn es durch einen vorhergehenden Aufprall nicht nur aus seiner Richtung gebracht, sondern auch zu einem scharf rotierenden bizarren Haken verbogen wurde, wird jedem verständlich erscheinen, der im Felde oder in Kriegssammlungen jene häufigen sonderbaren Endprodukte deformierter französicher Kupfergeschosse gesehen hat. Diese *Deformierungen* der Geschosse scheinen nach *Arnold* (2, S. 168) im 70er Krieg bei den damaligen Chassepotkugeln der Franzosen und dem preußischen Langblei weit häufiger gewesen zu sein; auch die Ablenkung der Geschosse bei den auf größere Entfernung begonnenen Feuergefechten werden von ihm bereits an gleicher Stelle (S. 169) beschrieben.

Die von *Jehn-Nägeli* (42, S. 309) besonders bei Granatsplittern hervorgehobene Schädigung des Gewebes durch *Verbrennung* scheint nach meinen histologischen Befunden bei Infanterieschüssen weniger von Bedeutung zu sein, wenn auch jedem Kriegsteilnehmer die oft nicht geringe Wärme frisch auftreffender Infanteriegeschosse fast ebenso unangenehm in Erinnerung sein dürfte, wie die Hitze der oft fast glühenden heißen Granatsplitter unmittelbar nach der Explosion der Granate. Daß übrigens nicht so sehr die beim Verlassen des Kanonenrohres nach der Meinung mancher Autoren entstehende Hitze die entscheidende Erwärmungsursache sein kann, sondern vielmehr die bei der *Granatexplosion* entstehende weit größere Hitzeentwicklung, wird schon dadurch bewiesen, daß ja auch die Splitter der Handgranaten und Minen oft so außerordentlich heiß sind. Die Hitzegrade der Geschosse scheinen demnach wohl außer von ihrer Geschwindigkeit in der Luft am wesentlichsten von der Stärke ihrer Explosivladung abzuhängen. Auch *Arnold* (2, S. 171) konnte den Infanteriegeschossen des Krieges 1870/71 keine wesentliche Verbrennungswirkung zuschreiben, da er ebenfalls bei seinen Untersuchungen von Schußwunden der Lunge außer geronnenem Blut· und mitgerissenen Haaren u. dgl. wohl öfters bei Nahschüssen mitgerissene Teile der Pulverladung, nie aber die Folgen einer stattgehabten Verbrennung konstatieren konnte.

Eine eigenartige Infanteriegeschoßverwundungsart kam gelegentlich dadurch zustande, daß Infanteriegeschosse zur Füllung von Handgranaten verwendet wurden (Sektion Nr. 34).

2. Revolver-Verletzungen.

Den Infanterieschüssen am ähnlichsten in den äußeren Verletzungsbedingungen sind die Revolverschüsse. Auffallend ist, daß alle 4 Revolvertodesfälle unserer Statistik an Verblutung starben (Tabelle III), und zwar je einer am ersten Tag sowie ein und zwei Tage nach der Verletzung, während bei dem vierten die Krankheitsdauer nicht angegeben, nach der Art der Verletzung aber ebenfalls als Verblutung am ersten Tag anzunehmen war. Diese einheitliche Todesursache erklärt sich wohl zwanglos durch die große Nähe, in der die tödlichen Revolverschüsse vermutlich abgefeuert werden. So hat z. B. ein Querschuß aus einem Browning bei dem am ersten Tage Gestorbenen durch Verletzung der Aorta den sofortigen Verblutungstod herbeigeführt:

Sektion 68, am Tag der Verwundung gestorbener Querschuß durch den oberen Teil des Brustkorbes. Schußverletzung der linken Schlüsselbeinvene, der Hauptschlagader des Herzens, der Luftröhre und beider Lungen. Schußbruch der rechten 4. Rippe. Massige Blutung in die beiden Brusthöhlen. Verblutungstod. Allgemeine Blutleere der Organe.

In ähnlicher Weise hat sich auch bei dem 2. sterbend eingelieferten und vermutlich auch am Tage seiner Verletzung gestorbenen Revolverschuß (Sekt. 516) der Verletzte aus einem Durchschuß des rechten Vorhofs bei Durchschuß des rechten Oberlappens und Unterlappens verblutet. (Neben diesem tödlichen Brustdurchschuß fand sich hier ein zweiter Revolverstecksschuß am Hals.)

Der am Tage nach der Verwundung verstorbene Revolverstecksschuß der Brust (Sekt. 185), zeigte nach Durchschuß durch das Manubrium sterni, Streifschuß der V. anonyma sowie Durchschuß der Trachea und des Ösophagus einen Einschuß in die linke Pleuraspitze mit einem Hämothorax von 1¹/₂ Liter. Zugleich fand sich hier ein mächtiges Hämatom des vorderen Mediastinums, das möglicherweise durch Herztamponade den Verblutungstod beschleunigt hat.

Auch der letzte am 2 Tag nach der Verletzung verstorbene Revolversteckschuß [Sekt. (97)], der bereits starke fibrinöse Auflagerungen auf allen Wundrändern, im linken Mediastinum, im Perikard und der linken Lunge zeigte, starb an einem frischen Bluterguß von 750 ccm in die linke Pleurahöhle, aus der vorher schon ein Bluterguß operativ entfernt worden war. Es kann dies als Stütze für die in der Literatur öfters erwähnte Angabe gelten, daß der Bluterguß durch Kompressionsatelektase der verletzten Lungenteile eine wesentliche Bedeutung für die Blutstillung hat und daß seine zu frühe Entfernung tödliche Nachblutungen aus Lungen- und benachbarten Gefäßverletzungen zur Folge haben kann!

3. Verletzungen durch Artillerie.

Während bei den Infanterieschüssen die Durchschüsse stark in der Überzahl waren (36 Durchschüsse bei 12 Steckschüssen und 2 Tangentialschüssen) und bei den Revolverschüssen 2 Durchschüsse und 2 Steckschüsse gezählt wurden, *zeigten die Granat- und Schrapnellverletzungen eine außerordentliche Überzahl von Steckschüssen:* Bei den Granatschüssen 93 Steckschüsse gegen 18 Durchschüsse und 9 Tangentialschüsse, bei den Schrapnellschüssen 34 Steckschüsse gegen 8 Durchschüsse (siehe Tabelle V). Schrapnellkugeln haben im Verhältnis zu Infanterie- und Granatschüssen meist eine geringere lebendige Kraft beim Auftreffen auf den Körper, so daß die große Häufigkeit der Schrapnellsteckschüsse ohne weiteres verständlich ist. Weiß doch jeder Frontarzt, wie häufig gerade Schrapnellkugeln nach Durchbohren eines Körperteils noch durch die elastische Haut der Ausschußstelle zurückgehalten wurden und leicht mit einem kleinen Messerschnitt aus der darüber oft prall gespannten Kutis entfernt werden konnten. Daß aber relativ so viele Steckschüsse bei Granatsplittern trotz deren großer Rasanz zur Sektion kamen, das zeigt wohl besonders eindeutig, welche Bedeutung auch der kleinsten Granatsplitterverletzung beizulegen ist, auch wenn sie wegen der geringen Masse des Geschosses den Körper nicht zu durchbohren vermöchte! *Borst* (8, S. 63) hat bereits darauf hingewiesen, daß man bei sehr kleinen Splittern mit nur geringen Einschußverletzungen der äußeren Decke nicht selten *ganz bedeutende Zerreißungen tiefer gelegener Teile,* oft auch ausgedehnte Zerstörungen an den Knochen findet; daß man ferner das nur durch die starke Rotation der Granatsplitter in der Luft und auch im Körper verstehen könne, die es mit sich bringe, daß die schmalen und breiten Flächen eines Splitters rasch nacheinander abwechselnd zur Wirkung kommen.

Die Granatwunden sind daher auch meist von sehr unregelmäßiger Gestalt und mit vielen Nischen und Buchten versehen.

Wie ich später im Kapitel über Sepsis erörtern will, hat dadurch sowohl wie durch das bei Granaten weitaus am häufigsten stattfindende Mitreißen von Erde und anderen Bodenbestandteilen in den Wundkanal *die kleinste Granatwunde wegen der außerordentlichen Infektionsgefahr oft eine sehr schlechte Prognose.* Borst (8, S. 63) fordert daher für die Behandlung im Gegensatz zu den einfachen Gewehrschüssen eine genügende Spaltung jeder Granatwunde. Besonders weil die Granatschüsse in der Regel eine schwerere traumatische Zerstörung der Gewebe selber hervorrufen, durch die der fast stets vorhandenen Infektion dieser Wunden die Möglichkeit einer rascheren und ausgedehnten Entwicklung infektiöser Prozesse gegeben sei. *Auch bei den Lungenwunden rufen die Granatsplitter weit stärkere Zerreißungen des Parenchyms hervor (Borst, 8, S. 81);* die blutigen Infarzierungen der Schußkanalumgebung sind infolgedessen dabei sehr viel ausgedehnter. Diese Granatverletzungen der Lunge heilen dementsprechend auch mit umfangreicheren schwieligen Narben, während, wie später ausgeführt werden soll, die Lungennarben von glatten Infanterieschüssen oft mit erstaunlich geringfügigen Narben ausheilen.

4. Verletzungen durch Minen und Bomben.

Den Granaten nahezu gleich in der Wirkung auf die Körpergewebe sind die Verletzungen durch Minensplitter; stellt ja doch die Mine nur eine besonders dünnwandige Granate mit einer besonders großen Explosivladung dar, die von einer verhältnismäßig kleinen Treibladung in das feindliche Grabensystem geworfen wird! Von den 18 Sektionen von Minenverletzungen waren daher die weitaus größere Mehrzahl (17) Steckschüsse und nur ein Durchschuß. Entsprechend der großen Zahl kleinster Splitter, in die eine Minenwandung zerreißen wird, sind eine große Zahl von Minenverletzungen ebenso wie die Handgranaten- und Gewehrgranatenverletzungen multiple Verletzungen durch mehrere verschieden große Splitter.

Auch die *Fliegerbombe,* die letzte und oft gefürchtetste der modernen Kriegswaffen, zeigt diese Verhältnisse eines stark explosiven dünnwandigen Geschosses wie bei der Mine mit zahlreichen multiplen Verletzungen und meist starker allgemeiner Schockwirkung.

5. Verletzungen durch Bajonett.

Verletzungen durch blanke Waffen scheinen im modernen Kriege verhältnismäßig seltener geworden zu sein; wenn auch im Grabenkampf sicherlich zeitweise das Bajonett wie auch der Dolch und das Messer öfters im Kampf von Mann zu Mann zur Anwendung kam.

Herrenschneider (32, S. 560), der eine geheilte Bajonettstichverletzung beschreibt, weist darauf hin, daß auch *Garré* im Jahre

1870/71 bei über 2 000 penetrierenden Brustschußverletzungen nur 11 penetrierende Bajonettstiche gesehen hat. Man darf daher wohl mit *Herrenschneider* annehmen, daß die Mehrzahl der Bajonettverletzungen der Brust schon auf dem Schlachtfeld tödlich enden. Es hängt das wohl zum großen Teil davon ab, daß durch Stich- und Schnittverletzungen die glattdurchschnittenen Blutgefäße weit stärker bluten als bei Schuß- und Rißwunden. Daß ja auch experimentell gesetzte Schnittwunden der Lunge weit mehr zur Verblutung neigen als Rißwunden, hat *Tiegel* (76, S. 930) an Hundelungen nachweisen können. Auch unsere einzige Stichverletzung der linken Halsseite (Sektion 120) *starb $^1/_2$ Tag nach der Verletzung an Verblutung in die linke Brusthöhle.* Es zeigte sich dabei die V. anonyma verletzt und die Art. subclavia völlig durchschnitten. Ferner fand sich eine Stichverletzung der linken Lungenspitze und eine allgemeine Blutleere der Organe.

Die *Infektionsgefahr* ist sicherlich bei den Stichverletzungen eine besonders große (*Meyer,* 58, S. 280). Bei der Entscheidung der Frage jedoch, ob man nach *Meyer* stets beim ersten Ansteigen der Temperatur die Rippenresektion mit Entfernung des Hämothorax oder nach *Herrenschneider* eine mehr abwartende, konservative Behandlung vorziehen soll, muß die große Gefahr der *tödlichen Nachblutung* nach Hämothoraxentfernung bedacht werden. die auch bei der obenerwähnten operierten Revolververletzung zur Todesursache wurde und die sicherlich nach den *Tiegelschen* Experimenten bei eventuell durchschnittenen Blutgefäßen gerade der Stich- und Schnittverletzungen besonders beachtet werden muß! Daß aber andererseits unter Umständen ein Bajonettstich des Brustkorbs selbst bei Durchstechung beider Brusthöhlen mit doppeltem Pneumothorax günstigere Bedingungen haben kann als ein entsprechender Zwei-Pleuren*schuß* mit doppelseitigem Pneumothorax. das zeigt der von *Borchard-Gerhardt* (7, S. 627) veröffentlichte Fall, bei dem die Stiche rasch verklebten und der Verletzte daher nicht wie in den allermeisten Fällen von doppeltem Pneumothorax sofort ad exitum kam.

6. Verletzungen durch Verschüttung.

Von den übrigen Verletzungsursachen fand sich am häufigsten (6mal) *die Verschüttung,* die beim Zusammenbrechen von Unterständen, Stollen und Gräben des Stellungskrieges so häufig durch aufschlagende Granaten und Minen oder durch Sprengung von unterirdischen Feindstollen aus verursacht wurde. Fast alle Verschüttungssektionen hatten Schädel- und Gehirnverletzungen als Haupttodesursache, vor allem die innerhalb der ersten Tage Verstorbenen. Daß bei den außerordentlichen Quetschungen und Einklemmungen der Verschüttungsverletzten Verletzungen des Thorax eine Hauptrolle spielen, ist in Anbetracht der Starrheit des knöchernen Brustgerüstes leicht verständlich:

Ein am ersten Tag nach der Verschüttung ad exitum Gekommener (Sekt. 16) zeigte neben diesen Schädelfissuren mit schweren Gehirnblutungen eine Durchspießung des linken Lungenunterlappens mit Hämopneumothorax und einen *Kontusionsinfarkt der hinteren Teile der ganzen rechten Lunge.* Auch die 2. Sektion eines einen Tag nach der Verschüttung Verstorbenen (Sekt. 66) hatte neben mehreren Schädelfrakturen mit multiplen Gehirnrindenblutungen einen beidseitigen Hämothorax und ein beträchtliches Mediastinalhämatom durch eine Quetschung des Thorax. Eine ausgedehnte Blutung in die eine Brusthöhle mit Kompressionsatelektase der Lunge zeigte auch ein am 3. Tage nach Verschüttung durch eine Granate erfolgter Exitus (Sekt. 155), bei dem neben einer schweren Splitterfraktur des 5. Brustwirbelkörpers samt Bögen und Dornfortsatzes *die Interkostalarterie aufgerissen war.* In der anderen Brusthöhle zeigte sich dabei ebenfalls eine geringere Blutung sowie Bronchopneumonie dieser nicht atelektatischen Lunge. Die zweite der beiden nach 3 Tagen verstorbenen Verschüttungen (Sekt. 300) zeigte ebenfalls eine schwere Thoraxquetschung mit größeren blutigen Hautsuffusionen der rechten Seite, ausgedehnten Rippenfrakturen rechts (3. bis 6. Rippe am Angulus), *Anspießung des rechten Unterlappens durch die 6. Rippe*, vermutlich alten pleuritischen Verwachsungen rechts mit abgesacktem Hämothorax und Bronchitis, sowie Bronchopneumonie in beiden Lungen. Ferner zeigte sich hier Ödem und Hypostase der Lungen bei frischer Stauung in Leber und Nieren, eine schwere Gehirnerschütterung mit Schädelfissuren und multiplen, punktförmigen Gehirnblutungen bei einer blutig erweichten Stelle der Rinde in der rechten Schläfengegend!

Zu schwerer Phlegmone führte die 5. Verschüttungssektion Nr. (27), die *an Lungenzerreißung 4 Tage nach der Verletzung ad exitum gekommen war;* ihr kurzes Protokoll lautete:

. Fraktur der rechten Clavicula und des Sternums zwischen Manubrium und Corpus durch Verschüttung. Abszesse zwischen den Pectorales. Eitrigphlegmonöse Mediastinitis, anschließend fibrinös-eitrige Pleuritis beiderseits. Hämothorax, besonders rechts. Lungenzerreißung im rechten Oberlappen, Kompression besonders der rechten Lunge (Atelektasen). Ödem und Stauung der Lunge. Blutung ins Nierenbeckenlager. Trübung der Parenchyme.

Auch die letzte der Verschüttungssektionen, Sektion 821, bei der der Verletzungstag unbekannt war, zeigte eine Commotio cerebri mit vereinzelten Blutungen im Gehirn und leicht blutiger Flüssigkeit in den Ventrikeln. Dabei war die linke Clavicula und die linke 10. Rippe frakturiert und es fand sich ein geringer linksseitiger Hämothorax sowie Lungenödem und Bronchopneumonie beider Lungen. Außerdem waren Hämatome im Beckenbindegewebe (Schambeinfraktur) und in der Wadenmuskulatur vorhanden. Mit Ausnahme der einen Sektion Nr. (27), bei der der Verletzte nach 4 Tagen an den infektiösen Folgen einer schweren Sternumfraktur und Lungenzerreißung zugrunde ging, starben also alle Verschüttungsverletzte in erster Linie an den Folgen ihrer Schädel- bzw. Gehirnverletzung, während die gleichzeitigen Brust- und Lungenverletzungen meist leichterer Natur waren. Durch die oft doppelseitigen Pleurablutungen und durch die meist schwere Lungenkompression waren aber auch diese an sich geringeren Brustverletzungen wesentliche Ursachen der Herzschwäche und damit des Todes!

7. Verletzung durch Fliegerabsturz.

Daß der Fliegerabsturz neben den Zertrümmerungen aller anderen Organe auch schwerste Zerreißungen der Lungen und Pleuren setzt, ist selbstverständlich, wenn man bedenkt. daß ein getroffener Kampfflieger, die relativ wenigen Landungsunfälle ausgenommen, meist aus mehreren tausend Metern in ungehemmtem Sturze zu Boden prallt.

Die Sektion 439 eines derart abgestürzten Kampffliegers zeigte dementsprechend neben Frakturen fast aller Knochen des Schädels und des Körpers vor allem auch Abriß und Zerfetzung der Brust- aorta und der unteren Hohlvene, Lungenzerreißung, beidseitigen Hämothorax, Zerreißung des Zwerchfells mit Vorfall des zer- rissenen Magens in die Brusthöhle und Zertrümmerung von Leber, Milz und Nieren.

8. Verletzungen durch Sturz, Schleuderung und Quetschung.

Zwei Sektionen ähnlicher Ursache zeigen die Folgen von *Sturz* und *Schleuderung, fünf weitere Sektionen stammen von Ver- letzungen durch Quetschung, deren Folgen den Verschüttungs- folgen wohl am ähnlichsten sind:*

Der durch Sturz verletzte und 2 Tage danach gestorbene Soldat einer Fuhrparkkolonne der Sektion 327 starb an Verblutung durch eine Milz- ruptur, die ebenso wie eine subkutane Blasenzerreißung am Tag vorher genäht worden war. Die Blasenwunde war durch Fragmente einer links- seitigen Fraktur des Sitz- und Schambeins entstanden, *durch eine Fraktur der 2. bis 5. Rippe zeigte sich auch der linke Unterlappen angespießt.* Diese Lungenanspießung hatte einen Hämopneumothorax mit partieller Kom- pressionsatelektase der linken Lunge und vikariierender Ausdehnung der rechten Lunge zur Folge. Außerdem zeigte sich auch hier, wie schon so häufig bei den Verschüttungstoten, Hypostase und Ödem der Lungen sowie eitrige Bronchitis, Bronchiolitis und beginnende Bronchopneumonie der rechten unverletzen Lunge.

Bei dem ebenfalls durch Sturz oder Schleuderung entstandenen Tod nach Commotio cerebri der Sektion 183 fanden sich außer multiplen punktförmigen Hämorrhagien in beiden Hemisphären des Groß- und Kleinhirns und außer erbsengroßen blutigen Erweichungen in den Stauungsganglien auch *herd- förmige Hämorrhagien in der ganzen linken Lunge und im rechten Lun- genunterlappen,* ferner Rupturen der Milzkapsel, Einriß der Serosa des Colons, multiple, subperitoneale Blutungen am Magen und Dünndarm und kleinste petechiale Blutungen in die Blasenschleimhaut.

Es ist wohl nicht wahrscheinlich, daß alle diese kleinen und kleinsten Schleimhautblutungen durch Gefäßzerreißungen beim primären Aufprall des Körpers entstehen. Ähnliche subpleurale Ekchymosen entstehen außer bei Infektionskrankheiten bekanntlich auch beim Erstickungstod und auch nach den Querschnitterwei- chungen des Rückenmarkes konnten bei unseren Sektionen öfters subpleurale und sonstige subseröse Blutungen in unverletzten Organen nachgewiesen werden (vgl. Sekt. 637). Es besteht daher die Möglichkeit. daß die erwähnten zahlreichen Blutaustritte in den Lungen und anderen verschiedenen Organen des Körpers auch bei der Commotio cerebri erst sekundär durch zentrale Läsion von Nervenbahnen entstehen. die den Tonus der Blut- kapillaren zu erhalten haben.

Daß auch schwerste Quetschwunden der Lungen gelegentlich zur glatten Heilung kommen können, zeigen die bei *Riedinger*

(66, S. 144) zusammengestellten Fälle von geheilten Verletzungen durch Granatzünder, Lanze, Holzpfähle, Wagendeichsel, Ladestock und andere derartige Quetschungsursachen. *Riedinger* betont dabei jedoch, daß die angeführten Fälle nur Ausnahmen von der Regel seien. Und die Regel besteht wohl nach den vorliegenden 5 Sektionsprotokollen schwerer Quetschungen der Brustorgane darin, daß sie an *schwerer Verblutung in die Pleura und nach außen zugrunde gehen:*

Oft bei unverletzter Lungenpleura durch schwerste Zerreißung der Pleura costalis und der Thoraxarterien, oft wie bei der Sektion 526 nach Quetschung im Eisenbahndienst durch schwere Verletzung der großen Brustgefäße (Abriß der unteren Hohlvene bei Kontusionsinfarzierung der einen Lunge, Rippenspießung der anderen Lunge und Fraktur des Sternums). Eine andere Quetschung mit *Hämothorax durch Wirbelsäulenbruch* bei Überfahrenwerden (Sekt. 103) starb an Verblutung durch Milzruptur und Zertrümmerung einer Niere.

Oder sie kommen durch Infektionen ad exitum, da die gequetschten Parenchyme mit ihren zahllosen Blutaustritten und Gewebszertrümmerungen überall den besten Nährboden bieten.

Ein derartiger Fall von Thoraxquetschung durch Ergriffenwerden von einer Welle (Sekt. 56), der nach 4 Tagen starb, zeigte multiple Frakturen der 2. bis 7. Rippe rechts und der 1. bis 6. Rippe links mit Hämatomen der Thoraxwand, Sternumfraktur und Hämatom des vorderen Mediastinums. In den Pleurahöhlen und im Herzbeutel fanden sich geringe blutige Ergüsse, ferner beiderseits pleuritische Adhäsionen und bei starker Stauung im ganzen Körpervenensystem hochgradiges Lungenödem, diffuse eitrige Bronchiolitis, multiple herdförmige Bronchopneumonien in beiden Lungen und doppelseitige fibrinöse Pleuritis!

Auch die beiden übrigen Sektionen von Quetschungsverletzten zeigten Verletzungen von Pleura und Lungen *nur als Nebenbefund* bei eigenartigen seltenen Todesursachen:

Ein Todesfall einen Tag nach Eisenbahnunfall (Sekt. 751) zeigte als makroskopischen Lungenbefund eine Anspießung des rechten Oberlappens durch ein Rippenfragment mit hämorrhagischer Infarzierung und beginnender Bronchopneumonie in der Umgebung der Verletzung. Bei mäßiger Anämie der inneren Organe fanden sich Stauungsblutungen in der Gesichtshaut und Kopfschwarte. Mikroskopisch zeigte sich als Ursache dieser tödlichen Stauung eine *ausgedehnte Fettembolie der Lungen*, die ihren Ausgangspunkt in einer Zertrümmerungsfraktur der linken Beckenhälfte und einer Fraktur des linken Oberarmknochens hatte. Da bei schweren Quetschungen ebenso wie bei Verschüttungen häufig die langen Röhrenknochen frakturiert sind, muß bei allen ernstlichen Lungenkomplikationen stets an diese Verlegung des kleinen Kreislaufs durch embolische Fettpartikel aus dem Knochenmark gedacht werden. Bei dem anderen, 5. Todesfall nach Verletzung durch stumpfe Gewalt, der nach 2 Tagen ad exitum kam (Sekt. 1117), war die ganze rechte Brust- und Bauchseite gequetscht und bei ausgedehnter Durchblutung der rechten Brustwand die rechte 5. Rippe gebrochen. Die rechte Pleurahöhle war obliteriert, in den Verwachsungen fanden sich flächenhafte Blutungen, in den Lungen Ödem und starke Fäulnis. Das Herz war ganz schlaff, dilatiert und von schaumigem Blut erfüllt. Auch die Milz und die Nieren waren gestaut und zeigten hochgradige Fäulnis mit Schaumbildung; als wahrscheinlichste Ursache dieser allgemeinen Fäulnis war wohl eine *Autointoxikation anzunehmen, die durch einen zerfallenden Quetschungsherd der Leber entstand*, denn in der Leber, die dem ersten Anschein nach nur oberflächliche Kapselrisse hatte, zeigte sich auf Schnitten, daß in der Tiefe der rechte Oberlappen größtenteils in eine blutige Höhle umgewandelt war, während das Lebergewebe mehr nach der Oberfläche zu an einzelnen Stellen ausgedehnt blaßgelb und nekrotisch gefunden wurde.

Zusammenfassung der Verletzungsursachen.

Die Infanterieschüsse, die vordem als relativ harmlos galten, haben eine außerordentlich hohe Verblutungsmortalität durch ihre große lebendige Energie. Das gleiche gilt für die Revolverschüsse, die meist Nahschüsse sind.

Die Artillerieschüsse zeigen eine Überzahl von Steckschüssen und haben häufig durch bedeutende Zerreißungen tiefer gelegener Teile und durch ihre außerordentliche Infektionsgefahr selbst bei äußerlich geringer Wunde eine sehr schlechte Prognose.

Bajonettverletzungen kamen selten zur Beobachtung; sie verbluten wohl meist schon auf dem Schlachtfeld.

Die Verschüttungsverletzung führt oft zu Lungenverletzungen durch Rippenspießung und zu schweren inneren Verletzungen mit Lungenzerreißung; auch die Verletzungen durch Fliegerabsturz, Sturz, Schleuderung und Quetschung haben ganz ähnliche anatomische Pleura- und Lungenbefunde wie die Verschüttung; besondere Bedeutung hat hierbei der meist starke Hämothorax und die Fettembolie der Lunge bei den häufigen gleichzeitigen Knochenzertrümmerungen.

III. Verletzungsarten.

Je nach Art des Auftreffens lassen sich 4 verschiedene Hauptverletzungsarten unterscheiden: *kontundierende Prellschüsse, tangentiale Streifschüsse, Durchschüsse* und *Steckschüsse.*

Ein Prellschuß entsteht, wenn ein schweres Geschoß mit großer Wucht auf den Körper auftrifft und oberflächliche oder durch den fortgeleiteten Stoß auch tiefer liegende Verletzungen erzeugt, *ohne selbst in den Körper einzudringen.* Solche Prellwirkungen an tieferen Organen entstehen aber nicht nur bei den recht seltenen Prellschüssen selbst, sondern weit häufiger noch bei Tangentialschüssen (*Beitzke*, 5, S. 734) und oberflächlichen Steckschüssen. Ja selbst bei Durchschüssen »durch tangentiale Fortleitung der Stoßwelle mit Fernwirkung an nicht direkt getroffenen Organen« (*Borst*, 8, S. 63). *Die Organe der Brusthöhle sind begreiflicherweise durch ihre Lagerung in einem knöchernen Gerüst besonders leicht solchen Kontusionen ausgesetzt.* Ich zählte z. B. bei den 275 Brustverletzungen 13mal Lungenkontusion ohne Verletzung der Pleura costalis, 10mal mit Zerreißung der Pleura costalis, 9mal mit Pleuradurchschuß und 2mal mit Pleurasteckschuß. Bei diesen 34 Lungenkontusionen war nur einmal ein Prellschuß als Ursache der Kontusion angegeben, alle übrigen fanden sich bei den drei anderen Verletzungsarten!

Besonders bemerkenswert sind die Fälle, in denen das Geschoß als Durchschuß ohne sichtbare Verletzung der Lunge zwischen innerer Thoraxwand und Lungenoberfläche hindurchgegangen war und bei denen oft nur eine starke Durchblutung der oberflächlichen Lungenpartien auf ein Lungentrauma hindeutet. *Borst* (8, S. 83) erklärt diese Fälle durch ein Ausweichen der elastischen Lunge gegenüber dem tangential vorbeifliegenden Geschoß, obwohl ebenfalls an die Retraktion der Lunge bereits im Augenblick der Pleuraeröffnung zu denken sei.

1. Kontusion.

Schon *Külbs* (53, S. 39) hatte 1909 in Tierexperimenten nachgewiesen, daß Lungenkontusionen auch bei völlig unverletztem Brustkorb und unverletzter Pleura entstehen können. Unsere 13 Lungenkontusionen ohne Verletzung der Costalpleura zeigen, wie häufig dies auch bei den Brustverletzungen des Menschen ist. *Am günstigsten sind die Bedingungen zum Zustandekommen der Lungenkontusion an den Lungenspitzen,* da das Trauma hier die engste Stelle des Brustkorbs trifft (*Beitzke,* 5, S. 734). Eine solche Kontusionsinfarzierung der linken Lungenspitze zeigte z. B. unsere Sektion 536, bei der die linke Pleura nach Quetschung des Brustkorbs mit Sternumfraktur und Fraktur rechtsseitiger Rippen völlig unverletzt und ohne Bluterguß geblieben war und der Verletzte noch am Tage der Verletzung an den Folgen einer schweren Schädelfraktur mit Gehirnerschütterung gestorben war. Bei einem anderen, durch multiple Minensplitter am Tage der Verletzung an Verblutung Verstorbenen (Sekt. 117) fanden sich *mehrfache hämorrhagische Infarkte infolge Kontusion in beiden Lungen,* trotzdem die Pleuren unverletzt und die Pleurahöhlen leer waren.

Mehrfach entstanden auch größere Rupturen und stark blutende Risse der Lunge durch stumpfe Gewalt der Kontusion bei unverletzter Costalpleura.

Bei einem reinen Granatdurchschuß der einen Schulter, der nach 8 Tagen an den Infektionsfolgen einer gleichzeitig erlittenen Bauchverletzung starb [Sekt. (190)] zeigte sich der Einschuß oberhalb der rechten Clavicula, der Ausschuß zwischen 2. und 3. Rippe in der rechten Mamillarlinie mit Splitterfraktur der Clavicula sowie ein Kontusionsriß im rechten Oberlappen und ein rechtsseitiger geringer Hämothorax *bei uneröffneter Pleurahöhle.* Eine 10 cm tiefe Rißwunde durch Kontusion, die von der Schußwunde an der Basis bis zum Hilus verlief, zeigte sich merkwürdigerweise bei einer Sektion Nr. (235), bei der der Schußkanal vom Einschuß in der rechten Axillarlinie über der 4. Rippe unter Fraktur der 7. und 8. Rippe zuerst außen am Thorax vorbeilief, dann in die rechte Pleurahöhle eintrat, die anscheinend schnell zurückweichende Lunge nicht direkt verletzte, sondern tangential am rechten Unterlappen vorbei und durch das Zwerchfell in den rechten Leberlappen führte.

Die Gefahr solcher Kontusionsrisse geht aus der außerordentlichen Blutung hervor, die durch den Lungenriß entstand, *betrug doch der Serohämothorax in diesem letzten Falle 3 Liter,* so daß der Verletzte nach einem Tag an Verblutung zugrunde ging!

Seltener scheint der Fall zu sein, daß eine *innere Zerreißung eines Lungenlappens* durch Kontusion und ohne Verletzung der viszeralen Pleura zustande kommt, wie dies bei einem Maschinengewehrdurchschuß durch Brust und Bauch (Sekt. 1024) beobachtet wurde, der in dem völlig hämorrhagisch infarzierten Mittellappen trotz intakter Pleura eine nußgroße blutige Zerreißungshöhle erzeugte. Dabei wurde aber auch in dem entfernteren Oberlappen eine Kontusionsblutung erzeugt, die nur durch die sogenannte *Contrecoupwirkung* erklärt werden kann. Diese Form der Kontusionswirkung kommt nach *Beitzke* (5, S. 734) besonders leicht an der Spitze zustande, da hier die Lunge bei plötzlicher heftiger Kompression so gut wie keine Ausweichmöglichkeit hat und mehr oder weniger heftig gequetscht wird. Bei der eben erwähnten Sektion 1024 fand sich die Einschußöffnung am unteren rechten Thoraxende in der Axillarlinie und keine Verletzung des knöchernen Thorax! Hier wie bei anderen Kontusionssektionen bestätigte sich die Anschauung *Beitzkes* (l. c.), der im Gegensatz zu dem von ihm zitierten *Burkhardt* durch seinen Fall 2 den Nachweis erbringt, daß es zur Erzeugung einer Lungenkontusion durchaus nicht nötig sei, daß dabei immer Rippen gebrochen sein müßten. *Beitzke* betont weiterhin, daß bei der Kontusion der Lunge das Bild der Infarzierung nur durch sehr zahlreiche *kleine Gefäßzerreißungen mit alsbaldiger blutiger Anfüllung der Alveolen und diapedetischer Blutung in den Pleuraraum* entstehe und nicht durch Zerreißung einzelner größerer Gefäße, da sonst ausgedehntere Blutaspiration in untere Lungenteile unvermeidlich wären. Diese Anschauung wird dadurch bestätigt, daß auch in unseren Sektionen bei den Kontusionen lediglich bestimmte Lungenteile vor allem an der Spitze oder dicht an der Kontusionsstelle infarziert waren, während die übrigen Lungenteile nur dann Blutaspiration zeigten, wenn auch sonst *größere Zerreißungen* des Lungengewebes durch die Kontusion stattgefunden hatten.

Gewebszertrümmerungen durch Kontusion können besonders leicht infiziert werden und somit in Abszeß oder Gangrän übergehen *(Jehn-Nägeli,* 42, S. 332 und *Burkhardt-Landois,* 10, S. 1057). Die häufige Veranlassung der Kontusionsverletzungen durch Tangentialschüsse scheint dabei die Hauptursache zu sein, da hier der Thoraxschußkanal meist völlig in breit aufgerissener gequetschter Muskulatur mit zertrümmerten Rippen oder zersplitterter Scapula usw. verläuft und so der Infektion von außen her weit mehr ausgesetzt ist als bei diametralen Durchschüssen und Steckschüssen.

Eine solche bereits nach 2 Tagen infizierte Lungenkontusion durch eine Handgranatenthoraxverletzung ohne Pleuraeröffnung zeigte die Sektion 532:

An der rechten Schulter eine zweimarkstückgroße, schmierige, belegte Wunde, Schultergelenk nicht eröffnet. Der Schußkanal führt zur rechten 4. Rippe, die in der Axillarlinie gebrochen ist; die Muskulatur der rechten

Brustseite ist ausgedehnt durchblutet, Splitter sind in derselben nicht auffindbar. In der rechten Pleurahöhle Luft und etwa $1/4$ Liter Blut, die Lunge ist vollständig zurückgesunken, das Mediastinum stark nach links verdrängt. Die Pleura costalis ist in der Umgebung der erwähnten Rippenfraktur stark durchblutet, *doch ist an ihr keine Verletzung erkennbar.* Die Pleura visceralis ist etwas mit Fibrin bedeckt, die einzelnen Lungenlappen sind untereinander mit Fibrin verklebt. Der Oberlappen zeigt einen apfelgroßen, dunkelblauroten, derben Herd, der in der Mitte deutlich fluktuiert; die Pleura darüber ist unverletzt. Es handelt sich um einen schwarzroten Kontusionsinfarkt, in dessen Mitte das Lungengewebe in etwa Nußgröße zertrümmert ist, *dieser eitrig-blutige Zertrümmerungsherd ist in die Furche zwischen Ober- und Unterlappen durchgebrochen und kommuniziert hier mit der Pleurahöhle* (Hämopneumothorax). Die linke Pleurahöhle ist leer, im linken Unterlappen vereinzelte bronchopneumonische Herde.

Hier kam also der Hämothorax nicht durch eine primäre Verletzung einer der beiden Pleurablätter oder durch Diapedesis, sondern erst sekundär durch den Durchbruch eines eitrig-erweichten Kontusionsinfarktes nach schwerer, primärer, subpleuraler Gewebszerstörung zustande. Bemerkenswert ist dabei der Pneumothorax, der durch die aufgerissenen, in den Kontusionsherd mündenden Bronchiolen zustande kam. Hier trat auch, wie so oft bei der pneumonischen Affektion, die Bronchopneumonie nicht im getroffenen Lappen, sondern auf der unverletzten Seite auf.

Daß die Lungenkontusion aber andererseits ebenfalls unmittelbar zum Auftreten einer Pneumonie führen kann, zeigen 2 weitere Kontusionssektionen. *Külbs* (53, S. 43) hatte bei seinen Versuchen an Hunden zwar nie entzündliche Infiltrationen der Lunge an der Stelle experimenteller Kontusionen gesehen, weist aber auf *Litten* (55, S. 444) hin, der über die *traumatische Pneumonie beim Menschen* berichtet:

Die Sektion 442 stammte von einem am 2. Tage verstorbenen, durch Rohrkrepierer verletzten Soldaten einer Minenwerfer-Kompagnie und ließ an der Brust und namentlich im Gesicht eine Unzahl kleinster punktförmiger und offenbar vom Pulverrauch geschwärzter Verletzungen erkennen, die teilweise den Charakter von Verbrennungen zeigten. Bei einer schweren traumatischen hämorrhagischen Lappeninfarzierung des rechten Unterlappens mit beginnender pneumonischer Infiltration zeigte sich auch links hinten unten eine *bronchopneumonische Infiltration einer etwas weniger großen hämorrhagischen Infarzierung.* Der erwähnte rechte Unterlappen war fast in seiner ganzen Ausdehnung schwarzrot hämorrhagisch infarziert, vollständig luftleer und von milzartiger Konsistenz.

Das gleiche Bild von Bronchopneumonie am Ort der Kontusionsschädigung des Lungengewebes zeigte ein nach 6 Tagen verstorbener Artillerist (Sekt. 908), der durch einen Granatsplitter eine rechtsseitige Schulterblattzertrümmerung erlitten hatte. Bei gleichzeitigen Rippenfrakturen waren Einrisse im rechten Unterlappen durch die Kontusion mit hämorrhagischen Infarkten und Blutung in die Pleura entstanden, und im gleichen Lappen zeigten sich auf den ganzen Lappen verstreut bronchopneumonische Herde. Während im vorigen Falle die Bronchopneumonie unmittelbar in dem durch die Kontusion schwer geschädigten, hämorrhagisch infarzierten Lungengewebe selbst entstanden war, war sie in dem zweiten Falle nur in dem Lappen herdförmig verstreut, der durch die Kontusionsrisse weit mehr geschädigt war und günstigere Infektionsbedingungen darbot als die übrigen nicht kontundierten Lungenlappen, die pneumoniefrei blieben!

Die Lungenkontusion scheint also der pneumonischen Infektion besonders günstige Bedingungen zu ihrer Entstehung zu bieten, wohl analog der Pneumonie, die im zerstörten Umkreis des Schußkanals entstehen und noch an gesonderter Stelle beschrieben werden soll.

2. Tangentialschüsse.

Tangentialschüsse der Brust fanden sich 2 mal durch Infanterie und 9 mal durch Granaten verursacht (siehe Tabelle V). *Borchardt-Gerhardt* (7, S. 644) heben mit Recht als Besonderheit der Thorax-Tangentialschüsse hervor, daß dabei 1. fast immer *mehrere Rippen verletzt* sind, daß 2. der Schußkanal wegen seines oft breiten Verlaufes *leichter infiziert* wird und daß 3. wegen größerer Zerstörung der Rippen *leichter offener Pneumothorax und Empyem* entsteht. Diese 3 Hauptfolgen von Tangentialschüssen zeigten auch unsere Protokolle besonders deutlich. Dabei müssen aber die Tangentialschüsse der Lunge von den Tangentialschüssen des Brustkorbs geschieden werden, denn die obenerwähnten Besonderheiten gelten nur für die tangentialen Verletzungen der Brustwand. Daß die Tangentialschüsse der Lunge infolge der Retraktibilität dieses Organes oft sehr ungefährlich sind und selbst bei fast diametralen Pleuradurchschüssen nur geringe Kontusionsblutungen im Lungengewebe hervorrufen können, wurde schon oben an Hand eines Beispieles gezeigt.

Daß aber auch Lungentangentialschüsse schwerste Zerstörungen setzen können, beweist z. B. der noch am Verletzungstage verstorbene Infanteriesteckschuß der Brust (Sekt. 125), der an innerer Verblutung starb und autoptisch einen Tangentialschuß des linken Oberlappens mit weitgehender Zerfetzung des Lungengewebes durch Knochensplitter und mit Eröffnung großer Lungengefäße zeigte. Auch ein am Tage nach der Verletzung verstorbener Granatsteckschuß des Rückens der Sektion (197) mit kleinem Tangentialschuß im rechten Unterlappen hatte außer einer Nieren-Leber-Verletzung einen großen hämorrhagischen Infarkt im rechten Unterlappen und einen Hämothorax rechts von 1¹/₂ Liter zur Folge. In ähnlicher Weise fand sich bei einem Lungen-Bauch-Schuß durch Granitsplitter der Sektion (330) (der auch am Tage nach der Verletzung an Verblutung starb) ein Tangentialschuß des linken Unterlappens mit starker Aufreißung und blutiger Infarzierung.

Daß selbst ganz oberflächliche, tangentiale Verletzungen der Lunge bei sehr geringer direkter Verletzung des Lungenparenchyms trotzdem eine sehr bedeutende *regionäre hämorrhagische Infarzierung des Lungengewebes* aufweisen können, hat schon *Borst* (8, S. 82) betont. Daß ferner oberflächliche Lungenverletzungen über Erwarten häufig vereitern, wurde nach 1870/71 von *Arnold* (2, S. 41) hervorgehoben. Letzteres ist verständlich, wenn man bedenkt, daß sowohl die Zone der Schußkanalsnekrose, wie auch die hämorrhagische Kontusionsinfarzierung mit ihren gleichfalls leicht zur Nekrose neigenden extravasierten Blutmengen bei den

Tangentialschüssen einen besonders günstigen Boden für die Infektion abgeben. Dabei führen die Tangentialschüsse durch die scharfkantigen, rotierenden Granatsplitter leichter zu den geschilderten Lungenzerreißungen, was nach dem im Kapitel über die Verletzungsursachen Ausgeführten verständlich und zu erwarten ist.

Die Tangentialschüsse der Brustwand sind infolge der erwähnten 3 Hauptfolgen besonders gefährlich.

Dies zeigte in unserem Material besonders der am 3. Tage ad exitum gekommene Tote der Sektion (84) mit Granatsplitterkontusion der linken Brustseite. Sie hatte außer einer großen Weichteilwunde mit Fraktur der 2. und 3. Rippe eine Zerreißung der linken Pleura und der vorderen Abschnitte des linken Oberlappens sowie einen hämorrhagischen Infarkt des linken Oberlappens im Bereich der Brustwunde zur Folge. Es fand sich auch hier eine schwere Infektion in Gestalt einer fibrinös-eitrigen Mediastinitis und eine fibrinöse Pleuritis links bei Hämothorax.

Solch breite Aufreißungen der Brust enden vielfach schon in den ersten Stunden durch Blutungen nach außen tödlich. Dies haben auch *Borchardt-Gerhardt* (7, S. 645) berichtet, sie zitieren *Jehn,* der die Mortalität dabei auf 90% berechnet. Sie zitieren ferner daran anschließend eine Mitteilung von *Burkhardt* und *Landois,* die bei Tangentialschüssen richtige *Brandherde der Lungen* beobachtet haben, die das Fieber wochenlang unterhielten und schließlich den Exitus herbeiführten. Auch dafür liegt uns eine Sektion vor:

Ein Tangentialschuß am Rücken (Sekt. 276), vermutlich durch Granatsplitter, der nach 16 Tagen an Sepsis starb, zeigte eine Fraktur der 7. bis 9. linken Rippe, mit Splitterung und Einbohrung der Splitter in die Lunge. Der Befund war trotz Rippenresektion und Entfernung der Splitter eine Gangrän der Verletzungsstelle im linken Unterlappen und eine Kompressionsatelektase der ganzen linken Lunge bei entleertem Pyopneumothorax links.

Tangentialschüsse erfordern daher auch bei äußerlich gutartigem Aussehen stets besondere Beachtung! Sowohl wegen der Möglichkeit von schweren Lungenkontusionen bei unverletzter Pleurahöhle (vgl. *Beitzke,* 5, S. 734) wie auch wegen der obenerwähnten größeren Empyem- und Pneumothoraxgefahr. Bei Tangentialschüssen wird ferner durch die größere Thoraxverletzung der Atemmechanismus schwerer als sonst gestört, so daß häufiger doppelseitige entzündliche Lungenaffektionen entstehen. Schließlich, weil häufig auch anliegende Organe durch breit auftreffende Granatstücke durch Kontusion schwer mitverletzt werden und auch bei unverletzter Oberfläche innerlich Blutungen und Nekrose zeigen.

Borchardt-Gerhardt (7, S. 644) weisen auch noch auf die besondere Gefährlichkeit hin, die Tangentialschüsse des unteren Rippenbogens wegen der Nachbarschaft von Brust- und Bauchhöhle aufweisen; eine Beobachtung, die auch in den vorliegenden Sektionen eine Stütze in den schweren Mitverletzungsfolgen subphrenischer Organe findet. Ein Beispiel dafür sei die folgende Sektion 803 eines Infanterietangentialschusses der rechten Brustseite, der am 17. Tage nach der Verletzung starb, nachdem er tags zuvor operiert worden war:

Im Bereich der vorderen Axillarlinie ein handtellergroßer exzidierter Defekt der Weichteile von der Brustwarze nach abwärts bis fast zum Rippenbogen. Inzisionswunde parallel dem Rippenbogen innerhalb der Mamillarlinie nach dem Leberrand hin, Drainage dieser Wunde. In der Schußverletzung fehlt die 6. bis 9. Rippe von der Axillarlinie bis im Bereich von etwa 3 bis 4 cm (reseziert, frakturiert?). Aus dieser Wunde führt durch einen talergroßen Defekt des Zwerchfells am Ansatz ein Glastampon nach aufwärts unter die Kuppe des Zwerchfells, ein zweiter in einen gleich großen, schmierig-jauchigen Zerfallsherd der Leber. Der rechte Komplementärraum der Pleurahöhle ist eröffnet, jedoch durch Verklebungen zwischen Zwerchfell und Pleura gegen die Brusthöhle abgeschlossen, auch finden sich hier einige Nähte. In der rechten Pleurahöhle reichlich Fibrin und blutig-eitrige Flüssigkeit. Der rechte Unterlappen ist vollständig komprimiert, Ober- und Mittellappen noch lufthaltig. Im linken Unterlappen diffus verstreut hämorrhagisch-bronchopneumonische Herde. Gallig gefärbte, etwas mit Fibrin vermischte Flüssigkeit im Herzbeutel. Herzmuskel stark ikterisch.

Zwischen Leber-Zwerchfell, vorderer Magenwand, Duodenum und Querkolon reichlich fibrinöse, zum Teil bindegewebig umgewandelte Verklebungen. Im kleinen Becken hämolytisch und etwas gallig verfärbtes flüssiges altes Blut, überall geringe Fibrinauflagerungen auf der Darmserosa; das Peritoneum stellenweise schwarz verfärbt.

Milz graurot, ziemlich weich, etwas vergörßert; Nieren ikterisch. Nebennierenrinde entfettet. In der Leber außer dem erwähnten Zerfallsherd keine Abszesse, starker Ikterus. Dickflüssige Galle in der Gallenblase. Gallenwege, Pfortader o. B.

Besonders gefährlich sind Tangentialschüsse des Brustkorbs dann, wenn die Wirbelsäule oder das Sternum mitverletzt wird. Vor allem die Frakturen des Sternums durch Tangentialschüsse, da dieser flache Knochen Pleuren, Mediastinum und Peritoneum zugleich umfaßt. Wenn auch gelegentlich ein solcher Streifschuß des Sternums wie bei der Sektion (238) allein eine Fraktur ohne Mediastinalverletzung zur Folge haben kann oder mit einer Knochenrinne am Sternum zum Abgleiten kommt, so ist doch meist eine schwere Mediastinalverletzung mit Mediastinalhämatom, mit eitriger Mediastinitis wie bei der oben erwähnten Sektion (84), oder mit Perikardblutung und Herztamponade die Folge eines solchen Tangentialschusses.

Ein weiteres Beispiel dafür ist ein nach 24 Tagen an eitriger Mediastinitis und beidseitigen Empyemen verstorbener Granat-Tangentialschuß der Brustwand (Sekt. 253) mit Sternumdefekt und Freilegung des vorderen Mediastinums. Ferner die Sektion 840, ein nach 30 Tagen gestorbener Tangentialschuß des Sternums durch ein Infanteriegeschoß: Faustgroße Verletzung der Brust mit Defekt des Sternums bis zur 2. Rippe und des Sternalansatzes der beiden ersten Rippen. Große granulierende Wundhöhle an der Rückfläche des Sternums und nach rechts gegen die rechte Lungenspitze zu. Die Höhle ist vollständig gegen die Pleurahöhle durch Verklebungen abgeschlossen und fest austamponiert, die beiden Mamariae internae enden an der 2. Rippe, in der rechten findet sich ein frischer Thrombus an ihrer Endigungsstelle. Auf das Mediastinum hat die Vereiterung so gut wie nicht übergegriffen. Konfluierte, fast vereiternde Bronchopneumonie im linken

Ober- und Unterlappen. Sero-fibrinöse Pleuritis links, Lungenödem rechts. Kompressionselektase des oberen Teiles des rechten Unterlappens. Schwere Anämie der inneren Organe.

Tangentiale Thoraxverletzungen haben besonders ausgiebige Rippenzertrümmerungen zur Folge, wie ebenfalls schon *Arnold* (2, S. 26) angegeben hat. Daß derartige breite Aufreißungen aber auch ohne Rippenverletzungen allein mit Freilegung der Rippen einhergehen können und stets jedoch dabei der Infektion eine besonders zugängliche Eintrittspforte schaffen, zeigt uns der Granattangentialschuß der Sektion 884, der nach 11 Tagen starb:

Es fand sich hier eine große jauchige, zerfetzte Wunde links neben der Wirbelsäule unter Zerreißung der Rückenmuskulatur und Freilegung der Rippen durch die Verletzung; ferner Kontusion beider Lungen mit geringen subpleuralen Blutungen und hämorrhagischen Infarzierungen in die hinteren Teile der Unterlappen. Das linke Kniegelenk war wegen metastatischem Gelenksempyem eröffnet und drainiert worden, es fand sich ferner eine Phlegmone in den Muskelinterstitien des Oberschenkels und ein metastatischer Abszeß in der rechten Gesäßmuskulatur mit starkem Ödem der Umgebung und beginnender Gasbildung in der Muskulatur sowie schwerste Sepsis mit Parenchymdegeneration und septischem Ikterus.

Anschließend an die Tangentialschüsse der Lunge ein paar Bemerkungen über *Lungenrisse, die häufig die Folgen von Tangentialschüssen des Brustkorbes und der Lungen* sind.

Borchardt-Gerhardt (7, S. 617) weisen darauf hin, daß die einzelnen Lungenteile in ihrer Heilung nicht gleichartig sind, indem Wunden der Lungenränder mehr zerfetzt und weniger komprimiert werden. Auch *Beitzke* (5, S. 735) hebt hervor, daß gerade Rißwunden am scharfen Lungenrand mit erheblichem Hämothorax einhergehen und erklärt es damit, daß die Rißwunde klafft und lange offen bleibt, im engen Schußkanal dagegen die Blutung leichter zum Stehen kommen kann, wenn nur kleine Gefäße getroffen sind. Er weist auch darauf hin, daß der diametrale Lungenschußkanal durch den Pleuraerguß leichter komprimiert wird als der Riß im scharfen Lungenrand.

Lungenrisse sind in den Protokollen der Borstschen Sammlung relativ häufig, oft außerordentlich ausgedehnt und folgenschwer: Noch am Tage der Verletzung starben ein Riß des Mittellappens durch Quetschung (Sekt. 536) und ein Lungenriß bei Schrapnellschuß in Brust und Bauch (Sekt. 1054), der nahe bis an den Hilus ging und in dem abgerissene Lungenarterien flottieren! Hier war erfolglos die Fensternaht mit Tamponade der Lunge versucht worden.

Am ersten Tag nach der Verletzung starben 6 Fälle von Lungenrissen:

Der erste Fall Sektion (195) nach Granatsteckschuß mit einem *mannsfaustgroßen Loch im rechten Oberlappen.* Der 2. Fall, Sektion (235) durch Schrapnellsteckschuß von Brust und Bauch mit einer 10 cm tiefen Rißwunde im rechten Unterlappen (von der Schußwunde an der Basis schräg nach dem Hilus zu verlaufend, mit einer faustgroßen Leberzertrümmerung und einem rechtsseitigen *Hämothorax von 3 Litern!* Der 3. Fall (Sekt. 461), ein

Infanterielungenschuß zeigte in der l. Pleurahöhle etwa 1¹/₂ Liter flüssiges Blut; die 2. bis 5. Rippe sind in der hinteren Axillarlinie frakturiert, Splitter ragen in die Pleurahöhle; entsprechend diesem Schußkanal findet sich der Oberlappen bis zu einer Tiefe von 1¹/₂ cm aufgerissen, vom Unterlappen wies nur die Spitze einen kleinen Einriß auf. *Der Hauptast des Oberlappenbronchus mündet frei in die Furchungswunde!* Der 4. Fall (Sekt. 483) ein Tangentialschuß durch die Pleurahöhle mit Einschuß unter Zerschmetterung der 3. und 4. Rippe und Ausschuß links über dem Schulterblatt zeigte die Lunge ebenfalls durch Knochensplitter der zerschmetterten Rippe im Oberlappen und an der Spitze des Unterlappens mehrfach bis tief in das Gewebe aufgerissen. Auch hier fand· sich ohne Mitverletzung von Bauchorganen *2 Liter blutige Flüssigkeit in der verletzten Pleurahöhle.* Im 5. Fall (Sekt. 510) mit Infanteriedurchschuß des Rückens, Zertrümmerungsfraktur der 10. bis 12. Rippe und Mitverletzung von Leber und rechter Niere, fanden sich im rechten Unterlappen einige kleine Risse in der Pleura, mit interstitiellem Lungenemphysem und hämorrhagischer Kontusionsinfarzierung der hinteren unteren Partien, während sich der *rechte Oberlappen fast ganz zertrümmert zeigte!* Der 6. Fall (Sekt. 865) zeigte bei einem Granatdurchschuß der Brust- und Bauchhöhle einen Durchschuß des linken Komplementärraums mit Zerreißung des Unterlappenrandes.

Alle diese 6 Fälle des 1. Tages starben an Verblutung. Teils waren die Lungenrisse durch tangential auftreffende Lungenschüsse verursacht, teils durch Anspießung und Splitterung der getroffenen Rippen. Beachtenswert ist der oft außerordentlich große Hämothorax (2—3 Liter), der sich nach solchen Lungenrissen schon am ersten Tage findet. Ein anderer ohne größere Lungenzerreißung am ersten Tage verstorbener Fall (Sekt. 705), ein Schrapnell-Brustbauchschuß mit Durchschuß des l. Unterlappenrandes und Mitverletzung von Zwerchfell, Milz, Magen und Pankreas, bewies durch einen Hämothorax mit besonders erwähnter ausgedehnter Kompression der linken Lunge bei operativ vernähter Zwerchfellwunde die Richtigkeit der oben zitierten Beobachtung von *Beitzke* (5, S. 735), daß Wunden am scharfen Lungenrand besonders lang klaffen und daher besonders stark und lang weiterbluten.

Am 3. Tag verstarb die schon einmal erwähnte Granatkontusion [Sekt. (84)] mit eitriger Mediastinitis, bei der sich außer einem hämorrhagischen Infarkt im Bereich der Wunde auch die vorderen Abschnitte des linken Oberlappens zerrissen fanden. Am 4. Tag starb der Minensteckschuß [Sekt. (231)], bei dem der Schußkanal vom Innenrand des Deltoides zuerst am Thorax nach unten läuft bis zur 6. Rippe, die in der Axillarlinie frakturiert ist, und den rechten Unterlappen so ausgedehnt zerrissen hatte, so daß bei Blässe und Atelektase des umgebenden Lungengewebes eine *große Höhle mit Blutmassen* entstanden war und sich ein *Hämothorax von 3¹/₂ Liter* sowie *schwere allgemeine Anämie fand!* Ebenfalls am 4. Tage starb ein Granatsplittersteckschuß (Sekt. 822), bei dem sich eine Aufreißung der Pleura mediastinalis des linken Oberlappens neben einer Perikard- und Herzverletzung und septischen Organen zeigte. Am 7. Tag starb ein Granatsplittersteckschuß (Sekt. 748) ebenfalls an Sepsis, bei dem außer einem Durchschuß des linken Oberlappens der gleiche Oberlappen *durch zahlreiche in der Schußwunde steckende Knochensplitter aufgerissen war.* Am 11. Tage starb ein Granatsplittersteckschuß des Rückens [Sekt. (120)], bei dem das Geschoß in der tiefen Rückenmuskulatur der Lendengegend stecken blieb und *durch Kontusionswirkung eine große Rißwunde* im rechten

Unterlappen erzeugte; als Todesursache fand sich hier ein thorakotomierter Pyopneumothorax mit dissezierender Mittellappenpneumonie rechts und allgemeiner Sepsis. Am 16. Tage schließlich kam eine Schrapnellverletzung mit Lungenriß an der Schulter ad exitum (Sekt. 799), die nach Fraktur des rechten Schulterblattes und Splitterung der 4. und 5. Rippe die rechte Pleurahöhle eröffnete und den Oberlappen zerrissen hatte. Auch hier war Sepsis als Folge einer mächtigen fibrinös-eitrigen Pleuritis die Todesursache.

Außerdem findet sich ohne Angabe des Todestages die schwere Lungenzerreißung der bereits ausführlich erwähnten Sektion 439 verzeichnet, die als Fliegerabsturz höchstwahrscheinlich sofort im Augenblick des Aufpralls ad exitum gekommen war.

Zusammenfassend kann man also sicherlich über alle schwereren Lungenrisse sagen, *daß sie fast stets eine gefährliche Komplikation darstellen*, einerseits durch die große Gefahr des alsbaldigen Verblutungstodes aus den schwer zerrissenen und dadurch schlechter zum Verschluß kommenden Blutgefäßen der Lunge, anderseits aber auch durch die sicherlich größere Infektionsgefahr, da die breiten Flächen der aufgerissenen Lunge einen besonders günstigen Nährboden darstellen und die meist als Rißursachen in Betracht kommenden Rippenfrakturstücke als Fremdkörper in der Lunge der Infektion besonderen Vorschub leisten! Risse am scharfen Lungenrand können auch bei geringer Ausdehnung infolge schlechter Kompressionsmöglichkeit bald zu tödlichen Verblutungen in die Pleurahöhle Anlaß geben. Die 1870 von *Klebs* (45, S. 78) geäußerte Annahme, daß es auffällig sei, wie schnell sich *Lungenrisse* schließen, kann daher wohl nicht mehr aufrechterhalten werden.

3. Konturschüsse.

In der älteren Literatur finden sich viele Angaben über sogenannte Konturschüsse des Thorax. Als *äußere Konturschüsse* bezeichnete man Schußverletzungen, bei denen das Geschoß unter Ablenkung seiner Flugbahn durch die elastische Haut einen gewissen Umfang des Brustkorbs konturierend umläuft, ohne die knöcherne Grundlage bzw. die Pleura zu verletzen. Als *innere Konturschüsse* wurden Schüsse bezeichnet. die an der Innenseite der Thoraxwand meist unter Aufreißung der Pleura und inneren Thoraxmuskulatur eine Strecke weit mit gekrümmter Bahn verlaufen sollten, ohne dabei die Lunge zu verletzen. *Riedinger* (66, S. 97) führt die Ansicht älterer Autoren an, »daß matte oder tangential aufschlagende Kugeln sogar mehrmals den Körper umkreisen und durch absplitternde Teile mehrere Öffnungen machen könnten«. *Riedinger* glaubte aber selbst, daß eine Kugel, die nicht mehr die Kraft hat, die Haut zu durchbohren, einfach liegenbleibt und nimmt an, daß derartige Konturschüsse wohl eher bei den Rundkugeln als den später zur Verwendung kommenden Lang- und Spitzgeschossen zustande kamen. Bei inneren Konturierungen, die früher öfters bei Obduktionen nachgewiesen wurden (vermutlich infolge der früher häufigeren Rundkugeln), wurde sicherlich mancher symptomarm verlaufende Lungendurchschuß mitgezählt! Auch *Klebs* (45, S. 77) und *Arnold* (2, S. 47) konnten keine inneren Konturschüsse bei ihren anatomischen Untersuchungen nachweisen.

Borchard Gerhardt (7, S. 604) haben in diesem Kriege keine sicheren Konturschüsse gesehen und glauben (S. 618), daß viele der früheren Konturschüsse symptomlos verlaufende Durchschüsse waren. *Jehn-Nägeli* (42, S. 313) glauben ebenfalls, daß Konturschüsse mit einer Flugbahn unter der Haut um den halben Körper herum heutzutage kaum mehr vorkommen und weisen wohl mit Recht darauf hin, daß die erhöhte Rasanz der modernen Projektile ein Abgleiten an einer Rippe unmöglich macht. Denn auch in unseren ganzen 265 Lungensektionen findet sich keine einzige sichere äußere oder innere Konturierung, wenn auch des öfteren die fast diametrale Lage eines kleinen Einschusses und Ausschusses beim ersten Anschein eine solche annehmen lassen. Bei den scheinbaren äußeren Konturierungen läßt sich der gebogene Schußkanal meist durch veränderte Armhaltung im Moment der Verletzung erklären, worauf schon *Riedinger* (66, S. 98) hinwies. Bei scheinbaren inneren Konturierungen mit Fehlen von Lungenverletzungen spielt sicherlich die außerordentlich rasche Retraktion der Lunge eine wesentliche Rolle, auf die schon bei den Tangentialschüssen der Lunge hingewiesen wurde (*Borst*, 8, S. 83). Daß aber auch jetzt noch gelegentlich Konturschüsse vorkommen (vielleicht durch matte Schrapnellkugeln?), zeigen die Beobachtungen von *Ehret* (12, S. 557) und *v. d. Velden* (80, S. 97), die 1915 auf erstaunliche Ablenkungen der Geschosse durch die Rippen hingewiesen haben und angeben, daß in manchen Fällen die Kugel »tatsächlich um den Brustkorb herumgegangen sei, ohne die Lunge oder das Brustfell zu verletzen«.

4. Durchschüsse.

Unter den 265 Toten unserer Sektionsprotokolle waren nur 61 (= 22%) Durchschüsse, während die weitaus größere Zahl 146 (= 53%) an den Folgen von Steckschüssen gestorben war.

Sind demnach Durchschüsse quoad vitam ungefährlicher als Steckschüsse? *Körber* (48, S. 995), der bei seinen Beobachtungen im Feldlazarett die Mortalität der Steckschüsse auf 45,5% errechnet, gibt die Mortalität der glatten Durchschüsse als wesentlich niedriger mit 20% an. Als Todesursache dieser glatten Durchschüsse nennt er innere Blutung, akuteste Sepsis, doppelseitige Pneumonie und Spätblutung. *Demme* (zit. bei 66, S. 137) berichtete in seiner bereits erwähnten Statistik ebenfalls, daß die Durchschüsse eine niedrigere Mortalität haben als Steckschüsse; von seinen 102 Schußverletzungen der Brust mit 2 Öffnungen starben nur 45, während von 57 mit zurückgebliebenem Projektil

52, also fast alle, starben. *Riedinger* sieht darin zwar einen ungewöhnlich hohen Prozentsatz, hält aber doch sicherlich den Beweis für gegeben, daß das Zurückbleiben von Projektilen usw. eine schwere Komplikation ist. Auch *Arnold* (2, S. 47) hält es für bemerkenswert, daß unter seinen 16 mit Eröffnung der Pleurahöhle verbundenen Fällen nur zwei mit perforierender Schußverletzung der Lunge und doppelter Öffnung in der Thoraxwand zur Sektion kamen und hält demnach die Durchschüsse des Thorax für weit weniger bedenklich. Auf S. 41 gibt er weiterhin an, daß bei perforierenden Schußwunden der Lunge die Eiterung keine große Rolle spiele.

Zweifellos ist die Eiterungs- und Sepsisgefahr bei Steckschüssen prozentual größer als bei glatten Durchschüssen (vgl. Tabelle VI). Daß aber die Durchschüsse an sich nicht ungefährlicher sind als Steckschüsse, zeigt wohl am deutlichsten der Umstand, daß, wie schon erwähnt, ein so außerordentlich hoher Prozentsatz von Brustverletzten auf dem Schlachtfeld stirbt, der in den Zahlen *Arnolds* und vermutlich auch in den Zahlen *Demmes* nicht enthalten ist. Nun starben aber nach unserem Material (siehe Tabelle VI) von 61 Durchschüssen, von denen 9 noch am Tage der Verletzung, 15 am 1. Tage, danach zur anatomischen Untersuchung kamen, 24, also über ein Drittel, schon am Tage der Verletzung und am 1. Tag danach an Verblutung. *Bis zum 2. Tag nach der Verletzung waren insgesamt 32 von den 61 zur Sektion gekommenen Thorax-Durchschüssen gestorben,* also über die Hälfte, mit wenigen Ausnahmen wohl alle an Verblutung! Die meisten Statistiken beginnen aber erst 2—3 Tage nach der Verletzung, sind daher zur Klärung dieser Frage zweifellos nicht imstande.

Von den 146 Thorax-Steckschüssen (siehe Tabelle VI) *waren dagegen nur 60, also etwa 40 %, bis zum 2. Tag nach der Verletzung zur Sektion gekommen.* Da man mit großer Wahrscheinlichkeit annehmen darf, daß die Durchschüsse des Brustkorbes infolge der größeren Rasanz der perforierenden Projektile auch beim Verblutungstod der großen Zahl der auf dem Schlachtfeld ad exitum kommenden Brustschüsse etwa in der gleichen Überzahl sein werden wie in unserer Statistik der ersten 3 Tage, muß man wohl entgegen der früheren Annahme, die Durchschüsse der Brust an Lebensgefahr den Steckschüssen mindestens gleichstellen, wenn nicht sogar voranstellen! *Nur daß die Hauptgefahr der Brustdurchschüsse die Verblutung in den ersten paar Verwundungstagen ist, während die größere Sterblichkeit der Steckschüsse an den Folgen der bei ihr weit häufigeren Infektion erst in folgenden Wochen in den Feld-, Kriegs- und Reservelazaretten zur Beobachtung kommt.*

Die zur Sektion gelangten Durchschüsse entstanden in erster Linie durch Infanterieschüsse: 29 Infanterieverletzungen, gegen 17 Artillerieverletzungen bei den 61 Durchschüssen des Thorax. Die entsprechenden Zahlen bei den 146 Steckschüssen waren dagegen nur 8 Infanterieverletzungen gegen 95 Artillerieverletzungen (siehe Tabelle V). *Es entstanden also weit mehr Steckschüsse durch Artilleriegeschosse und weit mehr Durchschüsse durch die besonders rasanten Infanteriegeschosse!*

Die 61 *Thoraxdurchschüsse* hatten nur zum Teil perforierende Lungenverletzungen zur Folge. Ein großer Teil hatte nur oberflächliche Lungenverletzungen oder nur Durchschüsse des Komplementärraumes zur Folge.

Lungendurchschüsse dagegen wurden in insgesamt 97 Fällen gefunden, die in der Tabelle X zusammengestellt sind: 23 davon entstanden durch Infanteriegeschosse, 20 durch Schrapnellkugeln und 53 durch Granatsplitter, also etwa die gleichen Prozentzahlen der Verletzungsursachen, in denen nach Tabelle III und IV die Verwundungen bei sämtlichen Sektionen entstanden waren. Während aber von den gesamten 275 Sektionen der Tabelle I und II nur 26 am Tage der Verletzung, 58 am ersten Tag danach und 28 am zweiten Tag starben, waren von den 97 perforierenden Lungenverletzungen der *Tabelle X* am Tag der Verletzung bereits 15 gestorben, während am ersten Tag danach nur mehr 14 und am zweiten Tag danach nur mehr 8 gestorben waren. Die Lungendurchschüsse betrugen demnach insgesamt 35 % aller Sektionen. *Die Lungendurchschüsse aber, die noch am Tage der Verletzung starben, betrugen etwa 58 % aller am Verletzungstage Gestorbenen.* Am 1. Tag nach der Verletzung jedoch betrugen die Lungendurchschüsse nur mehr etwa 24 % und am 2. Tag danach etwa 28 % aller Sektionen dieser Tage. Bei den 15 Sektionen des Verletzungstages war 14mal Verblutung als Todesursache angegeben, bei den 14 Sektionen des 1. Tages 12mal.

Die außerordentlich hohe Prozentzahl dieser fast restlos an Verblutung verstorbenen Lungendurchschüsse des Verletzungstages beweist wohl ebenfalls, daß die glatten Durchschüsse sowohl des Thorax wie auch der Lungen durchaus nicht ungefährlicher sind, was das Leben betrifft, als die Steckschüsse; *daß vielmehr wohl der größte Teil dieser Brust- und Lungendurchschüsse auf dem Schlachtfeld selbst und an den ersten beiden Tagen den Verblutungstod stirbt* und bisher fast nirgends zahlenmäßig erfaßt werden konnte! Die Tabelle X zeigt ferner, daß sich diese außerordentliche Verblutungsgefahr der perforierenden Lungenschüsse am Verletzungstage selbst auf alle 3 Hauptgeschoßarten ziemlich gleichmäßig verteilt; daß jedoch die insgesamt 30 Minen- und Handgranatenverletzungen zum Teil wohl wegen ihrer relativ geringen Rasanz keine einzige perforierende Lungenverletzungen veranlaßt haben.

Eine besondere Form des Lungendurchschusses mit Steckschuß durch fraglichen *Rückprall des Geschosses im Schußkanal* zeigte die Sektion 447:

Bei dem am Tage nach der Verletzung an Verblutung gestorbenen Landsturmmann war das Kinn durch einen Zünderstreifschuß vollständig zertrümmert und ein Teil der Zungengrundmuskulatur zerfetzt. Oberhalb der Clavicula ein markstückgroßer Einschuß; Einschuß in die linke Pleurahöhle an der Kuppe, Durchschuß des linken Lungenoberlappens und der Spitze des Unterlappens; Ausschuß aus der Lunge. Verletzung der Pleura in Höhe der 7. Rippe, keine Fraktur, keine Verletzung der Interkostalmuskulatur. Rückprall des Geschosses in den alten Schußkanal, wo dasselbe in der Lungenspitze nahe am Einschuß steckt. (Stark verbogenes Zinn- oder Aluminiumstück?) In der linken Pleurahöhle 2 Liter blutige Flüssigkeit, Kompression des linken Lungenunterlappens, Blutaspiration in die ganze rechte Lunge, starke Anämie aller inneren Organe.

Klebs (45, S. 78) beschreibt 2 ähnliche Fälle mit mehr oder weniger tief in das Lungengewebe eindringenden Kanälen und Substanzverlusten in Gestalt rundlicher Höhlen mit engerer Öffnung, die er für blinde Schußkanäle hält, *bei denen die Kugel herausgefallen ist.* Auch *Arnold* (2, S. 40) hat solche anscheinend blinde Endigungen von Schußkanälen bei seinen anatomischen Untersuchungen gefunden, bei denen seiner Annahme nach in Anbetracht der Richtung diese Schußkanäle und der Lage der Ausgangsöffnung in der Pleurawand oder der Kugel innerhalb der Pleurahöhle eine Penetration der Lunge stattgefunden haben muß. Seiner Erklärung, daß diese anscheinend blinden Schußkanäle durch fast unsichtbare Narbenbildung des Ausschußteils perforierender Lungenschußkanäle entstehen, kann man sicher für jene Fälle mit nachweisbarer Viszeralpleura- und Thoraxausschußöffnung beipflichten. Für die Fälle aber, in denen man bei blinden Schußkanälen keine Kugel in der Lunge findet, muß man sicher oft die Möglichkeit des Rückpralls eines Geschosses offenlassen, das nach vollendetem Durchschuß eines Lungenteils an einer Rippe auftrifft und durch seinen eigenen Durchschußkanal zurückprallt und entweder an irgendeiner Stelle seines Einschußkanals als Steckschuß gefunden wird oder irgendwo frei beweglich in der Pleurahöhle liegt. Auch bei nach oben gerichteten Steckschußkanälen der Lunge fällt sicherlich manchmal das Geschoß zurück.

Durchschüsse der Pleurahöhle allein fanden sich 34mal bei den 63 Pleuraverletzungen ohne Lungenverletzung (siehe Tabelle VII). Die meisten betrafen *Durchschüsse des Komplementärraumes mit Zwerchfell-Durchschuß* und waren je nach ihrer Richtung mit Verletzungen der Bauchorgane verbunden. Diese letzteren Verletzungen waren dabei für das Leben fast stets entscheidend. Bei schweren Verletzungen der Leber oder seltener auch der Milz zeigten diese Pleuradurchschüsse oft ebenso große Blutansammlungen in den verletzten Pleurahöhlen wie bei schweren Lungenverletzungen. Bei Darmverletzungen war öfters Kot mit in die durchschossene Pleura gedrungen, einige Male war der Magen durch den Zwerchfellriß in die Pleurahöhle prolabiert. Einzelheiten darüber sollen im Kapitel über mitverletzte Organe geschildert werden. Oft fanden sich auch Pleuradurchschüsse, bei denen die Lage von Einschuß und Ausschuß einen Durchschuß der entsprechenden Lungenteile auf das bestimmteste erwarten ließen, *ohne irgendwelche Mitverletzung der kollabierten Lunge.* Borst (8, S. 83) hat bereits auf dieses *Ausweichen der elastischen Lunge* dem tangential vorbeifliegenden Geschoß gegenüber hingewiesen, wie schon bei den Tangentialschüssen erwähnt wurde. Auch *Baumgarten* (4, S. 177) hat einen derartigen Durchgang des Geschosses durch die Pleurahöhle beschrieben. Er weist darauf hin, daß diese Möglichkeit bestritten wurde, aber doch wohl zurecht besteht und zitiert dabei *Kaiserling,* der ebenfalls auf Grund sorgfältiger Beobachtungen angebe, daß die Lunge gelegentlich dem Geschoß »ausweichen« kann, wenn sie völlig frei in der Pleurahöhle liegt. Im Gegensatz zu den 11 durch Steckschuß und 17 durch Kontusion oder Riß entstandenen Pleuraverletzungen ohne Lungenverletzung zeigen die 34 durch Durchschuß entstandenen Pleuraverletzungen eine besondere Häufigkeit der am ersten Tage nach der Verletzung zur Sektion gekommenen Fälle. Hierbei war fast stets Verblutung als Todesursache anzunehmen (siehe Tabelle VII). Es ist dies wohl **auf die große Häufigkeit** zurückzuführen, mit der *die reinen Komplementärraum-Durchschüsse stark blutende Verletzungen der großen, blutreichen Bauchorgane als Hauptbefund* zeigten!

Spättodesfälle sind bei Durchschüssen anscheinend weit seltener als bei Steckschüssen. Von den 61 Durchschüssen kamen nur mehr 4 nach Ablauf der 3. Woche zur Sektion, je einer am 38., 84., 86. und 91. Tage nach der Verletzung (siehe Tabelle VI):

Der am 38. Tage verstorbene Infanteriedurchschuß der Brust und des rechten Oberschenkels (Sekt. 159) zeigte einen vernarbten Streifschuß des linken Unterlappens der Lunge und ein durch Rippenresektion behandeltes abgesacktes Empyem. Der Tod wurde jedoch nicht durch den Brustschuß, sondern durch den Oberschenkeldurchschuß mit Fraktur des Femur verursacht. Hier zeigte sich eine eitrige Osteomyelitis an der Bruchstelle mit Phlegmone der Muskelinterstitien und Übergreifen auf das Kniegelenk mit schwerer allgemeiner Sepsis, septischem Milztumor und hämorrhagischer Nephritis.

Der am 84. Tag zur Sektion gekommene Brustdurchschuß [Sekt. (100)], der ebenfalls vermutlich durch ein rasantes Infanteriegeschoß enstanden war, starb an allgemeinem Marasmus nach einem Empyem, das durch Rippenresektion entfernt worden war. Es bestand hier außer Caries der Scapula eine schwielige Pleuritis mit kleinen Eiterherden in den Schwielen, eine völlige Atelektase des rechten Unterlappens, Lungenödem, Herzmuskeldegeneration und Milzschwellung. Der Schußkanal war kaum mehr aufzufinden.

Nach 86 Tagen verstarb ein abgeheilter Infanteriedurchschuß [Sekt. (96)]. Der Ausschuß war dabei noch offen, und es fand sich eine chronischphlegmonöse Entzündung des Schußkanals zwischen Scapula und Thoraxwand. Auch eine Fraktur der Scapula und zweier Rippen war noch nicht verheilt. Der Tod durch Verblutung trat im Anschluß an das (vermutlich durch phlegmonöse Arrosion entstandene) Platzen eines Aneurysmas der Art. thor. long. ein.

Nach 91 Tagen (Sekt. 107) starb schließlich an allgemeinem Marasmus ein Schrapnelldurchschuß der Brust und Lunge mit Rückenmarksverletzung und aufsteigender Pyelonephritis.

5. Steckschüsse.

Wie ich zum Vergleich bei den Durchschüssen schon erwähnte, *wurden von den 146 Steckschußsektionen nur 8 durch Infanteriegeschosse, 95 dagegen durch Artilleriegeschosse verursacht* (siehe Tabelle V). Der Rest der Steckschüsse wurde größtenteils durch Handgranaten und Minensplitter verursacht, *die fast ausschließlich Steckschüsse machten.* 60 Steckschußsektionen wurden bei Verletzungen gemacht, die am Verletzungstag selbst sowie am ersten und zweiten Tag danach starben. Dieser hohe Prozentsatz zeigt, wie häufig auch Steckschüsse, also Projektile mit relativ geringer Rasanz, zum Verblutungstod führen können, selbst wenn man dabei in Betracht zieht, daß das Sektionsmaterial dem vorzugsweise vorderen Teil des feldärztlichen Systems entnommen wurde. Während bei den Durchschüssen insgesamt etwa 48 % an Verblutung starben, kamen bei den Steckschüssen nur etwas weniger, 45 %, durch Verblutung ad exitum. An Sepsis dagegen starben bei den Durchschüssen nur 39 %, bei den Steckschüssen jedoch 48 %, also wensentlich mehr (siehe Tabelle VI)!

Schon *Riedinger* (66, S. 137) betont die außerordentliche Vermehrung der Gefahren durch die *Anwesenheit von Fremdkörpern* bei Brustverletzten und er zitiert dabei die schon erwähnte Statistik von *Demme* aus italienischen Lazaretten 1861, dem von 57 Steckschüssen 52, also fast alle, starben, während von 102 Durchschüssen nur 45 starben! *Körber* (48, S. 995) berechnete im Weltkrieg die Steckschußmortalität auf 45 % gegen nur 20 % Mortalität seiner Durchschüsse. Auch *Borchardt-Gerhardt* (7, S. 618) *bezeichnen die Steckschüsse als prognostisch ungünstiger und betonen, daß sie weit infektiöser und auch infizierter seien;* Hämothorax, Sepsis, Lungenabzeß, sowie Früh- und Spätempyem seien danach viel häufiger. Sie weisen darauf hin, daß die Steckschüsse in der Mehrzahl durch Artilleriegeschosse bedingt sind. In ähnlicher Weise weist *Konjetzny* (50, S. 425) auf die Gefahren hin, die den Steckschüssen vor allem im späteren Verlauf drohen und er fordert daher die Indikation für die operative Entfernung des Geschosses weiter zu stellen als früher üblich; wenn er auch andererseits hervorhebt, daß man bei der *primären* Versorgung der Lungen und Pleurasteckschüsse mit Recht dem konservativen Verfahren treu bleibt.

Andere dagegen, wie *Thoenissen* (77, S. 89), fanden, daß es keinen Einfluß auf den klinischen Verlauf hatte, ob das Geschoß im Thorax steckenblieb oder nicht. Diese abweichende Meinung dürfte ihre Erklärung wohl am zwanglosesten dadurch finden, daß sie Untersuchungen an einem Heimatlazarett als Grundlage hat, in

dem wohl nur mehr die leichteren Formen der weiter vorne so
weit häufigeren Steckschußinfektionen zur Beobachtung kamen.
Auch *Gerhardt* (20, S. 1669) berichtete aus Krankengeschichten
von Reservelazaretten im Gegensatz zu *Konjetzny*, daß Steckschüsse, bei denen das Geschoß im Innern der Lunge saß, später-
hin keine oder nur geringe Beschwerden machen, und daß sich im
Röntgenbilde von umgebender Infiltration selten etwas feststellen
ließ.

Daß nach Lungensteckschüssen vor allem beim Infanteriegeschoß
das Projektil glatt einheilen und eingekapselt werden kann, hat
auch *Borst* (8, S. 83) betont, der aber andererseits ebenfalls darauf
hinweist, daß Schrappnell- und Granatsplitter oft nicht so glatt
einheilen. Bei ihnen komme es vielmehr meist zur Infektion und
zur Bildung lokaler Abszesse oder Gangränherde. Wie aus der Tabelle V ersichtlich ist, kamen nach den Verblutungstoden der
ersten Tage nur außerordentlich wenig Steckschüsse durch Infanteriegeschosse zur Sektion. Die relativ große Zahl von Sepsistoten der Tabelle VI, die vor allem am Ende der ersten Woche, in
der zweiten Woche und noch zu Beginn der dritten Krankheitswoche zu beobachten war, ist daher fast restlos auf Steckschüsse
durch Artillerie, durch Handgranaten und Minensplitter zurückzuführen!

*Daß die profuse Eiterung und die Abszeßbildung bei Steck-
schüssen im Lungengewebe* ebenso wie bei der Anwesenheit anderer
Fremdkörper, wie Tuchfetzen und Rippenfragmente, ein gewöhn-
liches Ereignis sei, hat schon *Arnold* (2, S. 41) im Krieg 1870/71
hervorgehoben. Besonders erwähnenswert sind folgende nach
Krankheitstagen geordnete Steckschußprotokolle:

Schon am dritten Tage nach der Verletzung zeigte ein an Sepsis verstorbener Granatsplittersteckschuß der Brust- und Bauchhöhle (Sekt. 1110)
nach Durchschuß des rechten Lungenmittellappens und des Zwerchfells
einen völlig erweichten Leberschußkanal nach hinten unten. Der Granatsplitter lag mit Kleiderfetzen zusammen dicht an der Vena cava in einem
Abszeß. Der rechtseitige Hämothorax von etwa $^1\!/_2$ Liter war dabei frei von
Vereiterung geblieben, auch der kleine Einschuß über der rechten Brustwarze war reaktionslos verschorft!

Nach 7 Krankheitstagen war bei dem Infanteriesteckschuß des Rückens
[Sekt. (237)] das Geschoß nach horizontalem Durchschuß des linken Lungen-
oberlappens bereits in Fibrinmenbranen eingeschlossen und lag ohne in-
fektionöse Reaktion etwa in der Axillarlinie innen auf der 7. Rippe. Der
Tod war hier durch einen völligen Durchschuß des Rückenmarkes in der
Höhe des frakturierten 5. Brustwirbels verursacht worden.

Zur Verblutung in die linke Pleurahöhle mit Tiefstand des Zwerchfells,
Verdrängung des Mediastinums nach rechts und totaler Atelektase der
linken Lunge, führte ein Granatsplittersteckschuß der Brust [Sekt. (139)],
der nach 11 Tagen ad exitum kam: Der Splitter steckte nach Durchschuß
der Pleura im 4. Interkostalraum in einem hühnereigroßen fetzigen Gewebs-
loch des linken Oberlappens. Es bestand dabei Pneumothorax links und ein
Hämothorax von gut 2 Liter, ferner fibrinöse Pleuritis, Perikarditis und ein
vikariierendes Emphysem der rechten Lunge.

Ein anderer nach 11 Tagen verstorbener Granatsplittersteckschuß der linken Lunge [Sekt. (351)] steckte nur subpleural und hatte trotzdem einen größeren Ast der Lungenarterie arrodiert. Links bestand Pneumothorax mit exsudativer Pleuritis und Kompression der linken Lunge, rechts wie im vorerwähnten Fall, ein starkes vikariierendes Emphysem der Lunge infolge Verstopfung des ganzen Bronchialbaumes mit flüssigen und geronnenen Blutmassen. Der Tod war daher durch Erstickung und tödliche Verblutung aus der arrodierten Arterie in den Bronchialraum und die Trachea erfolgt.

Besonders leicht treten begreiflicherweise tödliche Gefäßarrosionen durch Steckschüsse in Eiterhöhlen auf:

Nach 13 Tagen starb ein Granatsplittersteckschuß (Sekt. 778) ebenfalls an Blutaspiration, bei dem das Geschoß nach Rippenfraktur und Durchschuß des linken Lungenunterlappenrandes mit Zwerchfelldurchschuß einen Vorfall des Netzes in die linke Pleurahöhle verursacht hatte. Der Granatsplitter wurde im Lobus caudatus der Leber in einem Abszeß gefunden und hatte dort die untere Hohlvene arrodiert. Dieser Abszeß stand in Verbindung mit einem großen abgekapselten subphrenischen Abszeß in der Gegend des Magenfundus, der sich einerseits durch das Zwerchfell ins hintere Mediastinum fortsetzte, andererseits an der Rückwand des Magenfundus und in der Cardiagegend in den Magen eingebrochen war. Blut im Magen und in der Speiseröhre, Aspiration von Blut in die Luftwege und sämtliche Lungenlappen! Pleurogene Abszesse und Gangränherde in sämtlichen Lungenlappen, starke Fäulnis der Organe. Hämolytischer Ikterus. Tod durch Verblutung aus der unteren Hohlvene.

Einen großen Gangränherd mit schwerem Geschoß darin zeigte nach 17tägiger Krankheitsdauer ein Granatsteckschuß (Sektion 5):

Einschuß in der Höhe der linken Spina scapulae am inneren Schulterblattrand. Fraktur der 3. Rippe links, Schußkanal des linken Oberlappens hinten oben. Pyopneumothorax links mit starker Kompression der linken Lunge, Verdrängung des Herzens nach rechts, der Milz und des Magens nach unten, *großer Gangränherd im linken Oberlappen*, Knochensplitter im Schußkanal der Lunge. Das Geschoß, ein großes, herzförmiges, fassettiertes und sehr schweres Eisenstück inmitten des Lungenabszesses. Trübe Schwellung der inneren Organe. Herzmuskel degeneriert. Geringe Milzschwellung. Fett- und Stauungsleber. Ödem und Hypostase der rechten Lunge.

Nach 21 Tagen (Sektion 994) starb ebenfalls an einer Spätverblutung aus einem *traumatischen Aneurysma des Leberarterienastes* in die Bauchhöhle ein Fall mit Schrapnellschüssen, dessen Protokoll *(Dr. Groll)* ich vollständig anführe, weil bei ihm die Kugel nach geheiltem Pleura-Leber- und Magen-Durchschuß reaktionslos im Rippenknorpel steckte:

Großer kräftiger Mann. Sehr blasse Haut und blasse Schleimhäute. In der hinteren Axillarlinie in der Höhe der Mamille beginnend eine Operationswunde mit Drain, die parallel zum Rippenbogen nach vorn bis fast in der Mittellinie reicht und in eine handbreite, längsverlaufende Laparotomiewunde übergeht. (Das hintere Ende dieser Laparotomiewunde entspricht dem ursprünglichen Einschuß).

In der Bauchhöhle leicht gallig gefärbtes Blut (etwa $^1/_4$ Liter) sowie ziemlich reichlich schwarzrotes, geronnenes Blut. Peritoneum glatt und glänzend. Von der Axillarlinie an ist die 7. Rippe rechts reseziert. Aus der rechten Brusthöhle entweicht unter ganz geringem Pfeifen etwas Luft. In der rechten Pleurahöhle, etwa 150 ccm gallig gefärbte Flüssigkeit. Der rechte Lungenunterlappen ist mit dem Zwerchfell schwer löslich verklebt. Das Zwerchfell selbst ist in Höhe der 6. Rippe dichtschließend mit dem parietalen Pleurablatt verklebt und vernäht. Zwischen Zwerchfell und Leber reichlich gallig-fibrinöse Beschläge und etwas Blut. Im Peritoneum der Bauchhöhle schwärzliche Verfärbung (Blutresorption). Im Bereich des linken Lungenunterlappens bindegewebige Adhäsionen. Linke Pleurahöhle leer. Herz nicht in Totenstarre o. B.

Die Milz zeigt keine Verletzung, ist ziemlich weich, auf der Kapsel mit Fibrin bedeckt, auf dem Schnitt von schmutzig grauroter Farbe, Pulpa etwas abstreifbar.

Die rechte Lunge zeigt keine Verletzung, über dem Unterlappen, dagegen Fibrinauflagerungen, teilweise Kompressionsatalektase. Links durchweg lufthaltig, nichts besonderes, ziemliche Anämie.

Vom Einschuß führt ein 2 Finger durchgängiger Schußkanal vom rechten Leberlappen zum linken schräg nach unten; im Schußkanal frisches geronnenes Blut, die Wand des Schußkanals ist mit galligen Membranen bedeckt, an einer Stelle ein kirschkerngroßer Knoten mit kleiner blutiger Perforationsstelle, der sich als *Aneurysma eines abgerissenen Leberarterienastes* erweist und frisch thrombosiert ist; daneben liegt ein großer Pfortaderast frei. In der vorderen Wand des Magens dicht beisammenliegend 2 vollständig strahlig vernarbte Schußverletzungen (geheilter Magendurchschuß). Die Schrapnellkugel steckt links etwas median von der Knorpelknochengrenze im Knorpel der 7. und 8. Rippe.

Linke Nebenniere zeigt ziemlich fetthaltige Rinde, linke Niere o. B., etwas erweitertes Nierenbecken. Alle Organe stark blaß.

Nach 33 und nach 34 Tagen kamen je ein Bruststeckschuß zur Sektion, *bei denen die Geschosse in kleinen Eiterhöhlen* gefunden wurden:

Die Sektion (281) zeigte einen vernarbten Schußkanal im Mittellappen der rechten Lunge, am oberen Ende des Kanals steckt *in kleiner abgekapselter Höhle der Granatsplitter*. Der Einschuß ist in der rechten hinteren Lebergegend, an der Unter- und Hinterfläche der Leber ein großer abgekapselter Abszeß. Von hier nach dem Zwerchfell hin ein vernarbender Längsriß des rechten Leberlappens. Vernarbte Perforation des Zwerchfells am oberen Ende dieses Risses. Pyothorax rechts durch Rippenresektion eröffnet. Verwachsung des Unterlappens der rechten Lunge mit dem Zwerchfell, chronische Mediastinitis und Perikarditis mit fast 1 Liter Exudat im Herzbeutel. Ödem und Hypostase der linken Lunge, Kompression der rechten Lunge. Braune Atrophie des Herzmuskels.

Die andere Sektion Nr. 21, ein Granatsplittersteckschuß der rechten Lunge und Leber zeigte den Einschuß unterhalb der 4. Rippe rechts in der Mamillarlinie. Der Schußkanal streift den Unterrand der rechten Lunge und verläuft durch das Zwerchfell zum rechten Leberlappen, in dem in einem *oberflächlichen Abszeß der 1 cm lange und ¹/₂ cm breite Granatsplitter* steckt. Altes Empyem der rechten Pleurahöhle. Befund nach Resektion der 9. Rippe. Kompressionsatalektase der rechten Lunge. *Multiple oberflächliche Abszesse im Lungengewebe.* Ödem der linken Lunge. Bronchopneumonische Herde im linken Unterlappen. Beginnende fibrinöse Pleuritis über dem linken Unterlappen. Trübe Schwellung der Parenchyme. Infektiöser Milztumor. Metastatischer Abszeß der rechten Gluteusgegend. Kleine Ausscheidungsabszesse in beiden Nieren. Subakute Gastroenteritis.

Steckschußverbrennungsschädigungen stärkerer Art. die *Jehn-Nägeli* (15. S. 309) besonders bei Steckschüssen annehmen, sind bei keiner Sektion gesehen worden. Das nekrotische Gewebe, das bei mikroskopischer Untersuchung um manchen Steckschußsplitter in nächster Nachbarschaft öfters gesehen wurde, läßt wohl die Möglichkeit einer solchen thermischen Schädigung durch die oft so heißen Splitter wahrscheinlich erscheinen, doch muß hierbei die schon erwähnte traumatische Nekrose (Borst, 8, S. 66) miterwogen werden.

Oft ist es nicht gelungen, das Geschoß zu finden, trotzdem kein Ausschuß vorhanden und kein operativer Eingriff ausgeführt worden war. Abgesehen von den kurzen Steckschußkanälen, aus denen das Geschoß herausgefallen sein konnte, wurde es teilweise vermutlich ausgehustet, teilweise mag es seinen Weg in einen entfernteren Körperteil gefunden haben, ohne daß dieser rasch verheilte Weg anatomisch nachweisbar war. In den Fällen mit sicher nachweisbarem Einschuß in den Magendarmkanal ist natürliche Entleerung, evtl. auch per os, eine häufige Abgangsform. Auch *Baumgarten* (4, S. 777) beschreibt einen solchen Fall, in dem er bei einem sicheren Steckschuß das Geschoß. das den Lungenoberlappen und einen Brustwirbelkörper durchbohrt hatte, nicht auffinden konnte. Bei einem 2. derartigen Fall war er glücklicher und konnte z. B. bei einem Schrapnellschuß durch die linke Lunge die Kugel, die auf einem nicht mehr festzustellenden Wege die Brusthöhle verlassen hatte. im unteren Pol des rechten Schilddrüsenlappens auffinden, wo sie fast reaktionslos eingeheilt war! Er bemerkt dazu. daß auch noch andere Untersucher häufig derartige Beobachtungen gemacht, und weist darauf hin, daß in diesem Punkt die röntgenologische Untersuchung der anatomischen weit überlegen sei.

Besondere Beobachtung verdienen auch die Spätfolgen der Lungensteckschüsse. Wie schon kurz erwähnt, fordert *Konjetzny* (50, S. 458) wegen der häufigen Spätfolgen bei den sogenannten latenten Steckschüssen. die Geschosse überall da operativ zu entfernen, wo subjektive Beschwerden der Verletzten und objektive Erscheinungen, wie z. B. öfters sich wiederholende blutige Sputa im späteren Verlauf, Anzeichen beginnender Bronchiektasenbildung usw., vorhanden sind. *Spätabszesse sind nach seiner Meinung selbst noch lange Zeit nach der Verletzung zu befürchten.* Die Richtigkeit dieser Anschauung wird wohl am besten durch Betrachtung meiner Tabelle VI bewiesen: Während bei den 61 Durchschüssen des Thorax nur 4 Verletzte nach einer Krankheitsdauer von mehr als 3 Wochen zur Sektion kamen (6%), starben von den 146 Steckschüssen 24 (fast 17%) *später als 3 Wochen nach der Verletzung.* Diese 24 Spättoten mit Steckschüssen verteilen sich ziemlich gleichmäßig auf die Zeit vom 21. bis zum 60. Tage nach der Verletzung und wurden fast ausschließlich durch Sepsis verursacht. während in der gleichen Zeit nur ein einziger Durchschuß an Sepsis gestorben war. Die weitaus größte Mehrzahl dieser Steckschußtoten nach der 3. Woche waren Artillerieverletzungen (etwa 80%. siehe Tabelle V): nur bei dreien davon waren die Steckschüsse durch Minensplitter verursacht (je einer am 25.. am 40. und 54. Tage) und nur 2 waren Infanteriesteckschüsse (je einer am 28. und 50. Tage).

52　　　　　　　　　　A. Allgemeiner Teil.

Bei den 4 Durchschüssen dagegen, die nach der 3. Woche starben, war nur einer am 91. Tage durch Artillerie verursacht gewesen, alle übrigen 3 jedoch durch Infanterieverletzungen, also gerade das umgekehrte Verhältnis wie bei den Steckschüssen. Die folgende Zusammenstellung zeigt, kurz zusammengefaßt vom Beginn der 4. Krankheitswoche an, *die Todesursachen der Spätfolgen nach Steckschußverletzungen,* sowie Geschoßart, den Einschuß, den Ort des steckenden Geschosses und die wichtigen sonstigen Befunde der einzelnen Sektionen:

Spättode nach Steckschüssen.

Krankh.-Tage	Sekt.-Nr.	Geschoß-art	Einschuß	Geschoß in	Tod durch	Sonstiger wichtiger Befund
21	994	Schr.	Rücken r. Rippenbogen	Rippenknorpel d. 7. u. 8. Rippe	Verblutung aus Aneurysma d. Leberarterie	Du der r. Pleura, der Leber u. d. Magens, Pneumothorax r.
22	(42)	Gran.	Schulter r. 3.—4. Rippe	frei in der Pleurahöhle r.	Verblutung (?) aus Aneurysma d. Art. thor.-acrom.	Mächt. Pleurahämatom, Loch in Pleura u. Leberoberfläche. Sepsis
24	570	Gran.	Axillarlin. r. 9.—10. Rippe	Hilus der r. Niere	Sepsis nach Lungengangrän	Du der r. Pleura, groß. subphrenischer Abzeß, Peritonitis
25	227	Min.	Wirbelsäule r. 11. Brustw.	nicht auffindbar!	Sepsis nach infiziertem Hämothorax r.	Mächt. fibrin. Pleuraschwarte r. mit Mediastinalverdrängung
25	463	Gran.	Axillarlin. r. 8. Rippe	Leber, 10 cm tief	Verblutung aus eitrig belegtem Leberloch	In d. Bauchhöhle 3 Liter Blut, Du d. r. Pleura mit 1 Liter Empyem
27	351	Schr.	Rücken l. 9. Brustw.	nicht auffindbar!	Sepsis nach Vereiterung der Spina m. Pyelitis	Lungen-Du vernarbt, totale Querschnittserw. d. Rückenmarks
27	820	Gran.	Scapula r. Frakt. d. 5. Rippe	in der Pleura r. nicht auffindbar!	Verblutung aus Du der ulzer. Lungen-tbc.?	Mächt. Hämothorax r. mit Mediastinalverdr., Tbc. r. Lungenspitze
28	466	Inf.	Rücken r. 9. Brustw.	nicht auffindbar!	Sepsis nach Erweichung der Spina m. Pyelitis	Lungenwunde vernarbt, gangrän. Bronchopneumon. l. Unterlapp.
31	454	Schr.	Rücken l. 1. Lendenw.	Haut am r. Rippenbogen	Sepsis nach Abschuß d. Spina mit Pyelitis	Du der r. Niere, d. Leber u. d. r. Pleura, Bronchopneunomie
32	787	Gran.	Axillarlin. l. 7.—8. Rippe	im Magen durch Abszeß?	Sepsis nach Kotabszeß zwischen Magen u. Leber	Du der l. Pleura u. Colon, Kotaustritt, diffus. eitr. Peritonitis
33	(281)	Gran.	hint. Lebergegend r.	r. Lunge in abgekaps. Höhle	Mediastinitis u. Pericarditis mit 1 Lit. Exsudat	groß. Leberabzeß nach Leber-Pleura-Du, Pyothorax r. operiert

Krankh.-Tage	Sekt.-Nr.	Geschoß-art	Einschuß	Geschoß in	Tod durch	Sonstiger wichtiger Befund
34	21	Gran.	Brust r. 4. Rippe	Leber in oberflächl. Abszeß	Septico-Pyämie nach Pleuraempyem, operiert	Ta der r. Lunge, multiple Abszesse in r. Lunge u. Nieren
35	350	Schr.	Scapula l. vernarbt	Haut r. der Wirbelsäule	Sepsis nach Du des Sacralmarks mit Pyelitis	Ta der l. Lunge vernarbt, jauchige Abszesse im Becken
35	373	Schr.	Scapula r. mit heil. Frakt.	Duralsack im kl. Abszeß	Sepsis nach Abschuß d. Spina mit Pyelitis	Ta der r. Lunge, Perforationen d. Blase mit jauch. Abszessen
40	242	Min.	Axillarlin. l. 8.—9. Rippe	multiple Splitter in l. Lunge?	Sepsis nach Schultergelenkempyem l.	Schulter-St links, altes Pleuraempyem l. mit völliger Kompression
41	5	Gran.	Axillarlin. r. 8. Rippe	mit Empyemeiter entleert?	Sepsis nach operiert. r. Pyothorax mit Schwarte	Du der r. Lunge, Pneumonie l. unten mit Abszeßbildung
44	976	Schr.	Schulter r. und 3. Lendenw.	nicht auffindbar!	Sepsis nach Verletz. der Cauda equina	Du der r. Pleura mit Hämothorax, schwere Pyelonephritis u. Cystitis
47	576	Gran.	Sternum r. 5.—6. Rippe	Leber in Eiterhöhle mit Fetzen	Sepsis nach Leberabszeß mit diff. Peritonitis	alter Pleura-Leberschuß r. Pleuritis r. mit abgesackt. Empyem
50	(64)	Inf.	Rücken l. 5.—9. Rippe, Frakt.	tiefe Rückenmuskul. l.	Sepsis nach abgekaps. Pyopneumothorax l.	Ta der l. Lunge, abgelaufene Pneumonie l. unten u. Myocarditis
51	(241)	Gran.	Schulter r. 3. Rippe	Musk. subscapularis r.	allg. Marasmus nach abgekaps. Empyemen r.	keine Verletz. von Pleura oder Lunge! eitrige Bronchiolitis
54	306	Min.	Rücken r. 12. Rippe	im 12. Brustwirbel	Sepsis nach Erweichung der Spina m. Pyelitis	Du der r. Pleura u. Niere, Seropneumothorax r. mit Verdräng.
57	München	Gran.	Brust l. 3.—4. Rippe	in d. Pulmonalarterie	Embolie d. Lungenarterien bds., Sepsis	Aneurysma d. Art. pulmonal. mit Thromboendocarditis
96	427	Schr.	Sternum r. 4. Rippe	Kugel entfernt	Sepsis nach chron. serofibr. Pericarditis u. Empyem	Eröffn. der r. Pleura m. Empyem Enteritis und Hydronephrose
122	438	Schr.	Wirbelsäule r. 1. Lendenw.	nicht auffindbar!	Sepsis nach Erweichung der Spina m. Pyelitis	Knochenspl. in d. r. Pleura u. Empyem, eitrige Bronchitis

Es kamen also nach der 3. Krankheitswoche 2 Steckschüsse durch Infanteriegeschosse, 11 durch Granatsplitter, 8 durch Schrapnellkugeln und 3 durch Minensplitter zur Sektion:

Das Geschoß fand sich einmal im Rippenknorpel der 7. und 8. Rippe (21. Tag), zweimal in der tiefen Rückenmuskulatur (50. und 51. Tag), einmal im 12. Brustwirbel (54. Tag), zweimal unter der Haut zu schwach

zum Ausschuß (am 31. und 35. Tag), einmal frei in der Pleurahöhle nach
oberflächlicher Verletzung der Leber (22. Tag), nur zweimal im Lungengewebe selbst (am 33. Tag in einer abgekapselten Höhle und am 40. Tag
als multiple Minensplitter verstreut im Lungengewebe), dreimal in der
Leber (am 25., 34. und 47. Tag, letzteres zusammen mit Kleiderfetzen in
einer Eiterhöhle), einmal im Magen (am 32. Tag möglicherweise erst sekundär durch eitrigen Einbruch aus Kotabszeßhöhle zwischen Leber, Kolon
und Magen), einmal im Nierenhilus (24. Tag), einmal im Duralsack
(35. Tag), einmal war es operativ aus einem Pleuraempyem entfernt worden
(96. Tag), einmal vermutlich durch Empyemeiter spontan entlerrt worden
(41. Tag), und sechsmal war das Geschoß nicht auffindbar.

An *Spätverblutung starben davon 4 Steckschüsse:*

Am 21. Tag ein Schrapnellsteckschuß (Sekt. 994) aus einem arrodierten
Aneurysma der Leberarterie nach Durchschuß der rechten Pleurahöhle, der
Leber und des Magens.

Am 22. Tag ein Granatsplittersteckschuß [Sekt. (42)] aus einem Aneu-
rysma der Art. thor.-acrom., bei dem sich der Splitter in der freien
Pleurahöhle in einem mächtigen Pleurahämatom vorfand und bei dem der
Schußkanal kurz nach der Einschußstelle an der rechten Schulter die
Gegend des Aneurysmas aufgerissen hatte.

Am 25. Tag verblutete sich ein Granatsplittersteckschuß (Sekt. 463), bei
dem der Splitter nach Durchschuß der rechten Pleura 10 cm tief in der
Leber lag, aus dem eitrig belegten Leberloch in die Bauchhöhle. Es fanden
sich hier 3 Liter Blut in der Bauchhöhle und außerdem 1 Liter Eiter in der
durchschossenen Pleura; der ganze Komplementärraum zwischen Zwerchfell und Lunge war fibrinös verklebt, der Schußkanal in der Leber mit
frischem Blutgerinnsel ausgefüllt.

Am 27. Tag starb ein Pleura-Granatsplittersteckschuß (Sekt. 820) an einer
Verblutung aus einer durchschossenen ulzerösen Spitzentuberkulose, so-
daß ein mächtiger Hämothorax mit Mediastinalverdrängung entstand. Mit
Ausnahme der dritten Sektion Nr. 463 waren demnach drei dieser vier Spät-
verblutungstode nach Steckschuß nicht durch das steckende Geschoß unmittelbar bedingt, sondern durch Nachblutungen aus arrodierten Gefäßen
der durchschossenen Gewebe. Bei der Sektion 463 dagegen dürfen wir wohl
als sicher annehmen, daß der Splitter das eitrig-nekrotische Lebergewebe
weiterhin zerstört hat und dadurch zur mittelbaren Ursache der tödlichen
Nachblutung geworden ist.

Nach 57 Krankheitstagen starb ferner der in München zur Sektion gekommene Granatsplittersteckschuß in die Pulmonalarterie an *Embolie der
Lungenarterien* mit Sepsis. Auch hier hatte sich ein Aneurysma der geschädigten Gefäßwand entwickelt, zum Teil wohl auch als Folge einer Verlegung des Gefäßlumens durch den Splitter und die in seiner näheren und
weiteren Umgebung entstehende Thromboendokarditis.

Auf die große Gefahr dieser Aneurysmabildung bei Schußwunden hat vor allem *Beitzke* (5, S. 736) aufmerksam gemacht;
auf seine wertvollen histologischen Befunde will ich im Kapitel
über die Pathologie des Heilungsverlaufs noch näher eingehen.

*Die weitaus meisten der Steckschußspättode erfolgten jedoch
durch Infektion und Eiterung:*

Am 24. Tag starb ein Granatsteckschuß an Sepsis bei einem operativ
eröffneten Gangränherd des linken Unterlappens; der Splitter hatte den
rechten Komplementärraum durchschossen, die Leber gestreift und war im
Hilus der rechten Niere steckengeblieben; durch Infektion des Schußkanals
war ein großer subphrenischer Abszeß entstanden, der sich bis zur Darmbeinschaufel gesenkt hatte und wohl auch der Anlaß zu der gangräneszierenden Pneumonie geworden ist. An *Sepsis* starben ferner am 25. Tag ein

Minensplittersteckschuß der Brust, bei dem der Splitter nicht auffindbar
war, mit einem infizierten Hämothorax; am 32. Tag ein Granatsplittersteckschuß mit einem Kotabszeß, der durch den steckenden Splitter und
eine Colonverletzung nach Durchschuß der linken Pleura ohne Lungenverletzung entstanden war und der eine diffuse eitrige Peritonitis zur Folge
gehabt hatte; am 40. Tag ein multipler Minensteckschuß der Lunge nach
einem Empyem des Schultergelenks durch einen weiteren Schultersteckschuß und einem alten Pleuraempyem der verletzten Seite trotz Rippenresektion mit völliger Kompression der Lunge; am 41. Tage ein operierter
Granatsplittersteckschuß der Pleura mit Empyem nach Durchschuß der
Lunge und Pneumonie mit Abszeßbildung, bei dem der Splitter vermutlich durch den Empyemeiter entleert worden war; am 47. Tag ein Granatsplittersteckschuß der Pleura und der Leber mit diffuser Peritonitis, einer
Eiterhöhle mit Kleiderfetzen und dem Splitter in der Leber sowie einer
Pleuritis der verletzten Brustseite mit abgesacktem Empyem; am
50. Tage ein Infanteriesteckschuß der tiefen Rückenmuskulatur mit einem
Tangentialschuß der linken Lunge, einem abgekapselten Pyopneumothorax
links und einer Myokarditis nach einer abgelaufenen Pneumonie des linken
Unterlappens; am 96. Tage schließlich starb an Sepsis nach chronischer
serofibrinöser Perikarditis und Pleuraempyem ein operativ entfernter
Schrapnellsteckschuß der Brustwand mit Eröffnung der Pleurahöhle, an-
scheinend ohne Verletzung der völlig komprimierten und mit ausgedehnten
Schwarten bedeckten Lunge.

An *Septikopyämie* starb ferner nach 34tägiger Krankheit der bereits erwähnte Brust-Leber-Steckschuß (Sektion 21) durch Granatsplitter mit Tangentialschuß der rechten Lunge, operiertem Pleuraempyem sowie multiplen Abszessen in der Leber, der Lunge und
den Nieren.

*Bei allen diesen 8 an Sepsis verstorbenen Lungen-Pleura-Steck-
schüssen waren die meisten an schweren Empyemen der verletzten
Pleurahöhle erkrankt gewesen,* wenn auch bei manchen die
schwerere Infektion eines der mitverletzten Organe der Haupt-
anlaß zur allgemeinen septischen Vergiftung geworden war.

Auch bei dem am 34. Tage an Septikopyämie verstorbenen Fall ist wohl
das Pleuraempyem die Hauptursache zur Entwicklung der septisch-pyämi-
schen Allgemeininfektion gewesen. Bei dem am 24. Tag an Sepsis verstorbenen Steckschuß (Sekt. 570) jedoch war trotz des (durch den in der
Niere steckenden Splitter) entstandenen subphrenischen Abszesses der durch
die Pleura führende Teil des Schußkanals durch *ausgedehnte Verklebungen
und Vernarbungen infektionslos* geheilt. Ebenso infektionslos blieb der
durch die Pleura gehende Teil des Schußkanals bei dem am 32. Tag an
Sepsis verstorbenen Steckschuß (Sekt. 787), bei dem wie schon erwähnt der
anfangs vermutlich zwischen Leber und Magen steckende Splitter durch
eine Colonverletzung einen schweren Kotabszess mit eitrigem Einbruch in
den Magen und diffuser Peritonitis verursacht hatte.

*Diese beiden Fälle zeigen, wie resistent oft gerade die Pleura
gegen Infektionskeime ist!* Selbst in solchen Fällen, in denen sonst
schwere Infektionen entstanden waren; eine unbestreitbare, häufige
Tatsache, auf die bereits von mehreren Seiten hingewiesen wurde!

Besonders oft (8mal) sind unter den Sepsisspättoden nach
Steckschüssen mit Lungen-Pleura-Verletzung jene besonders be-
dauernswerten Fälle, in denen eine Mitverletzung der Wirbelsäule
mit oder ohne Verletzung des Rückenmarks vorhanden war und

Querschnittzerstörungen mit schweren Blasen-Mastdarm-Lähmungen bald das klinische Bild so sehr beherrschten, daß die gleichzeitigen Lungen- und Pleuraverletzungen gegenüber der aszendierenden Cystitis, Pyelitis und Pyelonephritis mit ihren Blasennekrosen, Urininfiltrationen, schwersten Beckenabszessen und sonstigen Sepsisfolgen bald völlig in den Hintergrund traten. Näheres über den Zusammenhang dieser von *Borst* (8, S. 76) als besonders unheilvoll und unabwendbar bezeichneten Komplikationen der Lungen-Pleura-Verletzungen im Kapitel über mitverletzte Organe. Auch dabei war nur bei einem kleinen Teil der Fälle der Steckschuß unmittelbar durch Druck auf die Medulla spinalis die Veranlassung zur Kompression. In der Mehrzahl der Fälle wird das steckende Geschoß irgendwo sonst im Körper, teilweise reaktionslos eingeheilt, gefunden und die Rückenmarkzerstörung ist die Folge des Medulladurchschusses allein oder einer Kompression durch eingeklemmte Frakturstücke der durchschossenen oder tangential getroffenen Wirbelsäule.

Eine besondere Gruppe bilden schließlich noch die *Steckschüsse der Brustwand ohne Pleuraverletzung* und die *Steckschüsse der Pleura mit oder ohne Lungenverletzungen:*

Bei *Steckschüssen der Brustwand* wurde teils das im Einschuß unter der Haut steckende Geschoß operativ entfernt (Sekt. 119), oder es wurde nach Thoraxdurchschuß oft noch unter nochmaliger Rippenfraktur am Thoraxausschuß unter der Haut gefunden (Sekt. 340). Steckschüsse der Brustwand hatten häufig Kontusionen der darunterliegenden Organe zur Folge, wie bei Sektion 509, bei der multiple, oberflächliche Granatsplitterverletzungen der linken Körperhälfte ausgedehnte Kontusion der linken Niere, der Milz und der linken Lunge mit Rissen in Niere und Milz verursachten. Besondere Verhältnisse fanden sich bei Brustwandsteckschüssen meist dann vor, wenn die Pleurablätter obliteriert waren, wie bei der Sektion (156), wo dann der Granatsplitter auf der Pleurakuppel liegend gefunden wurde.

Auch bei *Steckschüssen der Pleura* ohne Lungenverletzungen veränderten diese alten Pleuraverwachsungen oft sehr die Bedingungen für das Eindringen der Geschosse. Bei Tuberkulose der Spitze fand sich das Geschoß nach Durchschuß des Lungengewebes manchmal in den anscheinend oft sehr derben tuberkulösen Pleuraverwachsungen (z. B. Sektion 229, bei völlig obliterierter rechter Pleura mit chronischer, peribronchialer, zum Teil verkäsender Tuberkulose der rechten Lungenspitze).

Solche Pleurasteckschüsse ohne Lungenverletzungen wurden überraschend häufig gefunden, das erwähnte Ausweichen der elastischen Lunge und die Retraktion der Lunge bei Eröffnung der Pleura durch den Schuß sind wohl die wesentlichsten Gründe dafür. Bei obliterierter Pleurahöhle kann sich die Lunge vor dem eindringenden Geschoß meist nicht genügend retrahieren, da sie durch die festen Stränge an der Pleura costalis fixiert ist. In diesen Fällen wird das Geschoß oft die Lunge mitverletzen, wenn nicht eine zu derbe viszerale Pleuraschwarte ein besonderes Hindernis darstellt. Dann steckt die Kugel öfters zwischen den Verwachsungen in einem kleineren oder größeren Hämotom wie bei Sektion (283) oder bei Vereiterung dieser abgekapselten Hämatome in einer abgekapselten Empyemhöhle wie bei Sektion (46).

Daß solche in der freien Pleura in Blutkoageln, in serofibrinösen Exsudaten oder im Empyemeiter befindlichen Projektile manchmal ungewollt und doch sehr erwünscht bei der Operation durch Rippenresektion entleert wurden, habe ich schon bei den Spättoden nach Steckschuß erwähnt.

Ein besonders eigenartiger *Pleurasteckschuß* fand sich bei der Sektion (162), bei der ein Granatsplitter nach Durchschuß des rechten Lungenmittellappens und Einschuß in die Herzbeutelwand hier teils im Loch des Herzbeutels, teils auf dem Zwerchfell in Fibrinmassen eingeschlossen lag. Dabei großer Hämothorax, Hämoperikard und ein Kontusionsriß in der Leberkapsel. Welch bedeutende Größe solche Pleurasteckschüsse haben können, zeigte die Sektion 776, bei der sich eine *Metallscheibe* von 5,5 cm Durchmesser (Geschoßboden) in der Pleurahöhle vorfand. Dabei fand sich ein 4 cm langer zerfetzter Einschuß an der linken Schulter mit Zertrümmerung des Humeruskopfes. Der Schußkanal führte hinter den unverletzten (!) Gefäßen der Achselhöhle zum Rücken, hier zersplitterte und frakturierte das unförmige Geschoß die 3. bis 7. Rippe und riß die Pleura auf, so daß die Lunge durch Knochensplitter angespießt und durch einen mächtigen Hämothorax vollständig komprimiert wurde.

Einen gleichzeitigen *Steckschuß beider Pleurahöhlen* zeigte die Sektion 908, bei der eine Lungenfensternaht zum Verschluß der einen Pleurahöhle und zur Vermeidung des gefährlichen doppelseitigen Pneumothorax vorgenommen war. Der Kranke war trotzdem am 6. Tage durch eine auch anatomisch unerklärliche Nachblutung in einen mächtigen Hämothorax der operierten Brusthöhle (vermutlich durch Hämophilie?) ad exitum gekommen.

Daß übrigens Steckschüsse der Lunge und Pleura auch noch nach Jahren zu Spätfolgen Anlaß geben können, zeigen die Fälle von *Alsberg* (1, S. 50):

Eineinhalb Jahre nach einem Schrapnellsteckschuß im Unterlappen trat bei einem Tonsillarabszeß eine schwere Hämoptoe auf. Ein Granatsplittersteckschuß in den linken Brustraum gab 4 Jahre später anscheinend nach einer pneumonischen Affektion Anlaß zu einem abgesackten Empyem!

6. Nahschüsse.

Außerordentlich schwere Zerstörungen der Körpergewebe entstehen durch sogenannte Nahschüsse, d. h. Gewehrschüsse und Revolverschüsse, die im Nahkampf auf den Gegner abgefeuert werden und mit höchster Rasanz auftreffen. Wie schon erwähnt, ist in diesen Fällen auch beim primären Auftreffen des Geschosses mit der Spitze, also ohne Querschläger und ohne Dumdumkonstruktion, die zerstörende Wirkung des Infanteriegeschosses dem schwersten Granatsplitter mindestens gleichzusetzen. Auch *Borst* (8, S. 81) gibt an, daß bei solchen Nahschüssen ebenso wie bei Schrapnell- und Granatsplitterverletzungen, weit umfangreichere Verletzungen entstehen als bei den Infanterieschüssen auf größere Entfernung; daß dabei die Zerreißungen des Lungengewebes oft sehr bedeutend sind und daß dementsprechend solche Verletzungen auch mit umfangreicheren, schwieligen Narben im Gegensatz zu den oft linearen Narben glatter Ferndurchschüsse durch Gewehr zur Heilung kommen.

Bei der Sektion 521 hat vermutlich durch einen solchen *Nahschuß* eine Infanteriekugel bei Querdurchschuß des Rückens die hinteren Partien des 1. Lendenwirbels zerschmettert sowie Kontusionsrisse in beiden Nieren, in der Milz und in beiden Lungenunterlappen mit ausgedehnter Blutung in ein Nierenlager, beiderseitigem Hämothorax, schwerste Anämie der inneren Organe und Tod durch Verblutung verursacht.

7. Knochenspießung.

Als eine besondere Verletzungsart der Lungen und Pleuren sind schließlich noch *die zahlreichen Anspießungen und Aufreißungen durch Knochensplitter und Frakturspitzen der Thoraxknochen* aufzuführen. Einerseits wurden sehr oft Knochensplitter mit in den Schußkanal hineingerissen und traten so als Komplikation der Lungendurchschüsse und Steckschüsse in Erscheinung. Andererseits wurde des öfteren vor allem bei den eben erwähnten Brustwand-Steckschüssen sowie besonders häufig bei Tangentialschüssen des Thorax, die Pleura und die Lunge nur durch die Splitter der frakturierten Rippen des Sternums, der Clavicula und der Scapula verletzt, wie bei der erwähnten Sektion (162) mit dem unförmigen Geschoßboden in der Pleurahöhle. Oft war damit auch eine schwere Kontusion des Lungengewebes mit breiter hämorrhagischer Infarzierung verbunden (Sekt. 407). Wie häufig diese isolierten Verletzungen der Lungen durch Frakturstücke sind, zeigt die Tabelle IX, nach welcher 15 von 65 oberflächlichen Lungenverletzungen durch solche Knochenspießungen verursacht waren. $^2/_3$ davon starben schon in den ersten drei Tagen nach der Verletzung, *ein Beweis für die große Verblutungs- und auch Infektionsgefahr dieser Verletzungsart.*

Bei den 63 Pleuraverletzungen ohne Lungenverletzung der Tabelle VII waren gleichfalls 17 durch Kontusion oder Riss, größtenteils durch gesplitterte Rippen bei Tangentialschüssen verursacht.

Eine besonders schwere Lungenverletzung durch Knochenspießung zeigte die nach 1 Tag verstorbene Sektion 751:

Nach Quetschung durch einen Eisenbahnunfall mit Fraktur mehrerer Rippen, Anspießung des rechten Unterlappens (5 cm langer Riß) und hämorrhagischer Infarzierung fand sich eine beginnende Bronchopneumonie in der Umgebung der Verletzung.

Daß derartige schwere Knochenspießungen besonders leicht solche hämorrhagische Infarzierungen in der Umgebung der Lungenanspießung zur Folge haben, bewies auch sehr klar die schon erwähnte Sektion 483:

Sie zeigte nach ebenfalls eintägiger Krankheitsdauer bei Zerschmetterung der 3. und 4. Rippe durch einen Tangentialschuß der linken Pleurahöhle die Lunge durch die Knochensplitter der zerschmetterten Rippen mehrfach bis tief in das Gewebe aufgerissen und kam der Verletzte durch Verblutung aus diesen Rissen ad exitum. Außer den blutigen Infarzierungen im Lungengewebe und um diese tiefen Risse fand sich 2 Liter blutige Flüssigkeit in der verletzten Pleurahöhle!

Zusammenfassung der Verletzungsarten: Die Kontusion der Lungen führt oft zu stark blutenden Kontusionsrissen; Kontusionsherde sind besonders der bronchogenen und hämatogenen Infektion ausgesetzt. Die Lungenkontusion kann der Anlaß zum Auftreten einer Kontusionspneumonie werden und bietet sehr günstige Bedingungen zu ihrer Entstehung.

Die Tangentialschüsse des Brustkorbes haben häufig breite Pleuraeröffnungen mit Pneumothorax und Pleurainfektionen zur Folge und führen oft zu starken Rippenzertrümmmerungen und Lungenzerreißungen mit außerordentlicher Verblutungsgefahr. (Mehrfach 3 bis $3^1/_2$ Liter Hämothorax.)

Innere oder äußere Konturschüsse waren nie mit Sicherheit nachzuweisen. Die Nichtverletzung der Lungen durch anscheinende Konturschüsse muß man bei diametralen Durchschüssen des Thorax wohl mehr der Lungenretraktion im Augenblick der Pleuraeröffnung zuschreiben.

Von den Durchschüssen starb über die Hälfte an den ersten beiden Tagen fast ausschließlich durch Verblutung! Die Durchschüsse waren vor allem durch Infanteriegeschosse entstanden, wobei die Thoraxdurchschüsse nur zum Teil perforierende Lungenverletzungen zur Folge hatten; oft hatten sie nur oberflächliche Lungenverletzungen und Komplementärraum-Durchschüsse zur Folge. Die Todesfälle des Verletzungstages waren in besonderem Maße durch Lungendurchschüsse mit Verblutung veranlaßt. Durchschüsse der Pleurahöhle allein hatten meist gleichzeitige Verletzungen des Zwerchfells und der Bauchorgane zur Folge.

Die Steckschüsse dagegen hatten durch ihre weit häufigere Infektion ihr Sterblichkeitsmaximum erst später, sie entstanden meist durch die Splitter von Artillleriegeschossen, Minen und Handgranaten. Besonders leicht treten bei Steckschüssen in Eiterhöhlen tödliche Gefäßarrosionen oft noch lange Zeit nach der Verletzung auf. Die meisten der Steckschuß-Spättode erfolgten jedoch durch Eiterung und septische Infektion.

Nahschüsse verursachten außerordentlich schwere Zerstörungen der Körpergewebe und Zerreißungen der Lungen.

Die Knochenspießungen der Pleura und Lunge fanden sich häufig bei Thorax-Tangentialschüssen, sie zeigten eine besonders große Verblutungs- und Infektionsgefahr.

IV. Pathologie des Heilungsverlaufs.

1. Mortalität und Prognose.

Die Prognose der Brustschüsse ist mehr wie bei jeder anderen Verletzung von der bereits überstandenen Krankheitsdauer abhängig. Die Mortalität der Brustschüsse ist, wie ich schon im Kapitel über Geschichtliches und Statistik hervorgehoben habe, weitaus am größten am Schlachtfeld selbst.

Bei Gefechten 1870/71 betrug nach *Richter* (zit. bei 66, S. 148) die Zahl der sofort getöteten Brustschüsse 37,2 %, nach *Löfflers* Angaben (ebendort) aus dem dänischen Krieg starben sogar 46 % aller Brustverletzten sofort auf dem Schlachtfeld.

Die ersten Tage entscheiden in der Regel über den weiteren Verlauf *(Riedinger* 66, S. 155). Die Prognose gestaltet sich nach *Riedinger* desto besser, *je weiter vom Schlachtfeld und je länger nach dem Gefecht.* Denn auch von den Brustschüssen, die vom Schlachtfeld abtransportiert werden, kommt nur ein Teil in Behandlung, ein großer Teil stirbt noch während des Transports und vor Aufnahme in Feld- oder Kriegslazarette!

Die hohe Mortalität der Brustschüsse in den allerersten Tagen zeigt die Tabelle I: Von den 265 Sektionen mit Lungen- und Pleuraverletzungen waren 26 Verletzte noch am Tag der Verletzung, 58 Verletzte am 2. Krankheitstag und 28 am 3. Tag danach gestorben. Die Zahlen der folgenden Tage sind bereits weit niedriger, 14 am 4. Tage, 15 am 5. und 9 am 6. Tage und dann weiter allmählich immer weniger.

Wenn daher die Mortalität in Heimatlazaretten nur auf etwa 2 % bis 6 % berechnet wird (*Frankenburger*, 14, S. 536, *Moritz*, 59, S. 739), so sind diese Zahlen sicherlich nur als Prozente für die weniger schweren Brustschüsse anzusetzen, die jene ersten Tage mit weit höherer Mortalität lebend überstanden hatten. Auch in der französischen Literatur findet sich dafür eine Bestätigung. Nach *Pauchet* (62) endet über die Hälfte der Brust-, Pleura- und Lungenverletzungen tödlich: 30 % starben unmittelbar, 20 % in der Ambulanz, andere etwas später. Insgesamt also eine Mortalität von über 50 % aller Brustschüsse; eine Zahl, die auch *Jehn-Nägeli* (42, S. 307) als Gesamtmortalität unter Berücksichtigung der Schlachtfeldtoten berechnet haben.

Nach den Zusammenstellungen *Gayers* bei *Wieting* (83, S. 477) sind diese Zahlen, trotzdem sie in einem ausgesprochenen Stellungskriegsabschnitt berechnet wurden, noch höher: Bis und auf dem Truppenverbandplatz starben 50 % von etwa 225 penetrierenden Brustschüssen, weitere 22 % starben auf dem Transport einschließlich Hauptverbandplatz, 8 % auf dem weiteren Transport einschließlich Feldlazarett, 3 % schließlich im Heimatlazarett. *Wieting* führt seine entsprechende Zahl auf den Balkankriegen mit insgesamt 68 % Mortalität an und schließt daraus ebenfalls, *daß die Sterblichkeit der penetrierenden Brustschüsse in der Frühzeit ungeheuer groß ist.*

Beitzke (5, S. 737) nimmt weiterhin wohl mit Recht an, daß die Lungenwunden viel langsamer vernarben, als bisher angenommen wurde und betont, daß diese Tatsache vor allem für den Zeitpunkt des Abtransports von Wichtigkeit ist. Auch *Borst* (8, S. 81 u. 82) weist darauf hin, daß absolute Ruhe gerade bei Lungenschüssen für den Patienten von allergrößter

Wichtigkeit ist, und rät deshalb dazu, Transporte von Lungenverletzten zum mindesten in den ersten 2—3 Wochen zu vermeiden! Der *Verfasser* (29, S. 55) hat nach seinen Erfahrungen als Transportarzt einer Sanitätskompagnie den Grundsatz aufgestellt, alle nicht dringend operativen Brustschüsse, wenn irgend möglich, *am Wagenhalteplatz* — also vor dem Transport im schüttelnden Krankenwagen — *12 bis 18 Stunden reichlich mit Morphium versehen zu lagern* und dann erst vorsichtig mit dem schonenderen Krankenauto zurückzufahren! Es gelang bei dieser Maßnahme, die vorher so häufigen profusen Transportnachblutungen der Lungenschüsse an den ersten beiden Tagen nach der Verletzung wesentlich zu vermindern. Wie bedeutend aber diese Nachblutungsgefahr an den ersten beiden Tagen ist, das zeigt wohl am klarsten die außerordentlich hohe Prozentzahl von Verblutungstoten dieser Tage in der Tabelle I.

Jehn-Nägeli (42, S. 307) betonen ferner, daß die Mortalität der Thoraxverletzungen in diesem Krieg sicherlich weit höher war, als vor dem Kriege angenommen wurde, und schreiben wohl mit Recht dieses ungünstige Ergebnis der in diesem Kriege so häufigen Massenwirkung der Artillerie zu. Zweifellos haben auch die Granaten weit häufiger Wundinfektionen zur Folge, verursachen sie doch weit mehr Steckschüsse ihrer fast stets infizierten Splitter als die rasanten Spitzgeschosse der Infanterie. Andererseits haben aber auch die modernen Granaten mit ihrer ungeheuerlichen Brisanz und den dolchklingenähnlichen, messerscharfen Stücken ihrer Stahlmäntel meist weit *schwerere* Verletzungen zur Folge als die Granatensprengstücke einstiger Kriege.

Die Prognose der Brustschüsse ist wesentlich von der überstandenen Krankheitsdauer abhängig.

Klebs und *Arnold* haben nach dem Kriege 1870/71 ihre Sektionen tabellarisch nach Tagen der Krankheitsdauer zusammengestellt: Nach *Arnold* (2, S. 208) waren die Todestage der Brustschüsse zum größeren Teil zwischen dem 10. und 18. Tag gelegen. Auch nach der Tabelle von *Klebs* (45, S. 96) stirbt die Hauptmasse der Brustverletzten zwischen dem 10. und 24. Tag nach der Verletzung. Ein Vergleich mit den Extremitätenschüssen ergibt sowohl bei *Arnold* wie bei *Klebs*, daß die Verletzungen des Kopfes und des Rumpfes ihr Sterblichkeitsmaximum etwa in der 2. bis 3. Woche haben, während die größte Sterblichkeit der Extremitätenschüsse erst in der 4. Woche, nach der *Arnold*schen Tabelle sogar erst zwischen dem 28. bis 38. Krankheitstag zu errechnen wäre. *Klebs* (45, S. 97) schließt daraus, daß die Wirksamkeit der Todesursachen bei den Verwundungen der Extremitäten etwas verzögert wird, dagegen längere Zeit andauert als bei denjenigen des Rumpfes und Kopfes. Er bezeichnet dementsprechend gegenüber denjenigen Verletzungen, welche primär auf dem Schlachtfeld geblieben oder in den nächsten Tagen an den unmittelbaren Folgen der Verletzung gestorben sind, diese Periode zwischen dem 10. und 40. Tag als *die Periode der sekundären oder maximalen Sterblichkeit,* da in ihr die meisten Verwundeten an akzidentellen Wundkrankheiten zugrunde gehen. Nach ihm folgen sodann vom 40. bis 70. Tag, zum Teil wohl auch noch länger eine Periode der tertiären oder *sporadischen Sterblichkeit,* in der meist schon geheilte Verwundete an anderweitigen Krankheiten, zum größtenteil marastisch absterben.

Bei den Brustschüssen mit Pleura- oder Lungenverletzungen ist dieser Ausdruck, Periode der »maximalen Sterblichkeit« für die angegebene Zeitspanne nach meinen Berechnungen sicherlich unrichtig, wenn auch das Material der *Borst*schen Sektionen im Gegensatz zu dem *Arnold*schen und *Klebs*schen *Heimatsektions-material* zum größten Teil weit vorne bei den Feldlazaretten und Kriegslazaretten gesammelt wurde. Wie die Tabellen I und II zeigen, fällt vielmehr *die Zeit der maximalen Sterblichkeit bei den sezierten Brustschüssen sicherlich in jene Periode vor etwa dem 10. Krankheitstag,* also an den der Verwundung unmittelbar folgenden Tagen!

Die Tabelle I zeigt ferner, in welch hohem Maße die Verblutung an der außerordentlich hohen Sterblichkeitsziffer vor allem der allerersten Krankheitstage beteiligt ist (23 Verblutungstode bei 26 Sektionen des Verwundungstages und 40 Verblutungstode bei den 58 Sektionen des 2. Krankheitstages). Sicherlich kann auch das *Borst*sche Sektionsmaterial keinen restlosen Überblick über die absoluten Sterblichkeitsperioden geben. Es wurde aber in jenen Jahren des Stellungskrieges gewonnen, in welchen die Feldlazarette meist stationär und zu ausgedehnten Barackenlazaretten geworden waren und daher größtenteils ein ähnliches Verwundetenmaterial beherbergten wie die dahinter gestaffelten Lazarette. Daß in diesen Stellungslazaretten vor allem die am Rumpf Verwundeten oft noch viele Wochen nach ihrer Verwundung liegen bleiben konnten, zeigt uns die relativ große Zahl der in diesen Feldlazaretten zur Sektion gekommenen Brustschüsse mit einer Krankheitsdauer zwischen dem 20. und 55. Krankheitstage. Da andererseits die *Klebs*schen und *Arnold*schen Statistiken erst am 4. bzw. 8. Krankheitstage beginnen, darf unter besonderer Berücksichtigung der erwähnten *Gayer*schen Mortalitätsprozente der ersten beiden Transporttage (zit. bei 83, S. 477) *die maximale Sterblichkeitsperiode wohl mit großer Wahrscheinlichkeit in die erste Woche, als die Woche der größten Verblutungsgefahr,* verlegt werden. Zumal, wie die Tabelle II zeigt, in dieser 1. Woche auch bei den Brustschüssen durch die so häufige *Miteröffnung der Bauchhöhle* (80 Zwerchfell-durchschüsse bei 265 Brustschußsektionen!) schon in dieser ersten Woche die zur Sepsis gezählten Peritonitistode die Sepsiskurve rasch ansteigen lassen.

Wie die Tabellen VII, VIII, IX und X zeigen, verteilt sich diese hohe primäre Sterblichkeit durch Verblutung an den ersten beiden Tagen ziemlich gleichmäßig auf die 4 Hauptgruppen der *Pleura-verletzungen ohne Lungenverletzungen,* der *Lungenkontusion,* der *oberflächlichen Lungenverletzungen* und der *perforierenden Lungenverletzungen.* Als prognostische Besonderheiten kann man beim Vergleich dieser 4 Kurven vielleicht nur sagen. daß die 63 Pleuraverletzungen ohne Lungenverletzung der Tabelle VII weit weniger an primärer Verblutung und relativ mehr innerhalb der 2. und 3. Woche an Sepsis starben als die 65 oberflächlichen Lungenverletzungen. Daß ferner von den 34 anatomisch fest-gestellten Lungenkontusionen der Tabelle VIII 20. also fast 60%, innerhalb der ersten 3 Krankheitstage größtenteils an Verblutung starben. Daß von den oberflächlichen Lungenverletzungen der Tabelle IX das Maximum der primären Sterblichkeit am 2. und 3. Krankheitstag lag (19 und 11 Sektionen des 2. bzw. 3. Krankheitstages gegen nur 2 Sektionen des 1. Krankheitstages) und daß dagegen das gleiche Maximum bei den perforierenden Lungenschüssen der Tabelle X am 1. und 2. Krankheitstag lag (15 und 14 Sektionen des 1. bzw. 2. Krankheitstages gegen 8 Sektionen des 3 Krankheitstages). Die perforierenden Lungenverletzungen sind demnach, wie schon beim Kapitel über Durchschüsse erwähnt wurde, am ersten Krankheitstage weit mehr der Gefahr des Verblutungstodes als alle übrigen Verletzungsarten der Lunge und Pleura ausgesetzt!

Alles in allem bestätigen diese Sektionstabellen die erwähnten klinischen Angaben *Wietings* (83, S. 477) über die ungeheuer große Sterblichkeit der Brustschüsse in der Frühzeit im Verhältnis zu der Zeit ihrer ersten sachgemäßen Behandlung. Sie sprechen ferner für die Richtigkeit der Annahme *Wietings,* daß aber auch in den vorderen Sanitätsformationen noch die meisten der schweren Fälle zugrunde gehen und daß in die Heimat nur die prognostisch günstigen Fälle gelangen.

Die prognostischen Besonderheiten der verschiedenen *Verletzungsursachen* und *Verletzungsarten* wurden im einzelnen bereits bei den betreffenden Kapiteln abgehandelt. Zusammenfassend ist hervorzuheben, daß von den Verletzungursachen die Infanterieschüsse prognostisch im allgemeinen günstiger sind als Artillerieschüsse und als Verletzungen durch Handgranaten oder Minen. Daß ferner bei den Artillerieschüssen die Granatverletzungen prognostisch ungünstiger sind als die Schrapnellverletzungen (siehe Tabelle III und IV). Bei den Verletzungsarten scheinen die Steckschüsse, die größtenteils durch Granatsplitter entstanden sind (siehe Tabelle V), ungünstiger als die Durchschüsse, die größtenteils durch Infanterieschüsse entstanden waren. Tangentialschüsse waren prognostisch oft dann besonders ungünstig, wenn sie durch breite Aufreißung des Thorax zu besonderer Verblutungsgefahr führten oder durch schwere Lungenkontusion und Rippeneinspießung den Boden für septische Infektionen bereiteten (siehe Tabelle VI).

2. Der Schußkanal der Lunge.

Die direkte Verblutungsgefahr bei Verletzung der Thoraxorgane ohne Mitverletzung der blutreichen Bauchorgane hängt, wie die Beispiele im Kapitel über die Gefäßverletzungen zeigen werden, in erster Linie davon ab, *welcher Teil* von Lunge, Herz und Gefäßstamm durch das penetrierende Geschoß getroffen wurde, in zweiter Linie von der *Schwere der Gewebszerstörungen* dieser Organe. Die isolierten Herzverletzungen des *Borstschen* Sektionsmaterials wurden gesondert bearbeitet und können daher hier übergangen werden. Herz- und Perikardverletzungen als Mitverletzungen bei Pleura- und Lungenschüssen sollen im Kapitel der mitverletzten Organe besprochen werden.

Die Blutungen des Lungengewebes wechseln in ihrer Stärke außerordentlich. Sie erfolgen nicht nur ins Lungengewebe selbst, sondern auch in die Bronchien und Pleura. Die Atmungsbewegungen des Brustkorbs mit dem dauernden Ansaugen und Komprimieren der Lunge sind der Verklebung der frischen Lungenwunde sehr hinderlich (*Borst*, 8, S. 81).

(Besondere Wichtigkeit der absoluten Ruhe bei Lungenschüssen, ebenso die im Kapitel über Prognose und Mortalität erwähnte Notwendigkeit, größere Transporte von Lungenverletzten zum mindesten in den ersten zwei bis drei Wochen zu vermeiden!)

Borchard-Gerhardt (7, S. 620) weisen weiter darauf hin, daß *durch den meist bestehenden Hustenreiz* (sei es infolge der Verletzung, sei es durch bestehende Bronchitis) *die Blutung meist weiterhin unterhalten wird* und raten, wie fast alle Autoren, daher zur reichlichen, möglichst frühzeitigen Anwendung von Morphium bei allen Thoraxschüssen mit wahrscheinlicher Lungenverletzung. Oft finden wir aber trotz erheblicher Verletzungen des Lungengewebes recht wenig extravasiertes Blut, besonders bei glatten Durchschüssen. *Klebs* (45, S. 78) führt dies auf die alsbaldige Retraktion des durchtrennten, elastischen Gewebes zurück, die einen Kompressionsverschluß der durchtrennten Blutgefäße herbeiführe, während *Arnold* (2, S. 40) glaubte, daß die Verhinderung weiterer Extravasation durch sofortige Gerinnung erfolge. Auch ich fand sowohl bei meinen histologischen Untersuchungen von Lungenschußkanälen wie bei Durchsicht der Sektionsprotokolle häufig eine außerordentlich schmale Infarzierungszone im Lungengewebe und nur wenig Blut in Pleura oder Bronchien. *Beitzke* (5, S. 736) fand, daß die Schußkanäle das umliegende Gewebe nur wenig in Mitleidenschaft ziehen, und er zitiert *Socin:* »daß meist nur eine 2 bis 3 mm breite Schicht um den Schußkanal herum hepatisiert sei, oft sei es schwer, den Schußkanal bei der Leiche zu finden«. *Arnold* (2, S. 49) nahm an, daß bereits die den Kanal ausfüllende Thrombusmasse keine sehr beträchtliche sein kann, weil sich unmittelbar nach dem Durchgang der Kugel das von ihr nicht direkt betroffene Lungengewebe wieder ausdehne.

Zweifellos ist auch nach unserem Sektions- und Untersuchungsmaterial der Schußkanal oft schon nach einigen Wochen nur mehr schwer zu finden, und er erscheint makroskopisch in späteren Stadien, wie ebenfalls *Arnold* an gleicher Stelle angibt, *nur mehr als geringfügige lineäre Narbe.* Mikroskopisch zeigte sich, wie ich im folgenden Abschnitt über die Histologie des Heilungsverlaufs ausführen will, nach mehreren Monaten das Parenchym auch *in der nächsten Umgebung der Narbe wieder völlig restituiert und voll funktionsfähig,* so daß es den Anschein hat, als ob ein Teil des jungen Narbengewebes im Verlauf der Heilung *sekundär wieder entfaltet und wieder zu gut funktionsfähigem Lungengewebe umgebaut würde!*

Borchard-Gerhardt (7, S. 638) beobachteten trotz Empyem primäre Heilung der Lungenwunde und sahen bei der Sektion eines Brustverletzten mit Pyopneumothorax den Schußkanal in der Lunge von Anfang bis zum Ende in aseptischer Heilung. Auch *Reiche* (68, S. 95) berichtete von 2 Fällen mit

Lungenschuß, in denen trotz Tod an Sepsis der Hämothorax und die Lungenwunden steril geblieben waren. *Graf-Hildebrandt* (22, S. 261 ff.) glauben, daß die Lungenwunden oft sehr schnell heilen. *Beitzke* (5, S. 736) dagegen widerspricht dieser Annahme:

Nach seinen Erfahrungen erfolgt die Heilung von Lungenwunden auch beim nichtinfizierten Schußkanal durchaus nicht ungewöhnlich schnell. Auch er anerkennt, daß man die Schußkanäle schon bald nur mehr schwer verfolgen kann; das liege aber nicht daran, daß sie außergewöhnlich rasch vernarben, sondern daß vielmehr der Kanal im Lungengewebe infolge der *fibrinösen Exsudatdecke*, infolge der *Inkongruenz der Lungenwunden* mit den Thoraxlöchern und infolge der oft *geringen Infiltration der Wandung* nur schwer zu finden sei. Bei systematischem Suchen habe er bis 15 Tage nach der Verwundung immer noch eine oft mit Blutmasse ausgefüllte Lichtung nachweisen können. Niemals aber wären die Wandungen fest aneinandergelegt gewesen, wie *Graf* und *Hildebrandt*, die er zitierte, es angeben.

Roeßle (68, S. 645) betonte bei Demonstration eines Lungenschusses ebenfalls die bemerkenswerte Weite des Schußkanals innerhalb des Lungengewebes gegenüber den kleinen Öffnungen der verletzten Pleurastellen und auch *Borchard-Gerhardt* (7, S. 616) haben bei Obduktionen in zahlreichen Fällen gesehen, daß Lungenwunden trotz Verschluß von Ein- und Ausschuß durch fibrinöses Exsudat selbst nach 18 Tagen noch unverklebt waren.

Nach meinen eigenen histologischen Untersuchungen glaube ich annehmen zu dürfen, daß diese Frage generell weder im Sinne von *Graf-Hildebrandt,* noch im Sinne von *Beitzke* entschieden werden kann. Die Wundverhältnisse sind primär schon gänzlich verschieden gelagert: Ein Teil der Wundkanäle im Lungengewebe sind durch kleinere oder größere scharfkantige und oft rotierende Granatsplitter trotz kleiner Thorax- und Viszeralpleuralöcher stark zerfetzt. Sie haben aber, um mit *Borst* zu sprechen, nicht nur eine *größere Zone des Wundkanals,* in dem die durch das Geschoß zermalmten Gewebe des getroffenen Organs vermengt mit ergossenem Blut und hineingerissenen Knochensplittern und eventuellen Fremdkörpern liegen; sie haben durch die von *Borst* (8, S. 63) ausführlich geschilderte Splitterrotation mit der abwechselnden Wirkung der breiten und schmalen Splitterflächen meist auch eine viel breitere Zone der Blutinfarzierung und der indirekten Schädigung des Gewebes. Diese Zone ist vor allem, was die Breite der Infarzierungsblutung betrifft, je nach Art der durch das Projektil indirekt erzeugten Zerstörungen verschieden breit und verschieden regenerationsfähig. Ein anderer Teil der Wundkanäle der von vielleicht *matteren Geschossen gleicher Größe* mit *geringerer Kantenwirkung* und *geringerer Rotation* erzeugt wurde, hat sicher sowohl eine weit kleinere Zone des Wundkanals, wie auch eine weit schmälere Zone der indirekten Gewebsschädigung. Auf die letztere Art von Wundkanälen trifft wohl auch die erwähnte Annahme *Arnolds* (2, S. 40) zu, daß sich das nicht direkt von der Kugel getroffene Lungengewebe unmittelbar nach deren Durchgang wieder ausdehne. Zu dieser letzteren Art von Wundkanälen gehören wohl auch die Fälle, in denen nach *Graf-Hildebrandt* das Lumen schon nach Verlauf von ein bis zwei Wochen fest durch bindegewebige Neubildung verschlossen ist, wie das ebenfalls *Hadlich* (27, S. 842 ff.)

bei seinen Tierexperimenten gesehen hat. Auch bei meinen histologischen Untersuchungen von Lungenschußverletzungen beim Menschen zeigten sich einwandfrei Fälle, bei denen sich schon am 3. Tage reichliche Fibrinanlagerung im Schußkanal, am 6. Tage in das Blutkoagel des Schußkanals eindringende Spindelzellen und *schon am 9. Tage eine deutliche Gewebsneubildung im Lumen des Schußkanals findet!* (siehe Kapitel VI).

Bei Durchsicht der Sektionsprotokolle ergaben sich makroskopisch etwa folgende, nach Krankheitstagen geordnete Besonderheiten in der Art der Lungenschußkanäle:

Bei der Sektion 1050 eines Brustverletzten, der am Verletzungstag an Fettembolie bei doppelseitiger Unterschenkelfraktur starb, zeigte sich bei einem Durchschuß des linken Unterlappens durch einen Fliegerbombensplitter die den Schußkanal umgebende hämorrhagische Zone kaum 1 cm breit.

Bei einer zweiten Sektion eines noch am Verletzungstag verstorbenen Soldaten, einer Schrapnellverletzung von Brust und Bauch (Sekt. 1054), war bei einem Durchschuß des Unterlappens der rechten Lunge dagegen der Schußkanal *für mehrere Finger durchgängig*, und es fanden sich noch mehrere andere Zerreißungen des durchgeschossenen Unterlappens, durch den in der Gegend des Pankreas steckenden relativ kleinen Geschoßsplitter.

Am 2. Krankheitstag starb ein Lungen-Bauch-Schuß bei Granatsplittersteckschuß (Sekt. 330), bei welchem der Einschuß an der linken Rückenseite unverhältnismäßig größer war als der darauffolgende Einschuß in die rechte Pleura, Zwerchfell, Niere und Leber. Die letzteren Einschüsse waren nur klein und löcherig, der Splitter war lang und schmal, ist also sicherlich zuerst mit der Breitseite und dann (nach seiner Drehung) in seiner Längsachse durch den Körper gefahren.

Am 3. Tag nach der Verletzung zeigte sich bei einem Infanteriedurchschuß der Brust (Sekt. 1064) ein Durchschuß des rechten Unterlappens mit reichlichem geronnenen Blut und einem *größeren bereits thrombosierten Gefäß* im Schußkanal. Der Einschuß im Oberlappen war fest verklebt, auch der Ausschuß war fast ganz mit Fibrin verschlossen.

Am 4. Tag fand sich bei einem Granatsplittersteckschuß (Sekt. 498) mit Verletzung der Scapula, des 7. und 8. Dornfortsatzes sowie der 10. Rippe rechts der Lungenunterlappen durchschossen. Im Einschuß steckte ein kleiner Knochensplitter, *ebenso waren in den Schußkanal kleine Knochensplitter mit hineingerissen.* Die Umgebung des Schußkanals war nur etwas durchblutet, der Unterlappen selbst jedoch durch etwa ³/₄ Liter flüssiges Blut in die Pleurahöhle komprimiert, auch der Mittel- und Oberlappen war blaß und komprimiert. Der Tod erfolgte hier anscheinend durch eine beginnende Gasgangrän im linken Oberschenkel, der ebenfalls durch einen Splitter verletzt war.

Am 5. Krankheitstag starb ein Bruststeckschuß (Sekt. 782) mit einem zerfetzten, jauchig infizierten Durchschuß an der Grenze vom rechten Lungenunter- und Oberlappen mit einem gut für *2 Finger durchgängigen, eigroßen Defekt des Lungengewebes* und einem *faustgroßen Ausschußloch* aus der Pleurahöhle dicht neben der Wirbelsäule. In der näheren Umgebung der Schußverletzung fand sich hämorrhagische Infarzierung, in der weiteren Umgebung der Verletzung eine ausgedehnte konfluierende Bronchopneumonie, fast den ganzen Ober- und Unterlappen einnehmend. Mit der Ausschußwunde hing ein abgesacktes, entleertes Empyem zwischen den Verwachsungen der obliterierten rechten Pleurahöhle zusammen. Daß ein derartiger schwer infizierter und schon primär außerordentlich weiter, zerfetzter Lungenschußkanal noch nach Wochen offen gefunden werden würde, ist leicht begreiflich!

Am 8. Tage fand sich bei einem Lungensteckschuß [Sekt. (61)], bei dem der Granatsplitter vorne im rechten Unterlappen und parallel zum Mediastinum im medialsten Teil der rechten Lunge steckte, der nach abwärts führende Schußkanal *bereits von Narbengewebe umgeben.* Der Tod erfolgte durch Verblutung aus einem Aneurysma der rechten Art. mam. int., *das schon partiell organisiert war.* Zur Stillung war eine Rippenresektion im Einschuß versucht worden.

Bei einem zweiten ebenfalls am 8. Tag verstorbenen Infanteriesteckschuß [Sekt. (237)] mit völligem Durchschuß des Rückenmarkes fand sich *der Einschuß bereits fast verheilt,* auch das Geschoß, das in der Axillarlinie innen auf der 7.Rippe lag, war *aseptisch in Fibrinmembranen eingeschlossen.* Der Tod erfolgte durch Verblutung in einen großen Hämothorax.

Bei 2 weiteren Sektionen des 8. Tages fand sich der Schußkanal noch völlig offen: Bei Sektion 601 ließ sich der Schußkanal im linken Oberlappen mit der Sonde verfolgen, er war von rundlicher Gestalt, nicht besonders weit und ringsum mit etwas Exsudat belegt. Dabei fand sich ein infizierter Hämopneumothorax mit Mediastinitis phlegmonosa. *Diese Infektion scheint hier auch die Ursache des Offenbleibens* des relativ engen Schußkanals zu sein.

Bei der Sektion 827 des 8. Tages, einem Maschinengewehrdurchschuß der Bauch- und Brusthöhle, fand sich der Einschuß fast vollständig vernarbt im unteren Ende des Sternums. Auch der Durchschuß des Zwerchfellansatzes und der Einschuß in die Leber war vollständig verklebt. Der Schußkanal in der Leber selbst erweiterte sich immer mehr, war mit galliger Flüssigkeit gefüllt und führte mit Durchschuß der rechten Pleurahöhle zu einem splitterfrakturierten Ausschuß in Höhe der 11. Rippe. Auch hier fand sich eine schwere septische Infektion mit Milzschwellung und Trübung der Parenchyme.

Am 12. Krankheitstage war bei der Sektion 553 der Ein- und Ausschuß des Lungenschußkanals im Oberlappen durch Fibrin verklebt, auch der linke Unterlappen war von seiner medialen nach seiner lateralen Fläche zu durchschossen, dicht unter der Pleura zum Teil aus derselben herausragend steckte eine Schrapnellkugel. Hier scheint ebenfalls die Heilung des Unterlappenschußkanals durch Sepsis nach Pleuraempyem und entzündlicher Infiltration des Hals und mediastinalen Bindegewebes mit Senkungsabszeß aufgehalten worden zu sein.

Am 13. Krankheitstag zeigte die Sektion 1041 bei einem Infanteriedurchschuß der Brust mit Durchschuß des Ober- und Unterlappens der linken Lunge den Einschuß stark mit Fibrin überklebt, der Schußkanal war ganz wenig, besonders im Oberlappen gar nicht, in seiner Umgegend hämorrhagisch infiltriert, der Ausschuß im Lungen- und Brustwandgewebe scheint noch offen gewesen zu sein.

Am 17. Krankheitstag zeigte sich der fünfmarkstückgroße Einschuß bei einem Granatsplittersteckschuß der Brust- und Bauchhöhle (Sekt. 835) granulierend und eitrig belegt. Der übrige Schußkanal war wohl in Anbetracht der bestehenden Sepsis nach eitriger Einschmelzung des Nierengewebes und infiziertem galligen Hämopneumothorax *noch nicht verklebt.*

Auch die Sektion 11 zeigte am 17. Krankheitstage bei einem Infanteriedurchschuß durch Brust und Bauch eine mit fibrinös-eitrigen Membranen ausgekleidete Höhle bei völlig vernarbtem Ein- und Ausschuß der Brust-Bauch-Haut. Die Milz war exstirpiert, Milzarterie und Milzvene unterbunden worden, dabei zeigte sich die *Milzgegend überallhin durch Verklebung abgeschlossen.* Der Tod trat durch Sepsis ein, trotzdem war ein linksseitiger Hämothorax von 1^1/$_2$ Liter nicht infiziert!

In gleicher Weise fanden sich bei den Sektionen der folgenden Woche *neben bereits vernarbten Lungenschüssen vor allem bei Sepsis und Eiterung oft noch größere granulierende Wundhöhlen,* wie z. B. bei der Sektion 306, die nach 55 Tagen einen mit der rechten Pleurahöhle in enger fistulöser Verbindung stehenden abgeschlossenen Raum neben der Wirbelsäule aufwies, in den auch der Einschuß und die Rippenresektion führte und der mit Granulationsgewebe ausgekleidet war. Der Tod war durch Sepsis nach Rückenmarksverletzung mit schwerer nekrotisierender Pyelitis und Beckenabszessen eingetreten.

Die nach mehreren Monaten zur Sektion gekommenen Verletzungen zeigten sämtlich *den Lungenschußkanal fest vernarbt und oft kaum auffindbar:*

84 Tage nach der Verletzung fand sich bei einem Durchschuß der Brust [Sekt. (100)] und operiertem Empyem eine völlige Atelektase des rechten Unterlappens mit schwieliger Pleuritis; der Schußkanal, der in der rechten Lunge sein mußte, *war kaum aufzufinden,* der Tod trat durch allgemeinen Marasmus mit Lungenödem und Herzmuskeldegeneration sowie septischer Milzschwellung ein.

Bei einem 86 Tage alten Lungendurchschuß durch Infanteriegeschoß [Sekt. (96)] zeigte sich ein abgeheilter Schußkanal in Form von Schwielen an der rechten Pleurakuppel und im linken Oberlappen. Der Einschuß oberhalb der rechten Clavicula war vernarbt, der Ausschuß zeigte eine *nicht verheilte Fraktur* der 2. und 3. Rippe und Scapula *mit chronisch-phlegmonöser Entzündung des Schußkanals zwischen Scapula und Thoraxwand!* Tod durch Verblutung aus einem geplatzten Arrosionsaneurysma der Art. thorac. long. trotz Unterbindung der Art. subclavia!

Auch die noch späteren Sektionen des 91., 96. und 122. Tages ergaben bei völlig vernarbtem Ein- und Ausschuß die erwähnten, oft kaum mehr sichtbaren lineären Narben.

Diese Schußkanal-Zusammenstellung zeigt wohl am besten, wie sehr die Heilungsdauer von der *Art der primären Lungengewebszerstörung und von der evtl. Infektion* abhängt, die ja oft auch durch sekundäre Erweichung der Gefäßthromben in der Wand des Schußkanals und daraus entstehende fortdauernde Blutungen das Verheilen der Lungenwunden verzögert. Häufig wurde die Schußkanalsinfektion in hohem Maße durch mit hineingerissene Knochensplitter befördert. Die erwähnte Sektion 498 zeigt aber, daß dies durchaus nicht in jedem Fall zu sein braucht. Daß Knochensplitter gelegentlich auch ganz reaktionslos einheilen können, hat schon *Beitzke* (5, S. 737) betont, wenn auch sein Fall 3 und 4 zeigen, daß sie häufig Schußkanalinfektion befördern. *Borst* (8. S. 82) hat darauf hingewiesen, daß besonders am Ausschuß oft massenhaft Knochensplitter im Schußkanal zu finden sind. Die Sektion 701 zeigte eine solche Zertrümmerung des Lungengewebes bei Tangentialschuß des Unterlappens durch eingesprengte Knochensplitter von einer Rippenfraktur am Ausschuß. Solche mit in den Schußkanal gerissene Knochenstückchen können mittels Osteophytbildung (*Aronld*, 2, S. 39) nach *Borst* (8, S. 82) durch osteoblastische Elemente des Periosts und Endosts *zu Knochenneubildung in der Lunge führen,* wie dies in einem Fall von querem Durchschuß durch beide Lungen gesehen wurde, bei welchem der ganze lange Schußkanal ausgedehnte Verknöcherung aufwies.

Ebenso wie Knochensplitter können auch andere Fremdkörper reaktionslos in Lunge und Pleura einheilen. Zwei derartige, im Herzbeutel eingeheilte Tuchfetzen zeigte z. B. die Sektion 1057, die am 11. Krankheitstage eine fibrinöse Perikarditis in Organisation bei Tod durch einen ausgedehnten retroperitonealen Jaucheherd aufwies. *Riedinger* (1, S. 137) hat eine ganze Anzahl der merkwürdigsten Einheilungen. von Kugeln und Kleiderfetzen beschrieben, die teilweise nach 10 Jahren durch Aushusten entfernt wurden. Meist jedoch werden derartige Fremdkörper zum Anlaß schwerster Infektionen von Lunge und Pleura mit Abszessen, Gangrän und Phlegmonen:

Schon am ersten Tag nach der Verletzung war z. B. bei der Sektion 735 ein großer Kleiderfetzen trotz Operation die Veranlassung einer eitrigen Pleuritis. Daß sich derartige Eiterungen und Jauchungen um Fremdkörper in der Regel durch Bildung pyogener Membrane und durch starke fibrinöse Abkapselungen von der Umgebung abschließen und Kavernen bilden, die später durch Trabekelbildung an ihren Wandungen tuberkulosen Kavernen ähnlich werden, hat *Borst* (8, S. 83) hervorgehoben. Bei dem Kapitel über Steckschüsse habe ich derartige Eiterhöhlen um Fremdkörper geschildert (vgl. auch das Kapitel über Abszeß und Gangrän). Ein besonders geformter seltener Fremdkörper im Schußkanal zeigte sich nach 14tägiger Krankheitsdauer bei der Sektion 209 mit Tod durch Sepsis:

Granatweichteilschüsse linke Hand, linker Unterschenkel, Kontusionsschuß rechte Brust. Einschuß etwas auswärts von der Mamillarlinie über der 6. Rippe; über dem rechten Unterlappen und der Zwerchfellkuppe liegt in fibrinösen Membranen ein Stück vom *Aluminiumgriff des Kochgeschirrs*. Kontusionsriß des rechten Unterlappens. Hämothorax und fibrinöse Pleuritis rechts und Kompressionsatelektase der rechten Lunge. Kontusions-Milzschwellung und Herzmuskeldegeneration.

3. Zirkulationsstörungen.

Die pathologischen Folgen von Brustverletzungen differieren selbstverständlich mehr als bei anderen Körperteilen je nach den dabei verletzten Organen! Einfache Brustwandverletzungen gleichen in ihren Bedingungen am meisten den Extremitätenschüssen mit allen ihren Muskel-, Knochen- und Gefäßfolgen. Die verschiedenen Organe des Körpers haben je nach ihrem verschiedenen Gehalt an Blutgefäßen und Lymphräumen, nach der verschiedenartigen physikalischen Beschaffenheit, je nach ihrer quantitativen Zusammensetzung aus Parenchym und Stützgerüst und nach der verschiedenartigen Verbindung der einzelnen Gewebselemente untereinander (Eingeschlossensein der Organe in elastische Kapseln oder in knöcherne Höhlen), wie *Borst* (8, S. 65) betont hat, *eine verschieden große Vulnerabilität.* An den Beginn einer solchen Vulnerabilitätsskala würden als am meisten vulnerable Organe Gehirn, Milz und Leber, am Ende die Muskeln, Lunge, Haut und die elastischen Häute des Körpers zu stehen haben.

Die ersten pathologischen Folgen einer Verletzung bestehen in der primären Gewebszerstörung und in der durch die *Eröffnung des Blutkreislaufes* dabei erfolgenden Blutung. Die Verletzungen der Brusthöhle haben daher in ihren primären Folgen zuerst danach beurteilt zu werden, ob Organe mit großer Vulnerabilität und großer Verblutungsgefahr getroffen wurden. Die ersten klinischen Erscheinungen nach einem Lungenschuß sind außer dem wohl auf die Schockwirkung der verletzten Pleura zurückzuführenden Zusammenbrechen unmittelbar nach dem Schuß die *Hämoptoe,* die fast bei keinem Falle fehlt und vor allem die *Blutung in die verletzte Pleurahöhle.* Der Blutverlust ist dabei meist ein sehr großer (*von Hoeßlin,* 37, S. 2215 und *Borchard-Gerhardt,* 7, S. 616 und 619), und er entscheidet sicherlich in den ersten beiden Tagen meist über das Schicksal des Verletzten (vgl. Tabelle I). Dabei erscheint das Gewebe der Lungen durch das Blut oft wie hepatisiert. Doch gibt es auch Lungenverletzungen ohne klinische Lungenerscheinungen, vor allem ohne Blutsputum (*Unverricht,* 79, S. 561).

Ist auch nach *Borst,* wie eben erwähnt, die Lunge selbst als Organ mit geringer Vulnerabilität anzusprechen, weil es ein elastisches Organ ist, so ist jedoch ihre Verletzung infolge ihres großen Blutgefäßreichtums und der großen Schwierigkeit, bei ihrer Verletzung eine evtl. tödliche Blutung ohne größere Operation zum Stillstand zu bringen, doch nicht so leicht zu nehmen, wie es in der Literatur über Lungenschüsse aus den Etappen- und Heimatlazaretten oft geschehen ist. Die Verblutungszahlen der Tabelle I in den ersten beiden Krankheitstagen sind wohl der beste Beweis für die Gefährlichkeit jedes Lungenschusses, einschließlich der glatten Durchschüsse durch Infanteriegeschosse der Tabelle III, nach der an den ersten beiden Tagen alle 17 zur Sektion kommenden Infanterieschüsse an Verblutung starben. Aber auch die große Nachbarschaft sehr vulnerabler und blutreicher Organe, wie Leber und Milz, sowie stark blutender Organe, wie Herz und große Gefäße, schließlich die Lage der Lungen dicht am Zwerchfell, dessen so häufiger Durchschuß stets die große Gefahr der Bauchhöhleninfektion in sich trägt, machen jede vermutete Lungenverletzung zu einer ernstlichen Gefahr für das Leben des Verletzten.

a. Gefäßverletzungen der Brustwand.

Schon bei isolierten Brustwandverletzungen ist die Blutungsgefahr oft sehr groß. Blutungen aus den dicht unter der knöchernen Thoraxwand sowie unter der Clavicula und in der Achselhöhle ziehenden Gefäßen (Thorakalarterien, Art. subclavia und axillaris) sind bei Verletzung meist nicht ohne großen operativen Eingriff zum Stillstand zu bringen. So verbluten sich die Verletzten dabei oft in die Pleurahöhle, auch wenn keine Lungenverletzung vorliegt; manchmal entstehen auch große Hämatome der Brustwand unter und in den Muskelscheiden wie bei der Sektion 665 und geben dann die Grundlagen für schwere spätere infektiöse Prozesse ab.

Die Blutgefäße haben gegen Schußverletzungen auf Grund ihrer großen Elastizität of eine erstaunliche Resistenz: *v. d. Velden* (80, S. 95) berichtet über das Ausweichen der größeren Gefäße und Nervenstämme besonders in der Nähe der Lungenspitzen und am Hilus.

Erstaunlich ist es z.B., wie bei der bereits erwähnten Sektion 776 mit dem Geschoßboden von 5,5 cm Durchmesser in der Pleurahöhle die Gefäße der Achselhöhle unverletzt bleiben konnten, nachdem das unförmige Geschoß einen 4 cm langen, zerfetzten Einschuß an der Schulter und die Zertrümmerung des linken Humeruskopfes verursacht hatte. In ähnlicher Weise wurden bei der Sektion 229 (Schrapnellsteckschuß der Brust) die Oberarmweichteile und die Achselhöhle durchschlagen, ohne daß die Gefäße verletzt wurden.

Auch bei der Sektion 672 ging ein Maschinengewehrdurchschuß nach Einschuß am Rücken in der Mitte des rechten Schulterblattes und Tangentialschuß des Oberlappens zwischen der rechten Carotis und Subclavia hindurch, *ohne die Halsgefäße zu verletzen.*

Abschüsse oder völliger Abriß der Arteria subclavia oder der Art. und Vena subclavia zusammen hatten fast stets den Tod durch Verblutung nach außen oder in die Pleurahöhle noch am Tag der Verletzung selbst zur Folge [siehe *Klebs* (45, S. 75) und die Sekt. 120 und 270]. Einmal fand sich eine Verblutung in das vordere Mediastinum und in das die Subclavia umgebende Gewebe (Sekt. 138).

Bei der Sektion 430, einem Schrapnellsplittersteckschuß der linken Pleurakuppel, lebte der Verletzte nach Abriß der Art. vertebr. (dicht an ihrer Abgangsstelle aus der Art. subclavia) noch 10 Tage; die Sektion ergab als Todesursache Verblutung nach außen und in die verletzte Pleurakuppel.

Bei einem Abriß der linken Subclavia durch Infanteriedurchschuß der Brust (Sekt. 749), der nach 2 Tagen an Atemlähmung infolge gleichzeitiger Rückenmarksverletzung starb, fand sich dagegen der Riß dicht neben dem Abgang der Jugularis durch einen wandständigen Thrombus bereits vollständig verschlossen.

b. Gefäßverletzungen im Brustkorb.

Die Heilung der Lungenschußkanäle hängt, wie schon betont, in erster Linie von der Art der Gewebszerstörung und der darin verletzten Blutgefäße ab. Wenn, z. B. bei der Sektion 1054, bei einem Lungenriß ein größerer Arterienast perforiert ist und mehrere kleine Äste der Pumonalarterie in dem großen Lungenriß selbst flottieren, so ist es verständlich, daß trotz Tamponade und Fensternaht noch am Verletzungstag der Tod durch Verblutung eintrat. Die meisten solcher Verletzungen der großen Lungengefäße sterben wohl schon am Schlachtfeld an innerer Verblutung (*Beitzke*, 5, S. 735), nur in den seltensten Fällen wird eine Ligatur gelingen [wie *Pribram* (86) von einer Schußverletzung der rechten oberen Lungenvene berichtet, die er durch Ligatur der Vena und Arteria pulm. zur Heilung brachte]. Nach *Borst* (8, S. 82) können

Pleurablutungen insofern günstig sein, als sie die Lunge zur Retraktion bringen (Kollaps) oder evtl. sogar komprimieren. Oft wird dabei durch den großen intrapleuralen Druck auch eine größere Blutung aus einem verletzten Lungengefäß zum Stillstand kommen.

Bereits einen Tag nach der Verletzung fand sich bei einem Verblutungstod nach Granatsplittersteckschuß der Brust (Sekt. 1100) ein perforierender Streifschuß der Pulmonalarterie durch Thrombus verschlossen. Am 3. Tag starb ebenfalls an innerer Verblutung der Granatsplittersteckschuß der Sektion 293 mit einem Steckschuß in der Pulmonalarterie, bei dem die wandständige Thrombose zum Verschluß wohl nicht ausreichen konnte: Einschuß (klein, rundlich) rechts neben dem 4. Brustwirbel. Schußkanal geht durch die Rückenmuskulatur, streift den Querfortsatz des 5. Brustwirbels nahe dem Rückenwirbelgelenk und führt hier in die rechte Pleurahöhle und in die Spitze des rechten Lungenunterlappens. Hier steckt er mit seiner Spitze in dem Hauptarterienast des rechten Unterlappens. Partielle Thrombose an der Verletzungsstelle der Lungenarterie. Mächtiger Hämothorax rechts mit fast vollkommener Kompressionsatelektase der rechten Lunge. Hypostase und Ödem der linken Lunge. Bronchitis catarrhalis. Akute Stauung in den inneren Organen und lympathische Hyperplasie der Milz.

Auch bei dem am 7. Tage gestorbenen Granatsplittersteckschuß (Sektion 784) mit Durchschuß der linken Lunge vom Oberlappen zur Hinterfläche des Unterlappens und Abriß eines großen Lungenarterienastes mit Thrombose dieses Astes, sowie mit starker Anämie der inneren Organe scheint dieser thrombotische Verschluß zu spät gekommen zu sein. Denn der durch Rippenresektion operativ entleerte Hämopneumothorax hatte außer der Kompressionsatelektase der linken Lunge bereits eine Verdrängung des Mediastinums nach rechts und eine anscheinend akute Dilatation des linken Ventrikels hervorgerufen.

Dieser Befund zeigt uns, wie vorsichtig man besonders in den ersten Tagen mit der völligen Ablassung eines Hämothorax sein muß, selbst wenn eine bedrohliche Mediastinalverdrängung vorhanden ist. Der Thrombus eines evtl. verletzten Arterienastes ist in den ersten Tagen wohl stets noch nicht imstande, bei der Entfernung des Hämothorax den in der Lunge rasch entstehenden stärkeren Blutdruck auszuhalten, und wenn nicht eine sofortige breite Thoraxeröffnung zur Blutstillung angeschlossen werden kann, tritt dann fast stets Verblutung ein.

Nach *Borst* (8, S. 90) kann es aber auch *ohne Thrombose* bei Verletzung von Blutgefäßen zum Blutungsstillstand kommen: Durch die Blutung in die Umgebung steigt der extravaskuläre Druck oft so sehr, daß er dem Blutdruck gleichkommt. Dadurch kann selbst bei größeren Gefäßen, wie bei der Karotis und Poplitea die Blutung zum Stehen kommen, ohne daß sich an der Gefäßwunde ein Abscheidungsthrombus oder gar eine obturierende Thrombose findet. Besonders da das Blut meist außerhalb des Gefäßes in dem lockeren periadventiellen Gewebe zur Gerinnung kommt und dadurch auch der weiteren Blutung aus dem Gefäß entgegenwirkt. Dieser Möglichkeit der Blutstillung bei Gefäßverletzungen entzieht man aber gleichfalls die Voraussetzungen, *wenn man zu früh den Hämothorax abläßt*. Wie der Hämothorax mit seiner Kompression

der Lunge außerdem besonders die parenchymatösen Blutungen
aus der Lungenwunde in den meisten Fällen restlos stillt, soll im
Kapitel über den Hämothorax noch geschildert werden.

Hier sei nur kurz der Granatsteckschuß der Sektion (211) erwähnt, bei
dem nach 7 Krankheitstagen trotz Durchschuß des linken Unterlappens *mit
Verletzung eines größeren Pulmonalastes keinerlei Infarzierung des Lungengewebes* zu sehen war, dabei aber ein großer Hämothorax von $2^1/_2$ Liter
mit Kompressionsatelektase; gewiß ein Beweis für die Blutstillung von verletzten Pulmonalgefäßen durch den aus dem Schußkanal meist schnell entstehenden Bluterguß in die verletzte Pleurahöhle!

c. Aneurysma und Nachblutung.

Die von *Borst* (8, S. 91) geschilderten Aneurysmen, die bei Ge-
fäßschüssen an kleinen und großen Arterien entstehen, spielen auch
bei den Lungenschüssen vor allem wegen der großen Nachblutungsgefahr eine bedeutsame Rolle. Nach *Borst* handelt es sich dabei fast
immer um *falsche Aneurysmen,* d. h. es sind die Gefäßwand-
schichten nicht oder nur teilweise an der Bildung der Blutsäcke
beteiligt. Der seltene Fall des Aneurysma dissecans entwickelt
sich dann, wenn das Blut durch Risse der inneren Gefäßwand-
schichten die Media zwischen dieser und der äußeren Gefäßwand
aufwühlt, was jedoch wohl nur in größeren Gefäßen vorkommt.
In den meisten anderen Fällen, bei den Steckschüssen wohl fast
ausschließlich, sind es die das verletzte Gefäß umgebenden Gewebe,
welche nach *Borst* die Sackwand bilden.

Auch für die *Nachblutungen im Lungenparenchym* ohne Verletzung
größerer Gefäße fand *Beitzke* (5, S. 736) in seinen mikroskopischen
Schnitten die Ursache in solchen Aneurysmen: Neben völlig durch-
schlagenen Lungenarterienästen fand er sie im Bereiche des Schußkanals
mit mehr oder minder starker Schädigung des an den Schußkanal
anstoßenden Wandabschnittes. Von geringen Verdünnungen und Durch-
blutungen der Adventia und Media mit kaum merklicher Ausbuchtung
fand er allerlei Abstufungen *bis zu völlig ausgebildeten Aneurysmen* mit
ganz dünner, kaum noch elastische Elemente enthaltender Wandung.
Beitzke weist darauf hin, daß sich diese Aneurysmen bei Lungenschüssen
je nach der Schwere der Gefäßwandschädigung innerhalb weniger Stunden
oder Tage ausbilden und durch Risse Anlaß zu den gefürchteten Nachblutungen geben, falls sie nicht früher thrombosiert werden. Besonders bei
eingetretener Infektion, wenn die Innenfläche des Schußkanals vereitert
und schnell in Nekrose verfällt, sollen nach ihm solche Zerreißungen
kleiner Aneurysmen besonders rasch und zahlreich stattfinden!

Jehn-Nägeli (42, S. 736) haben gleichfalls derartige Aneurysmen der
kleineren Lungenarterienäste beobachtet.

Auch *Borchard-Gerhardt* (7, S. 617) haben solche aneurysmatische
Schädigungen der Gefäßwände in der Umgebung des Wundkanals selbst
noch nach 17 Tagen gesehen, welche, wie die nichtverklebten Wunden
selbst nach sonst glattem Verlauf, nach 17 Tagen zur Nachblutung Anlaß
gaben.

Sowohl unsere Sektionsprotokolle wie auch die mikroskopischen Untersuchungen der Lungenpräparate bestätigen diese Angaben. Nach 7 Tagen
zeigte sich bei dem Lungensteckschuß der Sektion (61) mit Einschuß rechts,
vom Sternum in Höhe der 2. und 3. Rippe, ein partiell organisiertes

Aneurysma der rechten Art. mam. int. anscheinend im Schußkanal. Nach 21 Tagen erfolgte bei der Sektion 994 der Tod durch Verblutung aus einem Aneurysma einer Leberarterie nach einem Durchschuß des rechten Komplementärraumes und der Leber. In dem mit frischem geronnenen Blut erfüllten Schußkanal, dessen Wand mit galliggefärbten Membranen bedeckt war, fand sich ein kirschkerngroßer Knoten mit einer kleinen blutigen Perforationsstelle. Dieser Knoten erwies sich als ein Aneurysma eines abgerissenen Leberarterienastes und war frisch thrombosiert. Daneben lag ein großer Pfortaderast frei. Bemerkenswert ist, daß sich in diesem Falle keinerlei Symptom einer Infektion fand.

Abgesehen von mehreren nicht geplatzten Aneurysmen der Thoraxarterien fand sich auch bei dem erwähnten Sepsistod bei der 57 Tage alten Sektion München mit dem Steckschuß am Pulmonalarterienstamm und ausgedehnter Thromboendokarditis der rechten Pulmonalklappe dortselbst ein Aneurysma, das mit der Aorta ascendens kommunizierte. Selbst nach 86 Tagen kam noch ein Aneurysma der Art. thor. long. zum Platzen und der Patient verblutete sich, wie schon bei den Spättodesfällen nach Durchschuß erwähnt, trotz versuchter Unterbindung der Art. subclavia. Hier scheint das Aneurysma (im Gegensatz zu dem aseptischen Schußkanal bei Platzen des obenerwähnten Leberarterienaneurysmas nach 21 Tagen) durch die bestehende chronisch-phlegmonöse Entzündung des Schußkanals und durch infektiöse Arrosion zur Ruptur gekommen zu sein.

Derartige Nachblutungen durch Arrosion von Gefäßen kommen auch ohne Aneurysmen, besonders in späteren Wochen, häufig vor, wie *Klebs* (45, S. 124) tabellarisch nachgewiesen hat, sowohl durch infektiöse Erweichung der Thromben, wie auch durch direkte traumatische Arrosion, vor allem der kleinen schwachwandigen Venen. *Borchardt-Gerhardt* (7, S. 632) haben Nachblutungen noch bis nach 1 Jahr gesehen und weisen mit Recht auf die geringe Neigung des infizierten Gewebes zur Verklebung und auf die häufige *Verflüssigung der Gefäßverschlüsse* bei Infektion der Schußkanäle hin. *Borst* (8, S. 82) betont, daß solche Spätblutungen der Lunge so massig sein können, daß einmal der ganze Unterlappen in ein fast kugelig abgerundetes, prall gefülltes Hämatom verwandelt war, dessen Wandungen die aufs stärkste gespannte Pleura bildete, daß ferner Spätblutungen der Lunge durch solche aus Arrosionsaneurysmen von Thoraxarterien vorgetäuscht werden können.

Borst unterscheidet ebenfalls die beiden erwähnten Arten von Aneurysmen je nach ihrer Ätiologie als traumatische Aneurysmen oder infektiöse Arrosionsaneurysmen. *Arrosionen von Arterien* kommen außer durch den infektiösen Prozeß auch durch Knochensplitter oder durch Granatsplitter zur Beobachtung (*Jehn*, 41, S. 587 bei Steckschüssen). *Müller* (85, S. 1058) beobachtete bei Arrosion einer Lungenarterie von 1 mm Durchmesser durch einen kleinen Granatsplitter eine schwere Nachblutung aus einer scheinbar harmlosen Lungenwunde, die nach 3 Monaten durch Wiederholung den Tod durch Verblutung herbeiführte. Geringe entzündliche Veränderungen durch eine subkutane Eiteransammlung an der Verletzungsstelle hatten nach der Annahme *Müllers* zusammen mit Zug und Zerrung durch Verwachsung der Lunge die tödliche Arrosion verursacht.

Eine Sektion nach 10 Tagen (Sekt. 839) zeigte an einem Infanterie-steckschuß der linken Brustseite eine derartige Gefäßarrosion mit tödlicher Verblutung:

Einschuß links in der Axillarlinie unterhalb der 6. Rippe unter Fraktur dieser Rippe. Ausschuß aus der Pleurahöhle unterhalb der 8. Rippe mit Ausschuß am Rücken dicht neben der Wirbelsäule. Durchschuß des linken Lungenunterlappens in seinen hinteren Teilen mit Bildung eines großen Gangränherdes im Verlauf des Schußkanals, besonders groß in der Umgebung des Einschusses. Hier auch alte Verwachsungen über dem Unterlappen und frische Fibrinauflagerungen sowie ein kleiner, abgekapselter Empyemherd. Pyogene Membrane an der Wand des Gangränherdes, *Mündung eines ziemlich großen Bronchus in den Gangränherd und dicht nebenan einer mittelgroßen, nur oberflächlich thrombosierten Lungenarterie.* Tod durch Verblutung aus dieser Arterie, Blut im Bronchialbaum. Aspiration von Blut in sämtliche Lungenlappen, mächtige akute Lungenblähung; alte Pleuraadhäsionen rechts. Schwere Anämie der inneren Organe. Trübe Schwellung des Leber- und Nierenparenchyms. Mächtiges Hautemphysem fast am ganzen Körper.

Besonders bemerkenswert ist dabei die Verblutung in den Bronchialbaum!

Ein Beispiel für eine schwere Nachblutung nach Arrosion durch einen in einer Abszeßhöhle steckenden Granatsplitter bietet die schon erwähnte Sektion 778, bei der nach 13 Tagen der Tod durch Verblutung aus der arrodierten, unteren Hohlvene eintrat.

Nach 14 Tagen zeigte sich bei einem Granatsplitterdurchschuß [Sekt. (371)] durch die rechte Brust und Lendengegend neben einer alten Blutung in der Bauchhöhle eine frische parenchymatöse Blutung aus einem Tangentialschuß am oberen Nierenpol (Blutungen im Peritoneum insgesamt 1 Liter). Da sich dabei ferner ein Empyem sowie eine chronisch-infektiöse Milzschwellung fand, muß man sich diese Nachblutung aus den Parenchymen wohl durch septische Erweichung kleinster Thromben veranlaßt vorstellen.

Außer mehreren derartigen Nachblutungen bei Sepsis und Gangrän fand sich als Besonderheit noch die schon bei den Steckschüssen zitierte Sektion 720, bei der nach 27 Tagen eine tödliche Nachblutung aus einem durchschossenen Oberlappen mit *ulzeröser Tuberkulose* erfolgte.

Auch die Sektion 840, die eine nach 30 Tagen erfolgte tödliche Nachblutung aus einer verletzten Art. mam. int. zeigte, wurde schon bei den Tangentialschüssen erwähnt. Es fanden sich bei ihr in einer durch Verklebungen fest gegen die Pleurahöhle abgeschlossenen, großen granulierenden Wundhöhle beide Mam. int. frei an der 2. Rippe endigend; in der rechten Arterie an ihrer Endigungsstelle ein frischer Thrombus. Auch hier ist der alte Verschluß durch den infektiösen Prozeß zur Erweichung gekommen, so daß die versuchte Tamponade der Granulationshöhle zu spät kam.

d. Blutaspiration:

Bei der oben erwähnten Sektion 839 fand sich eine Gangränarrosion einer Lungenarterie mit Verblutung in den Bronchialbaum und *Aspiration des Blutes in alle Lungenlappen.* Daß eine derartige Blutaspiration noch nach über 1 Jahr zur Todesursache werden kann, zeigte der seltene Fall eines Trachealsteckschusses, den *Konjetzny* (50, S. 455) veröffentlicht hat und bei dem der Luftweg in die eine Lunge durch den (nahe der Bifurkation steckenden) Granatsplitter verlegt war und bei dem daher bei einer plötzlichen Nachblutung die ziemlich ausgedehnte Blutaspiration in die andere Lunge zum Tode durch Erstickung führen mußte.

In ähnlicher Weise erstickte der Verletzte der erwähnten Steckschußsektion (351) 11 Tage nach der Verletzung durch Blutaspiration und Verstopfung des ganzen Bronchialbaums mit flüssigem und geronnenem Blut im Anschluß an eine Nachblutung aus einer durch den anscheinend völlig aseptischen Granatsplitter arrodierten Lungenarterie.

Auch bei der Sektion 407 zeigte sich nach einer Anspießung eines Lungenunterlappens durch Rippenknochensplitter außer einer schweren Kontusionsinfarzierung des gleichen Lappens noch Blutaspiration in die ganze andere Lunge!

Aspiration von Blut in die Luftwege und sämtliche Lungenlappen auf dem Umweg von einer Arrosion der unteren Hohlvéne durch Eiter und einen Granatsplitter mit einem in den Magen eingebrochenen subphrenischen Abszeß und *durch die Speiseröhre in die Lunge* zeigte schließlich die schon mehrfach erwähnte Sektion 778 am 13. Tage nach der Verletzung.

e. Hämothorax und Verdrängungserscheinungen.

Wie aus der Tabelle I ersichtlich ist, *macht die Verblutung als Todesursache weitaus den größten Teil der an den ersten beiden Tagen zur Sektion Gekommenen aus.* Die relativ meisten dieser Verblutungstoten waren durch die Lunge perforierende Infanterieschüsse verletzt worden (5a auf Tabelle I und Tabelle III). Die Blutung bei Lungenschüssen erfolgt außer ins Lungengewebe (Infarkte!) und in die Bronchien (Aspiration und Hämoptoe!) vor allem in die Pleurahöhle. Ist doch die beständige Bewegung der Lunge bei der Atmung der Verklebung der frischen Lungenwunde hinderlich, auch die Saugwirkung des Thorax bei der Inspiration befördert die Fortdauer der Blutung aus dem Lungengewebe, wie aus den verletzten Blutgefäßen der Brustwand (*Borst*, 8, S. 81).

Verletzungen der großen blutreichen Gefäßstämme und des Herzens führen, wie schon ausgeführt, fast stets in kurzer Zeit zum stärksten Hämothorax und damit zum schnellen Verblutungstode, wie auch *Jehn-Nägeli* (42, S. 622) betont haben. An gleicher Stelle weisen sie darauf hin, daß die Blutung, die entweder kontinuierlich oder nach Transport u. dgl. in Schüben erfolgt, anfangs infolge der gesunkenen Herztätigkeit gering sein kann und oft erst nach Stunden oder Tagen in vollem Umfange einsetzt. Es erklärt dies wohl teilweise den Höchstand der Verblutungstode erst am ersten Tage nach der Verwundung (siehe Tabellen I und III).

Die Blutungen in die Pleurahöhle können insofern günstig sein, als sie die Lungen komprimieren und durch Kollaps mit Atelektase ruhigstellen (*Borst*, 8, S. 82). Der Bluterguß kann in manchen Fällen die alleinige Todesursache werden, wie bei *Baumgarten* (4, S. 175) in 3 seiner 4 Hämothoraxfälle. Zur akuten Verblutung kommt es trotzdem relativ selten, weil der Druck im kleinen Kreislauf gering ist und es durch Retraktion des Lungengewebes meist bald zum Verschluß der Lungengewebe kommt *(Jehn-Nägili, 42, S. 310)*.

Der Hämothorax kann mit Pneumothorax kompliziert sein und ist bei gleichzeitiger Verletzung der Leber, des Magens, des Darms oder des Ductus thoracicus mit Galle, Mageninhalt, Kot oder Chylus vermengt. Meist gerinnt das Blut im Hämothorax sehr bald, in mehreren unserer Fälle war die Blutflüssigkeit aber noch lange Zeit flüssig, vielleicht durch bakterielle Einwirkung, wie bei *Beitzke* (5, S. 736), vielleicht aber auch infolge seröser Exsudation der Pleurablätter (Hämoserothorax) und daher bakteriologisch steril. Ergibt die Probepunktion bei längerem Fieber ein infektiöses Punktat, so soll man nach *Ritter* (51, S. 93) frühestens den Bluterguß ablassen, um eine drohende Sepsis zu vermeiden. Im allgemeinen soll man jedoch anfangs den Bluterguß nicht ablassen, da sonst leicht Nachblutungen aus der sich wieder entfaltenden Lunge eintreten, allenfalls kann man ihn fraktioniert ablassen *(Hoesslin*, 37, S. 2215).

Daß der Bluterguß trotz Tod an Sepsis in seltenen Fällen steril bleiben kann, zeigte der von *Reiche* (63, S. 95) veröffentlichte Fall mit allgemeiner Sepsis nach Phlegmone am Einschuß. Die Resorption des Hämothorax ist oft recht mangelhaft, wie *Konjetzny* (50, S. 425) ausführte, wohl meist infolge der Anwesenheit hämolytischer Bakterien.

Im Tierversuch (*Trosseau* und *Moritz,* zit. bei *Jehn-Nägeli*, 42, S. 320) wird ein aseptischer Bluterguß aus der Brusthöhle in kurzer Zeit resorbiert. Tritt dies nicht ein, so handelt es sich meist um eine Entzündung in Form einer reaktiven Pleuritis.

Nach *Borst* (8, S. 82 *erregen übrigbleibende gerinnende Blutmassen eine plastische Entzündung* (Organisation), wodurch Verdickungen und Verwachsungen der Pleurablätter entstehen, so daß man noch nach vielen Monaten Extravasatreste in Form von flüssigen, serösen oder geronnenen, rostbraun gefärbten Massen findet, die zwischen den verdickten und oft vielfach miteinander verwachsenen Pleurablättern (sog. Schwarten) liegen. In den Schwarten finden sich solche Hämatomreste, wie noch ausgeführt werden wird, oft völlig abgesackt und geben gelegentlich Anlaß zur Bildung abgesackter Empyeme, wie sie auch von *Jehn-Nägeli* (42, S. 372) beschrieben wurden.

Besonders große Blutmengen fanden sich in den Pleurahöhlen vor allem bei *Mitverletzung der blutreichen Bauchorgane durch gleichzeitige Zwerchfelldurchbohrung.*

So z. B. bei der Sektion 797, bei der sich nach einem Tage ein mächtiger Hämothorax von etwa 1 Liter als Folge einer Blutung aus der Leber und Ansaugung in die Brusthöhle fand (1. Tag). Während sich andererseits bei der Sektion 330 ebenfalls bei Brust-Bauch-Schuß trotz starker Aufreißung der Lunge nur ein ganz geringer Hämothorax zeigte. Nach 2 Tagen fand sich bei der Sektion (135) ein Hämothorax von einem Liter bei einem Durchschuß der Pleura und des Zwerchfells ohne Verletzung der Lunge durch

Blutung aus der rechten zerrissenen Niere. Die Sektion 757 ergab, daß der Hämothorax bei größerer Ausdehnung nicht nur das Mediastinum verdrängt, sondern auch das Zwerchfell nach abwärts wölbt und so die abdominale Spannung vermehrt.

Jehn-Nägeli (42, S. 311) weisen auf die dreierlei Bedeutungen hin, die dem Hämothorax zukommen:

Einmal kann er bei gewisser Größe starke *Verdrängungen des Mittelfells* verursachen, dann aber auch den *Boden für die verhängnisvolle Pleurainfektion* abgeben und bei Zersetzung zur Bildung eines Spannungspneumothorax führen. Schließlich führt seine langsame, spontane Resorption durch Organisation zu *ausgedehnter Schwartenbildung* mit den unangenehmen Verwachsungs- und Verzerrungserscheinungen, auf die im Kapitel über Pleuraexsudate noch besonders hinzuweisen sein wird.

Auch bei *Kontusionsblutung aus den serösen Häuten* kann ohne Pleura- und Lungenverletzung ein geringer Hämothorax wie bei der Sektion (234) nach 2 Krankheitstagen zur Beobachtung kommen.

Einen Hämothorax ohne Pleuraverletzung bei Rücken-Bauch-Steckschuß (der Einschuß in das retroperitoneale Gewebe in Höhe der linken Niere, der Schußkanal ging hinter der Niere in die Leber) fand sich ohne Verletzung des Zwerchfells nach 4 Krankheitstagen bei der Sektion 678. Besonders umfangreich ist der Hämothorax begreiflicherweise bei Verletzung der großen Blutgefäße und des Herzens, wie bei der Sektion 339 nach 5 Tagen mit Verletzung der Vena cap. sup. und Herzsteckschuß und bei der Sektion (211) nach 6 Tagen bei Pulmonalastverletzung ohne Lungeninfarzierung, bei der sich ein Hämothorax von 2¹/₂ Liter fand.

Nach 6 Tagen zeigte die Sektion 161 bei Pyoperikard einen nichtinfizierten Hämothorax rechts. Einen weiteren Beweis dafür, *daß die Pleura trotz unmittelbarer Nachbarschaft infektiöser Herde steril bleiben kann,* lieferte die Sektion 1084, bei der der Bluterguß nicht infiziert war, trotzdem sich auf der gleichen Seite ein abgekapseltes Empyem und eine diffuse eitrig-fibrinöse Peritonitis fand, die infolge Durchwanderung durch das Zwerchfell entstanden war. Nach ebenfalls 6 Tagen zeigte sich bei einem doppelten Pleurasteckschuß der Sektion 908 ein 2 Liter messender, noch flüssiger Hämothorax bei einer völlig unverletzten Lunge und intaktem Zwerchfell. Es blieb hierbei die Frage offen, ob Hämophilie vorlag oder ob die Flüssigkeit des Hämothorax nach 6 Krankheitstagen nicht vielmehr auf eine Nachblutung aus der Thoraxwunde evtl. auf eine verletzte Interkostalarterie zurückzuführen war. Möglicherweise spielte auch eine serofibrinöse Pleuritis bei einer geringen primären Blutung mit.

Nach 11 Tagen fand sich bei der Sektion 1106 bereits ein *abgekapselter Hämothorax* mit abgekapselten multiplen Empyemen bei alten Verwachsungen der Pleura. Andererseits zeigte die Sektion 1041 nach 12 Tagen einen noch teilweise flüssigen Bluterguß von 1¹/₂ Liter mit starker Lungenkompression bei frischer fibrinöser Pleuritis.

Im allgemeinen wird der Bluterguß nach 1 bis 2 Wochen resorbiert, bei den erwähnten Tierversuchen war steriles Blut in der Pleura nach 10 Tagen schon völlig resorbiert. Diese Blutresorption wird jedoch bei gleichzeitiger Fibrinabscheidung der Pleurablätter wesentlich verlangsamt.

So zeigte auch die Sektion 1056 nach 12 Tagen noch Reste eines Hämothorax bei ausgedehnter fibrinöser Pleuritis. Nach 19 Tagen zeigte sich bei der Sektion 810 ein bereits eingedickter alter Hämothorax über dem rechten Unterlappen mit fibrinöser Pleuritis über dem rechten Mittel- und Oberlappen. Auch nach 27 Tagen ergab die Sektion 351 nur mehr Überreste eines Pleurahämatoms bei Vorhandensein stärkerer Pleuraadhäsionen und die Sektion 820 durch Spätverblutung einen mächtigen Hämothorax geronnenen Blutes mit vollständiger Kompression der rechten Lunge und Mediastinalverdrängung, wobei der Tod nach Durchschuß einer ulzerösen Tbc. im rechten Oberlappen durch diese Verblutung eingetreten war.

Nach 35 Tagen fanden sich bei der Sektion 350 die Reste eines Pleurahämatoms mit frischen pleuritischen Adhäsionen. Nach 44 Tagen zeigte die Sektion 976 in festen Verwachsungen (Tbc. der anderen Seite) einen alten Hämothorax von etwa $^1/_2$ Liter eingedickten Blutes. Auch die Sektion 107 ergab nach 91 Tagen das gleiche Bild eines abgesackten alten Hämothorax bei ausgedehnten pleuritischen Adhäsionen.

Überreste solcher alter Blutergüsse fanden sich auch sonst vielfach bei den Sektionen, bei denen die Verletzten an Empyemen und sonstigen Ursachen starben.

Insgesamt fanden sich bei den 260 Sektionen 150mal Hämothorax angegeben, darunter war 19mal der Hämothorax doppelseitig.

Häufig war der Hämothorax mit Pneumothorax kombiniert. In gleicher Weise wie der später zu besprechende Pneumothorax entstand der Hämopneumothorax sowohl durch Thoraxwunden, wie von verletzten Bronchien aus oder durch Zersetzung infizierter Blutmassen. Er war insgesamt 11mal verzeichnet, meist geschlossen, gelegentlich aber offen. *In weit höherem Prozentsatz als der reine Hämothorax zeigte sich der Hämopneumothorax infiziert:*

So war z. B. schon nach 2 Tagen bei der Sektion 532 bei primär unverletzter Costalpleura ein Hämopneumothorax durch Eiterdurchbruch aus einem Kontusionsinfarkt entstanden, und nach 4 Tagen fand sich bei der Sektion 343 ein bereits infizierter Hämopneumothorax mit Mediastinalverdrängung und Pneumoperitoneum. Die Sektion 672 zeigte nach 5 Tagen einen Hämopneumothorax mit fibrinös-eitrigem Exsudat neben eitriger Bronchitis und Bronchopneumonie.

Ein durch Rippenresektion entleerter Hämopneumothorax fand sich bei der Sektion 784 nach 6 Tagen. Es bestand trotzdem noch Kompressionsatelektase und Mediastinalverdrängung nach rechts. Ein infizierter Hämopneumothorax (Sekt. 601) führte nach 7 Tagen zu einer Mediastinalphlegmone.

Auch von den anderen Sektionen von Hämopneumothorax war der größte Teil infiziert. Der Hämopneumothorax hat ebenso wie der einfache Hämothorax kurz nach der Verletzung zweifellos eine komprimierende und dadurch blutstillende Wirkung auf die Lungenverletzung. *Borchard-Gerhardt* (7, S. 622) weisen aber sicher mit Recht darauf hin, daß man die Vorteile des Hämothorax nicht so hoch einschätzen dürfe und daß man auch seine Nachteile (Infektion, Schwartenbildung) berücksichtigen müsse. Bei Vorhandensein von ausgedehnten Bronchitiden, bronchopneumonischen Herden, Pneumonien und Kontusionsherden, durch welche die andere unverletzte Lunge geschädigt wird. werde bei Hämothorax und bei der Kompressions-Atelektase als seiner Folge ein Atmungshindernis geschaffen. Seine baldige Beseitigung entspreche daher einer vitalen Indikation ohne etwaige Rücksicht auf eine erneute Blutung.

Die Hauptfolge des Hämothorax und Hämopneumothorax ist demnach der Kollaps und die Kompressionsatalektase der Lunge. Sie fanden sich gelegentlich in der ganzen Lunge der verletzten Seite, meist aber nur in deren unteren Partien. Beide haben, wie schon erwähnt, durch Stillegung der verletzten Lungenteile oft eine günstige blutstillende Wirkung.

Besonders stark trat die Atelektase bei einem Ventilspannungspneumothorax der [Sekt. (282)] in Erscheinung, bei der sich nach 16 Tagen eine völlige Kompression der rechten Lunge zeigte. Die Atelektase zeigte sich auch als Folge von umfangreichen Empyemen, wie bei der Sektion 1014. Bei der Sektion 1106 fand sich eine totale Kompressionsatelektase trotz alter Verwachsungen mit abgekapseltem Empyem und Hämothorax bei einer schweren Zwerchfellzerreißung mit Vorfall von Magen, Netz und Milz in die Pleura. *Jehn-Nägeli* (42, S. 383) haben einen ganz ähnlichen Fall schwerer Lungenkompression beschrieben, der durch einen in die Pleura prolabierten Magen klinisch einen Pneumothorax vorgetäuscht hatte. Die Sektion, deren übersichtliche Zeichnung an der angegebenen Stelle zu finden ist, zeigte *die linke Lunge durch den Magen maximal komprimiert* und Herz sowie Mediastinum weit nach rechts hinübergedrängt. Auch dabei war in der linken Pleura neben dem maximal geblähten Magen als weitere Kompressionsursache die zum Teil zerschossene Milz und eine Kolonschlinge, die durch einen spaltförmigen Zwerchfellriß in die Brusthöhle eingetreten waren.

Eine Kompression der Lunge nach 54 Tagen durch Seropneumothorax zeigte die Sektion 306, bei der die rechte Lunge nur an 2 umschriebenen Stellen mit der Thoraxwand verwachsen und durch die Kompression hier zipfelförmig ausgezogen, sonst aber ganz nach der Wirbelsäule hin verdrängt war. Auch das Herz war hier nach links verdrängt, und es fand sich ein vikariierendes Emphysem der linken Lunge.

Wie in diesem Falle war auch noch *bei 5 anderen Fällen außer der Lungenkompression Herz und Mediastium nach der anderen Seite verdrängt:* Meist war ein infizierter Hämothorax oder ein infizierter Hämopneumothorax die Ursache davon. Der Rat, den *Jehn-Nägeli* (42, S. 320) zu einem aktiveren Vorgehen bei Verdrängungserscheinungen geben, kann auf Grund dieser Befunde sicherlich nur unterstrichen werden!

Bei Verdrängung der einen Lunge, sei es durch Kompressionsatelektase, durch Pneumothorax, Spannungspneumothorax oder pleurale Ergüsse zeigte sich häufig ein *vikariierendes Emphysem der anderen nichtkomprimierten Lungenteile.*

So zeigte z. B. die Sektion 327 schon nach 2 Tagen ein vikariierendes Emphysem der rechten Lunge bei Anspießung und Kompressionsatelektase der linken Lunge. Eine akute Lungenblähung bei Hämothorax und Halshämatom nach Durchschuß der rechten Lunge und Steckschuß eines Minensplitters am Hals fand sich ebenfalls nach 2 Tagen bei der Sektion 289, bei der sich außerdem links — hinten — unten ein weiterer Teil der übrigbleibenden Lunge durch Bronchopneumonie verlegt fand. Besonders stark ausgedehnt war die akute Lungenblähung auch bei der Sektion 839, bei der sich nach 10 Tagen *Blutaspiration in fast allen Lappen zeigte,* und zwar aus einer nur oberflächlich thrombosierten Lungenarterie, durch deren Ruptur infolge einer Schußkanalgangrän der sekundäre Verblutungstod entstanden war.

Stauung und Ödem in der stark geblähten unverletzten Lunge ergab nach 18 Krankheitstagen die Sektion 338, bei der die andere Seite stark komprimiert und atelektatisch war.

Nach 35 Tagen fand sich bei einem Rückenmarkschuß (Sekt. 373) mit schwerster Sepsis Blähung der unverletzten Lunge; auch bei der totalen, halbseitigen Kompression durch Empyem bei der Sektion 242 (40 Tage) und durch einen Seropneumothorax bei der Sektion 306 (54 Tage) war vikariierendes Emphysem der freien Lungenhälfte zu sehen.

Recht selten dürfte das interstitielle Lungenemphysem sein, das die Sektion 510 in geringem Umfange bei einer Lungenkontusion mit einigen kleinen Pleurarissen im Unterlappen zeigte. Es scheint hier die Luft in ähnlicher Weise in die Alveolarinterstitien eingedrungen zu sein wie bei dem gesondert abzuhandelnden Hautemphysem.

Durch die Kompression größerer Lungenteile wird vor allem auch der Druck im kleinen Kreislauf wesentlich erhöht, so daß es zu akuter Herzdilatation mit Erweiterung des rechten Ventrikels kommen kann. Auch völlige Herztamponade wurde gelegentlich durch eine besonders große Blutung und Spannungspneumothorax erzeugt.

f. Hämatome und Infarkte.

Hämatome der Lunge entstehen, wie der bereits zitierte Fall von *Borst* zeigt, aus parenchymatösen Spätblutungen mit kugelig gespannter Pleura. Zwei ähnliche Hämatome zeigte die Sektion 273 einen Tag nach der Verletzung mit Tangentialschuß und Aufriß des rechten Unterlappens, bei dem sich am wenig tangierten Mittellappen eine große subpleurale Blutbeule und eine gleiche am Oberlappen der gleichen Seite vorfand. Über die mehr oder weniger ausgedehnten Infarzierungen des Lungengewebes durch Kontusion und in der Umgegend der Schußkanäle habe ich schon bei der Besprechung der Schußkanäle und dem Kapitel über Kontusion berichtet. Daß sie sich bei Zerreißung der Lunge durch Rippenfragmente und bei Wunden am scharfen Lungenrand wegen der dabei oft nur schwer zum Stillstand kommenden Blutung oft besonders ausgedehnt fanden, wurde ebenfalls schon erwähnt.

Hämorrhagische Lungeninfarkte durch kollaterale Fluxion als Folge von arteriellen Gefäßverschlüssen zeigten sich sehr selten. Bemerkenswert waren die bei der öfters erwähnten Sektion München nach 57 Tagen als Folge einer multiplen Lungenarterienembolie nach Thromboendokarditis der rechten Pulmonalklappe aufgetretenen hämorrhagischen Infarkte.

Größere blutige Infarkte nach Gefäßverletzungen, besonders bei Mitverletzung größerer Lungenarterienäste, fanden sich öfters im Lungengewebe.

Besonders dann, wie *Borchard-Gerhardt* (7, S. 616) hervorheben, wenn der Schußkanal durch genügend dickes Lungengewebe, also entfernter vom Rande, geht; es liegt dann die Spitze nach dem Schußkanal zu, die Basis des Infarktteiles nach der Lungenfläche hin. *Borst* (8, S. 81) hat gelegentlich auffallend scharf begrenzte, auch annähernd keilförmige Infarkte gesehen und erklärt sich dieses Vorkommnis durch gleichzeitige Verletzung von Lungenarterien- und Lungenvenenästen. Wenn in einem solchen Falle der kollaterale artielle Zustrom einsetze, werde der Ausgleich durch die Unterbrechung der Lungenvenenbahn gestört und unmöglich gemacht.

Auch *Beitzke* (5, S. 736) hat typische hämorrhagische Infarkte nach Lungenschüssen häufig gesehen. In einem Fall saßen sie um einen Schußkanal durch den Mittellappen herum wie die Blätter an einem Stiel, die Spitze am Schußkanal, die Basis jeweils an der Lungenoberfläche. *Beitzke* weist dabei besonders darauf hin, daß diese keilförmigen Infarkte eine eigenartige Bedeutung für die Heilung des Schußkanals haben. Die Granulationswucherung in der Lunge gehe vorzugsweise von solchen Stellen der Schußkanalswand aus, wo noch durchgängige kleinere Gefäße vorhanden waren; sie fehlte aber dort, wo hämorrhagische Infarkte unmittelbar an den Schußkanal anstießen, so daß also nach seiner Annahme *viele typische, hämorrhagische Infarkte in der Umgebung eines Schußkanals seine Vernarbung erheblich verzögern.*

g. Thrombose.

Thrombophlebitis, wie sie *Schmidt* (71, S. 1246) an der Vena subclavia und jugularis zusammen mit Endokarditis nach einem Mediastinalschuß mit Verletzung der Vena cav. sup. gesehen hat, wurde nicht beobachtet.

Thromboendokarditis fand sich einmal 57 Tage nach einem Steckschuß des Pulmonalarterienstamms (Sektion München); ein anderes Mal fand sich ein frischer Thrombus mit Nachblutung nach 30 Tagen bei einem Abschuß beider Mammariae internae.

Partielle Thrombose an der Wand der Vena cava ergab ein Brust-Bauch-Steckschuß mit Lungendurchschuß (Sekt. 1110), der am 4. Krankheitstag durch Vereiterung seines Leberschußkanals verstarb; dicht bei der Thrombose fand sich als Ursache eine Abszeßhöhle mit dem Splitter und Kleiderfetzen darin.

Septische Thromben fanden sich öfters erwähnt. Einmal am 8. Krankheitstag wurden bei Sepsis nach einem Leber-Pleura-Schuß (Sekt. 827) solche kleine Thromben im linken Herzrohr gefunden und Embolie davon mit Infarkt der Herzwand im Ramus desc. der rechten Kranzarterie. Mehrere Male zeigten sich Thrombosen in den Armvenen und der Ven. iliaca bei Extremitätenschüssen als Nebenbefund, hierbei fanden sich in der nur leicht verletzten Lunge oft Embolien davon. Nach Mitverletzung der Leber war eine Thrombose von Pfortaderästen bei der Sektion 684 zu sehen:

In der rechten durchschossenen Pleura Blut, Luft und trübes Exsudat, die rechte Lunge komprimiert und mit Exsudat bedeckt; in den Lungen Hypostase und Ödem. Beginnende diffuse Peritonitis. Rechter Leberlappen mit dem Zwerchfell verklebt, im Zwerchfell rechts ein über faustgroßer Defekt am hinteren Ansatz. In der Leber (im rechten Lappen) eine gewaltige zerfetzte Wunde von mißfarbigem, grünlichem Aussehen, bereits nekrotische Zonen in der Wandung dieser Wundhöhle, auch weiter entfernt fahlgelbe Nekrosen des Lebergewebes, die nekrotischen Zonen bis zu 2 cm breit. Thrombose von Pfortaderästen in der Umgebung der Leberwunde.

h. Embolien.

Daß vor allem auch *Lebervenen-Thrombosen* nach derartig schweren Pleura-Leber-Durchschüssen leicht zu *Lungenembolien* führen und durch klinische Lungenerscheinungen die Verletzung eines Lungenlappens vortäuschen können, ist verständlich. Vor allem, wenn man die erwähnten gelegentlichen Angaben von Lungenverletzungen ohne Lungenerscheinungen beachtet, die noch durch *Borchard-Gerhardt* (7, S. 620) dahin ergänzt werden, daß auch oft bei sicheren Lungenschüssen nur geringe blutige Beimengungen des Sputums beobachtet werden. Daß ferner bei Verletzungen der Lunge das Sputum oft in eine rostbraune, zuweilen gelbliche Verfärbung übergeht oder zuweilen auch weißlich-schaumiges Aussehen bekommt, also ödemartig wird.

Ein ähnlicher Fall von Embolie des Stammes der Lungenarterie, ausgehend von Thromben der rechten Vena iliaca communis bei Brust-Bauch-Schuß, wurde von *Beitzke* (5, S. 735) in seinem Fall 10 beschrieben.

Auch Geschoßembolien waren des öfteren bei Mitverletzung der großen Thoraxgefäße im Gefäßsystem der Lunge zu beobachten:

Die Sektion 601 zeigte z. B. die Verschleppung eines solchen Minensplitters in den Pulmonalarterienbaum bei Steckschuß des Pulmonalarterienstammes. Die Sektion 90 ergab eine Embolie eines Minensplitters in eine Pulmonalarterie des Unterlappens bei Herzschuß nach Durchschuß des gleichen rechten Unterlappens, in dem sich sodann das Geschoß wiederfand!

Daß derartige Embolien von Geschossen, vor allem, wenn sie bei Verletzung der zentripetalen Blutbahn das Geschoß dem Herzen zuführen, stets wegen der Gefahr der Thrombenbildung und der Embolie in besonders lebenswichtigen Organe eine schwere Gefahr bedeuten, haben *Borchard-Gerhardt* (7, S. 667) hervorgehoben. Sie führen dabei einen Fall von *Wischnewsky* an, bei dem noch 4 Jahre nach der Verletzung mit Verbleiben des Fremdkörpers im Herzen der Tod an Perikarditis und Zirkulationsstörung eintrat.

Einen solchen Einschuß in die obere Hohlvene am Herzbeutelansatz mit Durchschuß der Vorhofsscheidewand und Embolie der Kugel an der Teilungsstelle der Aorta in die linke Art. iliaca mit einem wandständigen, nichtobturierenden Thrombus an dieser Stelle zeigte die Sektion 339 nach einem Durchschuß des rechten Oberlappens durch Schrapnell. Der Tod erfolgte am 5. Tage nach der Verletzung durch Verblutung aus der verletzten Hohlvene.

Embolien von Lebergewebe in die Lunge bei Mitverletzung der Leber, wie sie *Borchard-Gerhardt* (7, S. 616) beschreiben, fand sich bei keinem der sezierten Lungen-Leber-Schüsse, auch kein Fall sicherer *Gehirnembolie* durch Thromben aus der verletzten Lunge, wie sie *Baumgarten* (4, S. 177) nach einem Lungen- und Herzstreifschuß beobachtete.

Mehrfach zeigte sich jedoch Fettembolie der Lunge, die auch *Beitzke* (5, S. 735) bei 3 seiner 14 Lungenschußsektionen beschrieben hatte. *Beitzke* hatte sie 2mal nach gleichzeitiger Schußfraktur des Oberarms und einmal nach Schußfraktur der Scapula gesehen.

Die Sektion 1050 zeigte z. B. nach eintägiger Krankheitsdauer bei einem Durchschuß des Unterlappens der rechten Lunge starkes Ödem aller Lungenlappen, besonders beidseitig in den Unterlappen. Durch die den Brust-

steckschuß verursachende Fliegerbombe waren gleichzeitig beide Unterschenkel frakturiert und mehrfach verletzt worden, mikroskopisch zeigte sich in den Lungen eine ausgedehnte Fettembolie. Auch bei der im Kapitel über Knochenspießung schon erwähnten Sektion 751 nach Quetschung des Brustkorbs durch einen Eisenbahnunfall mit Fraktur des linken Oberarms sowie eines Schlüsselbeins und Zertrümmerungsfraktur des Beckens, fand sich eine ausgedehnte Fettembolie der Lungen.

4. Aseptische Verletzungsfolgen.

Die wichtigsten aseptischen Folgen von Pleuraverletzungen sind das *Eindringen von Luft in die Pleurahöhle* mit dem oft dadurch entstehenden Eindringen von Luft in das Unterhautzellgewebe (Hautemphysem), das *Eindringen von kleineren oder größeren Blutmassen in die Pleurahöhle* mit ihren Folgen für die Lunge selbst und die *Reaktion der Pleura-Serosa auf diese Reize* durch trockene Fibrinabscheidungen auf den Pleurablättern sowie entzündliche Ergüsse in die Brustfellhöhlen.

a. Pneumothorax, Hautemphysen und Mediastinalemphysem.

Pneumothorax fand sich isoliert nur bei 15 Sektionen verzeichnet. Er entsteht durch das Eindringen von Luft, entweder durch die Schußkanäle der Brustwand und des Zwerchfells oder durch mitverletzte größere Bronchien einer Lungenwunde in die sonst fest aneinander haftenden Blätter der Pleura costalis und visceralis.

Ein doppelseitiger offener Pneumothorax führt wohl in den meisten Fällen unmittelbar zum Tode. Den seltenen Fall *Borchard-Gerhardts* (7, S. 627), daß ein doppelseitiger offener Pneumothorax durch baldiges Verkleben von Bajonettstichkanälen zu einem geschlossenen wurde und dadurch noch längere Zeit am Leben blieb, habe ich im Kapitel über Stichverletzungen erwähnt. Meist aber erfolgt dabei der Tod schon auf dem Schlachtfeld entweder durch Erstickung oder ganz plötzlich durch *»Pleura-Schock«:*

Die Sektion (372) zeigte einen solchen Fall, der nach einem Steckschuß im linken Pleuraraum mit Tangentialschuß des Zwerchfells bei einer Probelaparotomie und Nephrektomie anscheinend durch zu plötzliches Eindringen von Außenluft den Schocktod starb und bei dem auch die Sektion keinerlei sonstige Todesursache erkennen ließ.

Borchard-Gerhardt (7, S. 626) führen diese plötzlichen Todesfälle auf Vagusreizung zurück und weisen auf S. 619 darauf hin, daß der einzelne Mensch auf das nicht zu unterschätzende plötzliche Eindringen von Luft ganz verschieden reagiert und daß vor allem im Kriege vorausgegangene Strapazen seine Widerstandskraft dagegen außerordentlich vermindern. Als eine besonders interessante Folge bei Pneumothorax hat *Toenissen* (77, S. 90) die *okulopupilläre Trias im Sinne des sympathikoparetischen Hornerschen Komplexes* bei einseitigem Pneumothorax auf der Seite der Verletzung gesehen und glaubte diese Erscheinung auf eine gleichzeitige okkulte Schußverletzung des Sympathikus oder seiner Wurzeln aus dem 8. Zervikalsegment zurückführen zu müssen.

Borchard-Gerhardt (7, S. 622) zitieren ebenfalls diese *Toenissensche* Beobachtung, lassen es aber dahingestellt, ob sie auf eine Sympathikusverletzung zurückzuführen ist und betonen, daß diese Trias schnell zu schwinden scheint, bei ihrem Vorhandensein aber immer für eine intrathorakale Verletzung spricht. Auch ich glaube, daß das Entstehen dieses Symptomenkomplexes mit Pupillenverengerung usw. im Sinne des positiven Horner wohl ebenso auf einen besonders starken *Vagusreiz durch allzu plötzlich entstehenden Pneumothorax* zurückgeführt werden kann, wie auf eine nicht nachgewiesene Sympathikusparese. Daß ferner die Schock-Todesfälle bei isoliertem Pneumothorax die Vagusreizätiologie der erwähnten okulopupillären Trias für wahrscheinlicher erscheinen lassen!

(Daß auch *Sauerbruch* bei Pneumothorax gelegentlich ausgesprochenen *Vaguspuls* beobachtete, der für Stunden bestehen blieb, sich auffallend voll, kräftig und leicht verlangsamt zeigte und über die Schwere des Zustandes so lange hinwegtäuschen konnte, bis dann auf einmal das Schnell- und Kleinwerden die bestehende Gefahr ankündigt, haben schon *Borchard-Gerhardt* (7, S. 648) betont: Sie heben ebendort hervor, daß im allgemeinen bei Pneumothorax der Puls in der Regel jedoch nicht vagisch, sondern beschleunigt und durch die Schockwirkung klein und zuweilen etwas unregelmäßig ist.)

Nach unserem Sektionsmaterial ist ein *aseptischer offener Pneumothorax* ein sehr seltenes Vorkommnis. Geschlossener Pneumothorax, vor allem in Verbindung mit Hämo- und Pyothorax, war weit häufiger zu sehen. Wohl schon deshalb, weil sich einerseits die Weichteilwunde besonders bei etwas schrägerem Verlauf schnell aneinanderlegt und so einen provisorischen Verschluß herbeiführt, andererseits weil schließlich ein großer Teil der breiten Thoraxöffnungen mit offenem Pneumothorax tot auf dem Schlachtfeld bleiben. Die Luft im geschlossenen Pneumothorax scheint sich sehr bald wieder zu resorbieren. *Gerhardt* (20, S. 1670) hat bei 450 Lungenschüssen ebenfalls nur 26mal neben dem Hämothorax deutliche Zeichen von Pneumothorax (ohne Infektion!) gesehen; nach 1 bis 3 Wochen war bei diesen Fällen nichts mehr von der Luft nachzuweisen. Daß aber der Pneumothorax recht häufig die Infektion des Hämothoraxblutes befördert, scheint nach den Angaben fast aller Autoren festzustehen.

Einen solchen Pyopneumothorax nach weiter Brustaufreißung zeigte z. B. die Sektion (244). Einen offenen Pneumothorax nach (oder trotz?) operativer Ausschußerweiterung zeigte der gleichfalls mit Infektion und Sepsis nach 11 Tagen verstorbene Tote der Sektion 34.

Jehn-Nägeli (42, S. 315) zitierten die Angaben *Nötzels*, daß der Pneumothorax die Brusthöhle im höchsten Maße zur Infektion disponiert, daß ferner nicht nur der totale, sondern auch der partielle Pneumothorax diese Wirkung hat.

Der natürliche, nicht traumatisch verursachte Pneumothorax, über dessen Spontanheilung und alsbaldige Resorption *Rieder* (64, S. 249) an Hand interessanter Röntgenbilder berichtet, entsteht nach dessen Angaben meist durch Durchbruch eines kleinen Tuberkelherdes in der Nähe der Pleura, seltener durch Platzen einer subpleuralen Emphysemblase oder Ruptur einer bronchiektatischen Kaverne. In gleicher Weise kann der traumatische Pneumothorax außer seiner primären Entstehungsform von außen nach einer mehr oder weniger breiten Thoraxöffnung auch sekundär durch eine *Bronchialbaumverletzung* oder durch *Eiterarrosion* und *geplatzte Emphysemblasen* entstehen. Daß die Eröffnung eines größeren Bronchus durch einen Lungenschuß stets als ein entschieden gefahrdrohendes Ereignis zu betrachten ist, sowohl mit Rücksicht auf den dauernd offenen Pneumothorax wie auch wegen der dauernd erhöhten Infektionsgefahr, hat schon *Klebs* (45, S. 83 und 84) betont.

Bei *Pneumothorax von der Lunge aus* unterliegen auch die Blutergüsse der Pleura besonders leicht der Infektion, wie dies *Toenissen* (77, S. 90) bei Fällen nachgewiesen hat, bei denen der Pneumothorax stets nach außen geschlossen und Einschuß wie Ausschuß in gutem aseptischen Zustand waren.

Daß das Zustandekommen schon des geschlossenen Pneumothorax das Krankheitsbild stets ernst gestaltet, darauf hat bereits 1914 *Prinz Ludwig Ferdinand von Bayern* (56, S. 2317) hingewiesen; daß aber vor allem jeder offene Pneumothorax, abgesehen vom sofortigen Tod durch Pleuraschock, prognotisch außerordentlich ungünstig zu beurteilen ist, geht wohl am klarsten aus den Ausführungen von *Jehn-Nägeli* (42, S. 314 und 326) über das *Mediastinalflattern* als Todesursache bei offenem Pneumothorax hervor:

Bei unserem Material fand sich ebenfalls mehrfach ein offener Pneumothorax als Mitursache des Todes, so einmal am 11. Tage bei der Sektion (120) nach Erweiterung der schweren Brustwandverletzung und Pyopneumothorax; ebenfalls am 11. Tage bei der Sektion 34 nach Erweiterung der Ausschußwunde durch Operation und bei croupöser Pneumonie beider Unterlappen. Auch bei der Sektion (244) nach 12 Tagen zeigte sich bei großem Defekt der 5. Rippe ein Pyopneumothorax mit basaler Kompressionsatelektase und Tod an Marasmus.

Der Pneumothorax kann sekundär auch erst nach vielen Monaten nach der Lungenverletzung entstehen, wie in dem von *Gerhardt* (21, S. 1164) mitgeteilten Fall, bei dem nach über einem Jahr durch ein latentes Empyem ein Bronchus eröffnet und ein Pneumothorax verursacht wurde. Der Pneumothorax scheint im allgemeinen in den Heimatlazaretten recht selten zu sein, wie aus der Literatur zu ersehen ist: Während *Jehn-Nägeli* (42, S. 383) unter ihren etwa 400 Thoraxverletzungen im Kriegsgebiet 191 Lungenschüsse mit geschlossenem Hämopneumothorax und 34 mit offenem Pneumothorax zählten (im ersten Falle mit 11,5%, im zweiten Fall mit 26,4% Mortalität), wurde der Pneumothorax von *Weis* (82, S. 887) in den Heimatlazaretten verhältnismäßig selten gesehen. Zumeist wohl, weil er bald resorbiert war, wie auch von *Gerhardt* berichtet wurde. *Weis* hebt auch die große Infektionsgefahr des Hämothorax bei Anwesenheit von Pneumothorax hervor und betont ebenfalls den Wert von Bluterguß und Pneumothorax als Heilfaktoren durch Ruhigstellung der verletzten Lunge.

Schließlich sei noch auf die Herstellung des *künstlichen Pneumothorax gegen Blutungen aus der verletzten Lunge* hingewiesen, die *Pauchet* (62), S. 1255) empfohlen hat; ein immerhin gefährliches Hilfsmittel, wenn man die erhöhte Infektionsgefahr des Hämothorax bei gleichzeitigem Pneumothorax bedenkt!

Bronchialfisteln, wie bei *Jehn-Nägeli* (42, S. 312) verzeichnet sind, wurden nicht gefunden. Sie kommen sowohl durch die Verletzung selbst wie auch sekundär als Folge eines späteren infektiösen Lungenherdes vor und sind vor allem beim Fehlen von Pleuraverwachsungen oft die bronchogene Entstehungsursache von Pneumothorax (vgl. den natürlichen Pneumothorax). Sie geben häufig Anlaß zur Infektion der Pleura und der darin befindlichen Blutreste und verzögern dadurch die Heilung (*Borchard-Gerhardt* 7, S. 640).

Haben sich an den Thoraxschußstellen oder an der verletzten Pleura visceralis »ventilartig wirkende Lungenfetzen« (*Borst*, 8, S. 83) gebildet oder war durch einen schrägen Thoraxdurchschuß (*Borchard-Gerhardt*, 7, S. 626) ein Schußkanal entstanden, bei dem die Costalpleura zusammen mit der inneren Muskelschicht einen auf erhöhten Innendruck zuklappenden Ventilverschluß bilden, so entsteht ein *Spannungspneumothorax.* Er kann durch schwere Atmungsbehinderung und durch Mediastinalverdrängung lebensbedrohend werden, wenn nicht rechtzeitig operativ eingegriffen wird. Auch durch gasbildende Verjauchung eines zersetzten Hämothorax kann sich ein solcher Gasspannungspneumothorax bei bereits verklebten Thorax- und Bronchienverletzungen entwickeln (*Jehn-Nägeli*, 42, S. 311).

Die Sektion 282 zeigte 16 Tage nach einem Granatsteckschuß der rechten Rückenseite einen derartigen Spannungspneumothorax: Der Einschuß rechts hinten über dem Unterlappen der rechten Lunge ist vernarbt. Verdrängung des rechten Zwerchfells und der Leber nach unten, des Herzens nach links. *Spannungspneumothorax rechts.* Über 2 Liter jauchigen Exsudats (hämorrhag.) in der rechten Pleurahöhle. Völlige Kompression der rechten Lunge. Granatsplitter im rechten Unterlappen, am unteren Ende eines langen Schußkanals. Am Einschuß in die Lunge ventilartig durch Pleuralamelle überdecktes Loch (Ventilpneumothorax). Oedem und Hypostase der linken Lunge. Geringe fibrinöse Perikarditis. Herzmuskeldegeneration. Stauungsorgane.

Jehn-Nägeli (42, S. 382) beschreiben eingehend den klinischen Befund und die chirurgische Therapie bei einem geheilten Patienten mit dieser wohl seltenen Komplikation. Die große Gefahr des Ventil- oder Spannungspneumothorax liegt in der meist tödlich verlaufenden *Mediastinalverdrängung.* Auch *Tiegel* (76, S. 922) empfiehlt daher seine alsbaldige Beseitigung durch einen Ventildrain. Wie beim Spannungspneumothorax entsteht auch bei allen anderen Formen des geschlossenen Pneumothorax mit sich vermehrenden Flüssigkeitsmengen, wie Hämopneumothorax, Seropneumothorax und Pyopneumothorax, die Gefahr der Mediastinalverdrängung, die bereits im Kapitel über den Hämothorax eingehend besprochen wurde.

Die Mitverletzung größerer Bronchien sowie manche Formen von Pleurawunden bedingen außer Pneumothorax mit oder ohne Überdruck manchmal in selten starkem Maße das die Lungenschüsse so häufig begleitende *Emphysem der lockeren Zellgewebe des Thorax* (*Borst*, 8, S. 83). Luft dringt dabei von der Lungenwunde ausgehend in die subpleuralen, mediastinalen, intermuskulären und subkutanen Bindegewebslager und kann sich oft über große Strecken des Thorax und Halses verbreiten. Es kann nach *v. d. Velden* (80, S. 95) oft recht bedrohliche Grade erreichen und besonders im Mediastinum zu Herzverdrängung und Schluckbeschwerden führen. Auch bei unseren Sektionen wurde relativ häufig Hautemphysem in verschieden großem Umfange beobachtet:

Nach 8 Tagen zeigte die Sektion 340 ein Emphysem der ganzen Rückenhaut bei Unterlappen-Durchschuß mit Eröffnung eines Hauptbronchus. Nach 10 Tagen fand sich bei der Sektion 839 Hautemphysem fast am ganzen Körper mit Mündung eines großen Bronchus in einen Gangränherd und Blutaspiration nach Gefäßruptur, sowie mächtigem akuten Lungenemphysem. Nach 16 Tagen noch wies die Sektion 835 (Artillerie-Rückenschuß mit Verletzung der Leber, der rechten Niere und Lunge) Hautemphysem auf bei einem galligen Hämopneumothorax mit ausgedehnter fibrinöser Pleuritis, Kompression der ganzen Lunge und Verdrängung des Mediastinums nach links.

Ein Emphysem unter dem Peritoneum bis in den Hodensack zeigte ferner der Brust-Bauchschuß der Sektion 819 mit unbekanntem Verwundungsdatum, bei dem nur ein Durchschuß der Weichteile dicht beim kleinen Einschuß in die Axillarlinie am Rippenbogen und Kontusion des Zwerchfellansatzes mit ausgedehnter Blutung in demselben ohne größere Zerreißung und *ohne Lungenverletzung* festgestellt worden war.

Daß ein solches Hautemphysem am Thorax und natürlich auch in dessen Nachbarschaft durch Ansaugen der äußeren Luft auch ohne Pleuraverletzung vorkommt, das haben schon *Borchard-Gerhardt* (7, S. 627) betont, die derartige Hautemphyseme ohne Pneumothorax und ohne Rippenverletzung bis zu 4 Wochen nach der Verletzung beobachtet haben. Daß es auch ohne gleichzeitige Rippenverletzung vorkommt, wie *Böttner* (6, S. 92) im Gegensatz zu dem von ihm zitierten *Hildebrandt* behauptete, wird auch durch unsere Sektionen nachgewiesen.

Die schwersten Folgen auf den Kreislauf hat begreiflicherweise das erwähnte *Mediastinalemphysem*. Nach *Borchard-Gerhardt* (7, S. 627) entsteht es, wenn gleichzeitig eine Verletzung der Mediastinalblätter und eine Zerreißung größerer Bronchien, besonders in der Nähe des Hilus, besteht. Es ist kenntlich an einer polsterartigen Anschwellung des Halses oberhalb des Jugulums, wo auch *Tiegel* (76, S. 922, mit Bild eines derartigen Emphysems) die von ihm zur Entleerung des Mediastinalemphysems empfohlene Saugglocke anzusetzen rät. *Borchard-Gerhardt* (7, S. 633) raten dagegen mehr zur Thorakotomie, da dabei gleich eine Drainage des Throrax angeschlossen werden kann. Bei einem Haut- und Mediastinalemphysem haben sie am Jugulum durch Bogenschnitt die tiefe Faszie durchtrennt und durch Eingehen mit den Fingern die Luft in großen Blasen entleeren können. Die chirurgischen Einzelheiten der beiden Verfahren sind im Original nachzulesen. Einen besonders gelagerten Fall von Mediastinalemphysem mit den Erscheinungen eines Spannungspneumothorax, bei dem sich autoptisch als Ursache der Durchschuß eines Bronchus 2. Ordnung im linken Oberlappen feststellen ließ und die Luft durch das peribronchiale Bindegewebe zum Mediastinum hinaustrat (unterstützt durch Preßatmung), beschrieb *Jehn* (41, S. 398).

Ein ebenfalls bemerkenswert starkes Mediastinalemphysem zeigte unsere Sektion 685 eines tot eingelieferten Magensteckschusses, dessen Protokoll hier auszugsweise wiedergegeben sei:

Fünfmarstückgroßer Einschuß unterhalb der 6. Rippe vorne in der Parasternallinie links, 7., 8. und 9. Rippe hier an ihrem knorpeligen Teile gebrochen. Reichlich Blut in der Bauchhöhle, Bauchfell diffus gerötet, Exsudat auf den Darmschlingen. Ein kleines Loch am Milzknie des Dickdarms, großer Defekt am vorderen Ansatz der linken Zwerchfellhälfte. Massig Blut, vermengt mit Mageninhalt in der linken Pleurahöhle. Linke Lunge komprimiert, die linke Pleura entzündet, *schweres Emphysem des ganzen Mediastinums.* Großer Defekt an der großen Kurvatur des Magens, die Schleimhaut am Rand der Magenwunde halskrausenförmig prolabiert, kein Ausschuß aus dem Magen, Splitter wahrscheinlich mit dem Darminhalt abgegangen. Mächtige Lungenstauung.

b. Serofibrinöse Pleuritis.

Pleuritis zeigte sich etwa in einem Drittel der sezierten Fälle: Seröse und fibrinöse Pleuritis kann zum Hämothorax dazutreten und wird von ihm durch Kontrolle des spezifischen Gewichtes unterschieden. Die Pleuritis der verletzten Seite kann gelegentlich auch eine Pleuritis der anderen unverletzten Seite nach sich ziehen; wie *Gerhardt* (20, S. 1669) glaubt, durch Übertragung des Entzündungsreizes über die Bronchien und nicht direkt durch das Mediastinum. Er berichtet außerdem, daß der Pleuraerguß nur selten in 1 bis 2 Wochen resorbiert werde, meistens aber einen bis mehrere Monate anhalte. Auch bei unseren Sektionen fand sich sowohl seröse wie fibrinöse Pleuritis oft bereits wenige Tage nach der Verletzung wie auch noch bei den Sektionen nach vielen Wochen. Die Hauptzeit der nichteitrigen Pleuritis scheint aber doch die 2. bis 3. Woche zu sein, in der sich relativ am häufigsten Pleuraexsudat, meist mit fibrinöser Pleuritis fand.

Schon *Borst* (8, S. 62) hat bereits darauf hingewiesen, daß die *plastische Entzündung* (Organisation) *der Pleura durch geronnene Blutmassen erregt wird,* wenn der Hämothorax ohne Infektion bleibt. Durch diese Organisation entstehen häufig Verdickungen und Verwachsungen der beiden Pleurablätter, vor allem auf der Seite der verletzten Lunge:

Die Sektion 136 zeigte bereits am ersten Tage nach der Verletzung eine beginnende, fibrinöse Pleuritis. Auch bei der Sektion 673 fand sich schon am 1. Tag viel Fibrin auf der Pleura, dabei wenig Blut und trübes seröses Exsudat. Mancher dieser Fälle wäre wohl später im Empyem übergegangen.

Am 2. Tag zeigte die Sektion 532 auf der Visceralpleura der rechten verletzten Seite etwas Fibrin, die einzelnen Lungenlappen waren hier untereinander bereits mit Fibrin verklebt. Nach 6 Tagen fand sich bei der Sektion 161 ein Durchschuß des rechten Unterlappens mit fibrinöser Pleuritis rechts, Pyopericard (Minensplitter steckte im Herzbeutel) und eine *fibrinöse Pleuritis auch der linken unverletzten Seite.* Hier dürfte der Entzündungsreiz wohl unmittelbar durch das infizierte Pericard fortgeleitet worden sein. Gelegentlich fand sich fibrinöse Pleuritis auch als Folge einer Bronchopneumonie der unverletzten Seite. Wie z. B. bei der Sektion 784 nach 6 Tagen und bei der Sektion 1014, bei der sich nach 10 Tagen eine beginnende fibrinöse Pleuritis bei Bronchopneumonie der unverletzten linken Seite fand, während rechts auf der Seite der Lungenverletzung ein Empyem mit Kleiderfetzen im Abszeß der Einschußstelle vorhanden war.

Daß vor allem eitriges Exsudat gelegentlich besonders starke fibrinöse Pleuritis verursacht, sei hier nur kurz erwähnt, da es im Abschnitt über Pleurainfektion noch näher ausgeführt wird.

So zeigte z. B. die Sektion 899 nach 13 Tagen bei einem Pyopneumothorax riesige Fibrinmassen dieser Pleura. Nach 16 Tagen fand sich bei der Sektion (51) eine mächtige, serofibrinöseitrige Pleuritis links mit Kompression der Lunge sowie eine trockene fibrinöse Pleuritis rechts bei bestehender fibrinöser Bronchitis rechts und geringer Bronchopneumonie links. Es war hierbei die Lunge nirgends verletzt, die Brustwand jedoch durch einen Tangentialschuß der linken Seite aufgerissen.

Diese mächtige fibrinöse Abscheidung, die zu dicken, filzigen Fibrinmassen werden kann, haben auch *Jehn-Nägeli* (42, S. 376) in einem sezierten Falle beschrieben, in dem sich um eine total atelektatische Lunge herum ein ausgedehnter Fibrinpanzer und darin multiple flüssige Exsudate fanden. Sie weisen darauf hin, daß hierbei außer der tödlichen Hämoptoe die Vielkammerigkeit des Exsudates von besonderem klinischen Interesse ist.

Das serofibrinöse Pleuraexsudat war des öfteren auch gallig gefärbt *(Cholothorax),* wie bei der Sektion 994 nach Durchschuß des rechten Komplementärraumes und der Leber.

Die *trockene Pleuritis,* die *Toenissen* (77, S. 89) ebenso wie die *diffuse Pleurareizung* nach Lungenschüssen beschrieben hat, fand sich selten bei unseren Sektionen, bei denen fast stets außer der fibrinösen Ausscheidung ein seröses Exsudat vorhanden war. *Dieses seröse Exsudat fand sich jedoch oft in großen Mengen:*

So bei der Sektion 430 fand sich nach 10 Tagen 2 Liter leicht blutig gefärbtes Pleuraexsudat bei einer Mediastinitis, Pericardexsudat und Halssteckschuß mit fibrinösen Verwachsungen gegen die verletzte Pleurakuppel Auch die Sektion 282 zeigte bei Spannungspneumothorax über 2 Liter jauchigen, hämorrhagischen Exsudats.

Gerhardt (20, S. 1671) verlangt deshalb, daß die Pleuritis nach Brustschüssen von der 2. Woche ab nach den für die seröse Pleuritis gebräuchlichen Regeln behandelt werde und daß stationäre, besonders aber Restexsudate demgemäß punktiert werden sollen. Meist wohl hat ja die Scheu vor zu früher Punktion eines blutigen Ergusses sicherlich ihre Berechtigung; *denn zu frühe Punktionen hatten auch hier oft Nachblutungen zur Folge!* Aber nach Ablauf der ersten Woche ist wohl die starke Schwartenbildung nach Exsudaten die größere Gefahr für die Funktion der meist stark komprimierten Lunge. Auch der allzulang anhaltende Hämothorax hat ja meist die gleichen Folgen der Schwartenbildung, worauf *Borst* (8, S. 82) hingewiesen hat. Über die Klinik der Pleuritis nach Lungen- und Pleuraverletzungen haben *Borchard-Gerhardt* (7, S. 623) ausführlich berichtet. Sie weisen vor allem darauf hin, daß die Hauptgefahr der Verblutung beim Hämothorax am 2. oder 3. Tag überwunden ist und daß das Anwachsen des pleuralen Ergusses schon am 2. oder 3. Tag nicht mehr durch eine Blutung selbst bedingt zu sein braucht. Auch sie weisen darauf hin, daß die Pleuritis sicca nur eine geringe Rolle spielt und daß die seröse und fibrinöse Pleuritis, die sich in der Mehrzahl der Fälle den Pleurablutungen anschließt, eine weit größere praktische Wichtigkeit hat.

Die *Pleuraverwachsungen,* die schon kurz nach der Verletzung in Form von fibrinösen Adhäsionen bei günstigen Verhältnissen die Pleurahöhle abzuschließen pflegen, sind bei allen Lungenverletzungen in wechselnder Ausdehnung zu beobachten:

Schon nach 2 Tagen zeigte die Sektion 512 bei einer Anspießung der rechten Lunge die Lunge mit Fibrin bedeckt und ausgedehnte bindegewebige Adhäsionen an der Stelle der Pleuraeinrisse. Nach 6 Tagen wiesen die Sektionen (34) und 908 bereits feste fibrinöse Verwachsungen über Unterlappenkontusionen auf. Die Sektionen 570 und 463 zeigten am 24. und 25. Tage feste Verklebungen und Verwachsungen des durchschossenen Komplementärraumes; so daß bei letzterer die Resektion der 10. Rippe trotz Empyem mit Sepsis nicht in die vereiterte Pleurahöhle gelangen konnte.

Wie schon oben erwähnt, können die Pleuraverwachsungen durch *Absackung von Exsudaten* des öfteren auch ein günstiges Hindernis für das Fortschreiten von Infektionen darstellen. So haben z. B. *Borchard-Gerhardt* (7, S. 638) bei Einschüssen mit Rippensplitterung große Abszesse der Brustwand sich ohne Infektion der Pleurahöhle entwickeln sehen. Die baldigen Verklebungen der beiden Pleurablätter verhinderten hier oft den Fortschritt der Infektion. Die beiden Autoren warnen daher, diese Verklebungen zu früh zu stören, da sonst gewöhnlich sehr schwere Pleurainfektionen auftreten.

Pleuraverwachsungen haben jedoch andererseits, abgesehen von der Retraktion der Lunge durch Schwartenbildung, auch mannigfache nachteilige Spätfolgen.

So berichtet *Seitler* (74, S. 7) von der Gefahr der Pleuraverwachsungen für spätere Tuberkulosen.

Moritz (59, S. 739) und *Hofbauer* (38, S. 55) schildern die Folgen von Zwerchfelladhäsionen, durch welche oft starke Zerrungsbeschwerden vor allem beim Liegen auf der verletzten Seite eintreten. *Kaminer* und *Zondek* (43, S. 668) haben ferner Pleuraverwachsungen als Ursache von Beschwerden gesehen, die unter dem klinischen Bild der Herzneurose auftraten.

Die Hauptgefahr der fibrinösen Pleuritis ist jedoch die bereits mehrfach erwähnte funktionshindernde *Pleuraschwarte*. In gleicher Weise, wie erst nach langer Zeit ausheilende Empyeme, führt sie zur *Induration der Lunge* infolge der andauernden Kompressionsatelektase und zu Schrumpfungsdeformitäten des Thorax (*Borst,* 8, S. 83).

Die so entstehenden Thoraxeinziehungen sucht *Gerhardt* (20, S. 1669) durch künstlichen Pneumothorax und *Frankenburger* (14, S. 536) durch Frühpunktion und Lungengymnastik zu vermeiden.

Konjetzny (50, S. 426) führt das Auftreten dicker Pleuraschwarten bei stark komprimierten und kollabierten Lungen auf eine *angioplastische Pleuritis* mit langdauernder blutiger Exsudation zurück, die er Pleuritis hämorrhagica chronica productiva nennt und bei der er ebenfalls zu frühzeitiger Punktion rät. Auch bei unseren Sektionen wurde häufig eine mächtige Pleuraschwarte beobachtet, meist jedoch nur nach infektiösen Ergüssen (siehe nächstes Kapitel).

Daß jedoch auch aseptische Butgerinnsel, deren Volumen oft sehr groß ist, *durch einsprossendes Granulationsgewebe und narbige Retraktion zu derben Schwarten umgewandelt* werden können, hat *Beitzke* (5, S. 735) berichtet. Auch *Borst* (8, S. 82) schreibt, daß man oft nach vielen Monaten noch Reste der übrigbleibenden, geronnenen Blutmassen findet, die zwischen den verdickten und oft vielfach miteinander verwachsenen Pleurablättern liegen.

Die *Retraktion der Lunge mit Thoraxeinziehungen* und Nachschleppen der betreffenden Brustseite entsteht manchmal schon bei Ausheilung relativ kleiner Exudate (*Ehret,* 12, S. 557 und *Moritz,* 59, S. 739). *Gerhardt* (20, S. 1669) hat 11mal unter 360 Lungenschüssen ohne Pleurainfektion eine derartige Lungenretraktion durch Schrumpfung der betreffenden Brusthälfte mit Atembehinderung gesehen. Daß die Retraktion der Lunge an den ersten Tagen vor allem bei offenem Pneumothorax die Verblutungsgefahr verhindert, wurde bereits erwähnt. Gefährlich wird sie nur dann, wenn sie zur Umklammerung der atelektatischen Lunge durch Schwartenbildung und damit zur erwähnten Induration der Lunge führt.

Recht häufig fanden sich *alte Pleuraverwachsungen* bei unseren Sektionen; sie waren 36 mal, dabei 13 mal als doppelseitig angegeben. Öfters hatte eine derartige frühere Obliteration beider Pleurahöhlen eine Verblutung nach außen begünstigt, da die Lungenwunde nicht durch Retraktion komprimiert werden konnte. Auch *Arnold* (2, S. 37) hat solche alte Verwachsungen als Ursache besonders schwerer Lungenverletzungen angegeben. Obliteration der Pleurahöhlen mit teils flächenhaften und teils hämatomartigen Blutungen darin zeigten die Sektionen 751, 1071 und 1117, die alle nach 1 bis 2 Tagen ad exitum gekommen waren und meist Quetschung als Verletzungsursache hatten. Alte Pleuraobliterationen waren bei manchen Sektionen wohl mit die Ursache zu sekundären schweren, infektiösen Erkrankungen der schlechter durchlüfteten Lunge.

5. Infektion der Brustwand, Pleura und Lunge.

Nach *Borst* (8, S. 83) *ist die häufigste und wichtigste sekundäre Komplikation der Lungenschußwunden die Infektion der Pleura.* Auch *Hartert* (30, S. 199), der drei Faktoren, welche die Schwere der Lungenverletzungen ausmachen aufzählt, benennt

1. die Störung des Atemmechanismus durch Einströmen von Luft und Blut in die Pleura,
2. den Blutverlust und
3. den Eintritt der Infektion als wesentlichste Faktoren.

Die Häufigkeit des ersten Faktors läßt sich auch klinisch wohl nur schwer überblicken, da uns keine einwandfreie Statistik der Todesursachen der auf dem Schlachtfeld gebliebenen Brust- und Lungenschüsse zur Verfügung steht und sicherlich ein großer Teil von ihnen der primären Störung des Atemmechanismus zum Opfer fällt.

Der 2. und 3. Faktor scheinen nach der Verblutungstabelle I und nach der Sepsistabelle II unseres Sektionsmaterials etwa gleich groß zu sein. Den 102 Toten durch Verblutung stehen 106 Tote durch Sepsis gegenüber. Da jedoch die weitaus größte Mehrzahl der Verblutungstoten am Kampfplatz und in den allerersten Tagen danach zugrunde geht, während die Sepsistoten erst in der 2. und 3. Krankheitswoche ihre größte relative Häufigkeit erreichen, muß man sicherlich die Infektion und mit ihr die Sepsis als Todesursache etwas geringer annehmen. Die Verblutung auch ohne Störung des Atemmechanismus wird wohl auch den weitaus größten Teil der Schlachtfeldtoten ausmachen. Wenn daher *Borchard-Gerhardt* (7, S. 637) angeben, daß die Infektion als Sterblichkeitsmoment die Blutung bedeutend überwiege und auch *Klebs* (45, S. 97) schreibt, daß $^3/_4$ seiner Sektionen an septischer Infektion gestorben seien, so hängt das wohl damit zusammen, daß das Beobachtungsmaterial der meisten Autoren erst nach dem 3. Verletzungstag begonnen hatte. Der Vergleich der Tabelle I und II zeigt aber eindeutig, daß die überwiegende Mehrzahl der Verblutungstoten schon an den ersten beiden Krankheitstagen zugrunde geht.

Die Infektion aseptischer Blutergüsse erfolgt nach *Hess* (33, S. 1021) meist von eitrigen Bronchitiden, von Bronchopneumonien, Anginen u. dgl. Nach *Borchard-Gerhardt* (7, S. 637) gibt es bei Pleura-Lungen-Schüssen 4 Infektionsmöglichkeiten:

1. die primäre Infektion von Pleura und Lunge,
2. die primäre Infektion nur der Brustwand, die erst sekundär auf Pleura und Lunge übergreift,
3. die Lungenwunde und Pleura wird sekundär durch eine Lungen- oder Luftröhrenerkrankung infiziert,
4. Infektion vom Blutweg und durch Embolien.

Nach *Sauerbruch* (69, S. 603) erfolgt die Infektion des Hämothorax von der Thoraxwunde aus ebenso häufig wie die Infektion von der Lunge aus; denn er sah immer die eitrige, entzündliche Infiltration in der Umgebung der Wunde. Nach *Borchard-Gerhardt* (7, S. 638) besteht eine erhöhte Infektionsgefahr bei offenem Pneumothorax, dessen Verschluß durch Naht oder Weichteile empfohlen wird, während andererseits oft große Abszesse der Brustwand nach ihrer Angabe ohne Infektion der Pleurahöhle verlaufen können. Sie weisen an gleicher Stelle auf die große Bedeutung von Affektionen der Lungen- und Luftwege hin, da die Infektion der Lungenwunde sowie der Kontusionsherde in der Umgebung des Schußkanals vor allem dann erfolge, wenn ein zerschossener Bronchus in die Lungenwunde mündet.

Auch *Jehn-Nägeli* (42, S. 311) geben 3 verschiedene Wege für die Infektion des Brustfells an: 1. Primär durch den Fremdkörper bzw. durch die einstreichende Luft bei offenem Pneumothorax; 2. sekundär durch einen infektiösen Prozeß, der von der Lunge aus oder von der Brustwand per continuitatem auf die Pleura übergreift; 3. durch hämatogene Infektion bei gleichzeitigem Vorhandensein von Bakterien im Körper. Besonders gefährlich scheint für die Infektion die Existenz eines Pneumothorax zu sein, da die Pleura sonst nach den Untersuchungen *Nötzels* (60) eine große Widerstandskraft gegen eingeimpfte Bakterien zeigte, während sie nach Eindringen von Luft viel empfindlicher dagegen war. Besonders häufige Spätinfektionen von Lungenschüssen beobachtete *Hirsch* (36, S. 1468) in der 3. Krankheitswoche und danach. Er nimmt Spätinfektion vom Bronchialbaum aus durch Luftübertragung an und schlägt daher die Absonderung fieberfreier Lungenschüsse von den fiebernden Verletzungen vor.

Über die *Bakterien dieser Infektionen* berichten *Borchard-Gerhardt* (7, S. 639), daß sie alle Arten von Eiterkokken, gar nicht selten auch Pneumokokken, in den verletzten Lungenteilen gefunden haben. Auf S. 639 berichten sie von der Infektion einzelner Lungenwunden vom Blutweg aus, z. B. durch Paratyphusbazillen und weisen auf die Aspirationsgefahr bei eitrigen Mandelentzündungen hin. Bei einem unserer Fälle, der eine Verletzung der Wirbelsäule in Höhe des 9. Brustwirbels und eine tangentiale Verletzung der linken Pleurahöhle zeigte, fanden sich bakteriologisch bei der Sektion nach 27 Tagen Typhusbazillen im Eiter der Rückenmarksverletzung.

Wieling (83, S. 477) berichtet eingehend über die Bakterien des Empyems. Auch *Herrenschneider* (32, S. 560), *Harzer* (31, S. 1311) und *Schönauer* (73, S. 706) haben nach Lungenschüssen die Infektion durch anaerobe Bakterien festgestellt. *Beitzke* (5, S. 736) weist ferner darauf hin, daß es von der Art der Bakterien abhänge, ob der Hämothorax gerinne oder flüssig bleibe. Eine nachträgliche Umwandlung von sterilem Pleuraexsudat in Empyem hat *Gerhardt* (20, S. 1669) bei 8 von 360 Fällen gesehen.

a. Empyem.

Das Empyem entsteht bei der Infektion eines Hämothorax oder eines Pleuraexsudates. Die Infektion kann auf verschiedene Weisen, wie bereits angeführt, erfolgen. Im allgemeinen wurden die Empyeme unserer Sektionen operativ eröffnet, jedoch kommt auch ein Spontandurchbruch nach außen und in die Bronchien (*Ehret*, 12, S. 557) sowie auch in die Bauchhöhle oder in den Darm vor (*Riedinger*, 66, S. 133). Über einen Spontandurchbruch unter die Haut hat *v. Hoesslin* (37, S. 2215) berichtet. In einem unserer Fälle, der durch Resektion zweier Rippen operiert worden war, kam es noch zur Entleerung von Galle in die Empyemhöhle und von da in die Bronchien. Über 3 Fälle, in denen der Eiter ausgehustet wurde, berichtet *Gerhard* (20, S. 1669), der weiterhin 3 Fälle mit Drainage durch die Schußöffnung und 4 Spontandurchbrüche beschreibt.

Ausführliches findet sich über die verschiedenen Formen des *Frühempyems* sowie des *Spätempyems* bei *Borchard-Gerhardt* (7, S. 642); ebenso bei *Wieting* (83, S. 477), bei *Schmidt* (72, S. 1910), bei *Hartert* (30, S. 199), *Weis* (82, S. 887) und vielen anderen.

Jehn-Nägeli (42, S. 312) unterscheiden klinisch 2 Arten bei den Empymen: Die eine charakterisiert sich durch ihren stürmischen Verlauf, wobei es zu einem jauchigen, dünnflüssigen Erguß kommt. Er führt rasch unter septischen Erscheinungen zum Tode (Pleuraphlegmone) und muß deshalb unbedingt operativ beseitigt werden. Die 2. Form entwickelt sich langsam, meist auf dem Boden von Blutergüssen, macht sich verhältnismäßig erst spät klinisch bemerkbar und verläuft viel gutartiger. Anscheinend ist hierbei die Virulenz der Erreger eine geringere, und die Pleura hat Zeit zu Abwehrmaßnahmen gefunden. Mehrfach abgekapselte Empyeme können natürlich entstehen, wenn die obenerwähnten mehrkammerigen, oft durch mächtige Fibrinschwarten getrennten Exsudate infiziert werden.

Eitrige Pleuritis haben *Borchard-Gerhardt* (7, S. 641) bei einem infizierten, gangränös verjauchten Schußkanal mit schwerer eitriger Bronchitis beschrieben. Auch bei unseren Sektionen wurde mehrfach eine solche eitrige Pleuritis noch ohne Empyem mit freier Eiteransammlung gefunden:

So bereits nach einem Tage bei der Sektion 735 eine beginnende eitrige Pleuritis bei großem Kleiderfetzen in der Brusthöhle. Am 3. Tage bei der erwähnten Sektion (24), die bei uneröffneter Pleura und hämorrhagischen Kontusionsinfarkten des linken Unterlappens einen Pneumothorax links mit fibrinös-eitriger Pleuritis zeigte. Auch die Sektion 1057 (nach 10 Tagen) und die Sektion 897 (nach 15 Tagen) ergaben eitrige Pleuritis. Eine eitrig-fibrinöse Pleuritis bei einem Thoraxtangentialschuß mit Zwerchfelldefekt und einem Zerfallsherd in der Leber fand sich nach 17 Tagen bei der Sektion 808. Nach 24 Tagen zeigte die Sektion (100) eine schwielige Pleuritis mit kleinen Eiterherden.

Es scheint in allen diesen Fällen zuerst zu einer fibrinösen Pleuritis gekommen und durch die Infektion mit weniger virulenten

Bakterien die Eiteransammlung eines Empyems vermieden worden
zu sein.

Pyopneumothorax fand sich mehrfach, vor allem bei offenem
Pneumothorax. So zeigte die Sektion 724 bei einer Lungen-
Thorax-Naht nach 3 Tagen einen Pyopneumothorax. *Kom-
pressionsatelektase der ganzen Lunge bei operativ entleertem
Pyopneumothorax* mit Tod durch Sepsis fand sich nach 14 Tagen
bei der Sektion 276; nach 17 Tagen zeigte die Sektion (5) einen
Pyopneumothorax mit starker Kompression der Lunge und Herz-,
Milz- und Magenverdrängung. Ein *abgekapselter Pyopneumo-
thorax* mit Dränage durch die Einschußwunde ergab sich mehr-
fach bei den Sektionen mit operiertem Empyem.

Auch *Hämopyothorax* fand sich häufig bei unseren Sektionen
verzeichnet:

Die Sektion 226 z. B. ergab nach 6 Tagen einen infizierten Hämothorax bei Lungengangrän; die Sektion 893 nach 10 Tagen ebenfalls
einen infizierten Hämothorax mit fibrinöser Pleuritis; die Sektion 899
nach 13 Tagen einen Hämopyothorax mit Durchwanderung durchs Zwerchfell und lokaler Peritonitis über einem abgekapselten Abszeß. Einen Hämopyothorax von $1^1/_2$ Liter blutiger, stark infizierter, eitriger Flüssigkeit
zeigte die Sektion 509 nach 18 Tagen bei einem subkutanen Senkungsabszeß
in der Schulterblattgegend. Ein Pneumopyohämothorax fand sich bei der
Sektion 168 nach 19 Tagen bei einem Herzsteckschuß mit Nekrose.

Ausgesprochene *Empyeme* fanden sich unter den 265 Sektionen
33mal. Die Ersten schon nach 4 Tagen:

Die Sektion 701 z. B. zeigte schon nach 4 Tagen ein beginnendes Epyem
links bei Tangentialschuß der Lunge mit Gewebszertrümmerung durch
eingesprengte Knochensplitter; gleichzeitig fand sich links eine fibrinöse
Pleuritis. Die Sektion 728 zeigte ebenfalls schon nach 4 Tagen ein abgesacktes, mit dem Ausschuß zusammenhängendes, entleertes Empyem
zwischen den alten Verwachsungen einer obliterierten Pleura. Nach 7 Tagen
fand sich bei der Sektion (260) ein Empyem der rechten Pleura mit starker
Kompression der Lunge, das durch einen Abszeß der Brustwand bei gleichzeitiger diffuser eitriger Meningitis spinalis entstanden war. Auch die Sektion (295) zeigte nach 7 Tagen bei einem Kehlkopfsteckschuß ein Pleuraempyem ($1^1/_2$ Liter) mit völliger Kompression der rechten Lunge, das von
einer bis in die Pleurahöhle reichenden, retropharyngealen Phlegmone trotz
Entfernung des Granatsplitters im Schildknorpel entstanden war.

Die Mehrzahl der sezierten Empyeme fand sich in der 2. und
3. Woche nach der Verletzung:

Bei der Sektion 1014 (10 Tage) zeigte sich eine Umwandlung der ganzen
rechten Pleura in eine pyogene Membran. Trotz Thorakotomie mit Rippenresektion fand sich hier eine Verdrängung der ganzen rechten Lunge nach
oben. Die Fortsetzung einer Empyemeiterung unter dem Manubrium sterni
in das Mediastinum hinein, zeigte die Sektion 1057 (10 Tage) bei einem
Einschuß im Knorpelteil der 5. Rippe links und ganz zurückgesunkener
linken Lunge. Die linke Pleura war (bei Rippenresektion!) ganz mit gelbem,
schmierigem Eiter belegt. Der Schuß ging anscheinend weiter in den Magen,
dessen Höhlung durch ein Loch mit einem retroperitonealen Jaucheherd
in Verbindung stand. Bei der Sektion 1106 (11 Tage) fanden sich *multiple
abgekapselte Empyeme* bei einem Hämothorax, der gleichfalls in alten
Pleuraverwachsungen eingekapselt war.

Ein ebenfalls mit Hämothorax kombiniertes Empyem ergab die Sektion 1084 nach 13 Tagen bei einem Lungensteckschuß rechts:

Bei beiderseits bestehenden Pleuraadhäsionen, die im Bereich des rechten Oberlappens und an der rechten Lungenspitze besonders ausgedehnt waren, fand sich die linke Pleurahöhle leer, in der rechten Pleurahöhle fand sich zwischen den vorderen Lungenteilen und Pleuraadhäsionen flüssiges Blut. Nach Lösung der Verwachsungen (anscheinend alter Herkunft) und bestehender frischer Verklebungen zeigte sich über dem rechten Unterlappen eine gegen die übrige Pleurahöhle abgeschlossene Empyemhöhle mit leicht bräunlich verfärbtem Eiter als Inhalt. Der rechte Unterlappen selbst war stark komprimiert und völlig luftleer, seine Pleura reichlich mit Fibrin bedeckt. Es zeigte sich ferner Durchwanderung durch das Zwerchfall, so daß in der Bauchhöhle eine diffuse eitrig-fibrinöse Peritonitis entstanden war.

Nach 14 Tagen zeigten sich mehrfach abgekapselte Empyeme; nach 18 Tagen bei der Sektion 338 ein mächtiger Pyothorax mit blutiger Beimengung, der durch die Schußöffnung im Thorax mit einem extrathorakalen Abszeß von etwa Wallnußgröße dicht hinter den Axillargefäßen zwischen Musc. serratus und subscapularis in Verbindung stand. In diesem Abszeß wurde ein großer Kleiderfetzen gefunden, der demnach sicherlich auch als Ursache für das durch Infektion des Hämothorax entstandene Empyem in Frage kommt.

Nach 19 Tagen fanden sich bei 2 Sektionen (810 und 862) je ein abgesacktes verjauchtes Empyem. Ein doppeltes Empyem links vorn oben und rechts hinten unten ergab die Sektion (253) bei einer eitrigen Mediastinitis mit Freilegung des vorderen Mediastinums und operativem Defekt der unteren $^2/_3$ des Sternums nach einem Granatsplittertangentialschuß des Sternums. Es fand sich in diesem Falle eine linksseitige eitrige Bronchitis mit Bronchopneumonie und es ist wohl schwer zu entscheiden, ob hier die schweren Eiterungen von außen her oder durch die bronchiale Erkrankung entstanden sind.

Die Sektion 436 (25 Tage) zeigte in anschaulicher Weise, wie eine Rippenresektion trotz sicher bestehenden Empyems oft vergeblich sein kann:

Aus der markstückgroßen Wunde des Einschusses handbreit unter dem Winkel der rechten Scapula floss reichlich Eiter. In der darunterliegenden Pleurahöhle fand sich über 1 Liter eitrige Flüssigkeit, die reichlich mit Fibrin vermischt war, während sich in der freien Bauchhöhle etwa 3 Liter geronnenen und flüssigen Blutes vorfanden. Eine Rippenresektionswunde der gleichseitigen Axillarlinie in Höhe der 8. Rippe konnte jedoch nicht in die erwähnte Empyempleura führen, *da der ganze rechte Komplementärraum zwischen Zwerchfell und Pleura fibrinös verklebt war.* Die starke Blutung ins Peritoneum war aus einem gleichzeitigen Lebersteckschuß mit fetzigen Rändern erfolgt, dessen Einschuß anscheinend operativ durch Rippenresektion erweitert war.

Die Sektion 576 nach 47 Tagen zeigte eine schwielige rechtsseitige Pleuritis mit multiplen, abgekapselten Empyemen, die z. T. operativ eröffnet wurden, bei der aber der Tod durch 2 alte Leberabszesse und einer davon ausgehenden Infektion der Bauchhöhle mit diffuser, eitriger Peritonitis eingetreten war.

Auch die Sektionen (241) und 420 nach 51 und 54 Tagen ergaben abgesackte Empyeme bei alten Pleuraadhäsionen; während die Sektion 427 nach 96 Tagen ein altes entleertes Empyem mit Schwarte und völliger Kompression der Lunge zeigte, bei welcher der Tod im Anschluß an eine hochgradige Abmagerung mit schwerer Atrophie aller Organe durch Marasmus als Folge der langdauernden Empyemeiterung herbeigeführt wurde. Die Sektion 438 schließlich bei einem nach 122 Tagen durch Rückenmarksverletzung verstorbenen Schrapnellsteckschuß ergab ein abgesacktes Empyem in der obliterierten rechten Pleurahöhle, in dem sich *Knochensplitter des frakturierten 12. Brustwirbels* vorfanden.

<h3 align="center">b. Abszesse.</h3>

Abszesse fanden sich 19mal. Darunter waren 6 Lungenabszesse: *Borst* (8, S. 83) hat darauf hingewiesen, daß zwar die Infanteriegeschosse bei Lungensteckschüssen oft glatt eingekapselt werden, daß jedoch Schrapnells und Granatsplitter meist nicht glatt einheilen, daß es dabei vielmehr meist zur Infektion und zur Bildung lokaler Abszesse oder Gangränherde kommt. *Borst* betonte ferner an gleicher Stelle, daß die besonders häufig um steckengebliebene Geschosse ausgebildeten Eiterungen und Jauchungen in der Regel begrenzt bleiben und daß sich diese Eiterungen durch Bildung pyogener Membranen und durch starke fibröse Abkapselungen von der Umgebung abschließen. Die so entstehenden kleineren und größeren Kavernen mit dem Geschoß darin können in späteren Stadien nach *Borst* tuberkulösen Kavernen ähnlich sehen, indem sich bei der Einschmelzung erhalten gebliebene größere Gefäße und Bronchien balkenartig an der Wand oder durch die Lichtung der Höhle hinziehen.

Einen solchen walnußgroßen abgekapselten Abszeß vom Aussehen einer tuberkulösen Kaverne zeigte z. B. die Sektion (3) nach 15 Tagen. Diese Lungenabszesse können nach *Gehrels-Payr* (18, S. 1114) einen außerordentlich chronischen Charakter bekommen und mehrere Jahre bestehen, bis sie meist erst durch Operation zur Ausheilung kommen.

Jehn-Nägeli (42, S. 312) weisen darauf hin, *daß die Lunge selbst im allgemeinen resistenter gegen die Infektion ist,* daß sich aber die dem Fremdkörper anhaftenden eindringenden Keime besonders leicht auf dem Boden von Kontusionsherden entwickeln; daß sich ferner Abszesse und Gangränherde oft um Steckschüsse finden und bei Infektion vom Bronchialbaum aus recht spät in Erscheinung treten können. *Borchard-Gerhardt* (7, S. 612) betonen, daß sich die Lungenabszesse aus Veränderungen der physikalischen Symptome nur selten mit Sicherheit erkennen lassen. Sichere Kavernenzeichen bestehen selten, nur manchmal weisen klingende, mittel- und großblasige Rasselgeräusche auf die Einschmelzung von Lungengewebe hin. Es sei daher um so mehr der Auswurf zu beachten, vor allem, wenn er sich unter gleichzeitigem Abfall des vorher bestehenden Fiebers plötzlich vermehrt. Besondere Ähnlichkeit habe der Lungenabszeß mit dem Krankheitsbild des durchgebrochenen Empyems, namentlich der interlobären oder basalen Form, so daß in der Praxis diese Verwechslung wohl häufig vorkomme. Sie weisen noch auf den Wert des Nachweises von Lungengewebe im Auswurf bei Lungenabszeß hin und gehen auf

Seite 640 ausführlich auf die klinischen Erscheinungen des Lungenabszesses und der oft damit verbundenen Bronchialfistel ein.

Mehrfach fanden sich bei unseren Sektionen Abszesse der Lunge
zusammen mit anderen Abszessen des Körpers:

So zeigte die Sektion 778 nach 13 Tagen *bei einem subphrenischen Abszeß auch pleurogene Abszesse und Gangränherde in sämtlichen Lungenlappen* Die Sektion 570 (24 Tage) ergab bei einem Brust-Bauch-Steckschuß
und einem großen subphrenischen Abszeß mit Senkung bis zur Darmbeinschaufel mehrfache gangränöse Lungenabszesse der linken verletzten Lunge.
Einer dieser Lungenabszesse war durch Resektion der 6. Rippe eröffnet und
mit einem Drain versehen worden. Der Tod erfolgte hier durch Sepsis.

Auch bei einem infizierten Hämothorax (Sektion 227) (nach 25 Tagen)
fanden sich kleine Abszesse und bronchopneumonische Herde im Unterlappen. Multiple oberflächliche Abszesse im Lungengewebe wurden neben
einem alten Empyem mit Kompressionsatelektase der gleichen Seite bei der
Sektion 21 (34 Tage) gefunden. Als ältester der Lungenabszesse zeigte sich
schließlich 54 Tage nach der Verletzung bei der Sektion 420 an der Spitze
des linken Unterlappens ein zur Pleura durchgebrochener, gereinigter, embolischer Abszeß nach einer Amputation des linken Oberschenkels mit
eitriger Thrombose und teilweiser Obliteration der Vena femoralis.

Auch sonstige Abszesse fanden sich als Nebenbefund bei den
Lungen- und Pleurasektionen recht häufig. Sehr oft waren subphrenische Abzesse zu sehen bei den häufigen gleichzeitigen Durchbohrungen von Pleura, Zwerchfell und Leber. Die Einzelheiten derartiger Sektionen, in denen der subphrenische Abszeß die Kommunikation zwischen Bauchhöhle, retroperitonealer Verletzung und
Thoraxempyem herbeiführte (*Borchard-Gerhardt* (7, S. 650) berichten ähnliche Fälle), wurden in früheren Kapiteln bereits aufgeführt.

Erwähnenswert ist hierbei noch der Befund der Sektion (34), die nach
6 Tagen bei einem Lungen-Leber-Schuß die Pleura durch fibrinöse Verklebungen gut abgeschlossen zeigte. Darunter fand sich ein Loch im Zwerchfell und ein subphrenischer Abszeß mit Luftinhalt ebenfalls durch Fibrinverklebungen gut abgeschlossen; die hintere Fläche des rechten Leberlappens war durch das Infanteriegeschoß ziemlich weit aufgerissen, das
Geschoß steckte unter der Kapsel an der Unterfläche des rechten Leberlappens.

Einen Abszeß zwischen dem Pektoralis mit eitriger Mediastinitis und
eitriger Pleuritis ergab die Sektion (27) nach 4 Tagen. Weiterhin ist noch
die Sektion (260) hervorzuheben, die nach 7 Tagen bei einem Steckschuß
der Lendengegend einen *Abszeß an der Einschußstelle zeigte,* der durch
einen geringfügigen Abszeß am Zwerchfellansatz mit der rechten Pleurahöhle und einem dort entstandenen Empyem in Verbindung stand! Hier
fand sich ferner eine Fortleitung der Eiterung vom Abszeß aus auf das
Rückenmark mit diffuser eitriger Spinalmeningitis bei Schußfraktur der
11. und 13. Rippe an deren rechten Ansatz an die Wirbelsäule.

Nach 9 Tagen zeigte die Sektion (156) bei einem Schultersteckschuß den
Granatsplitter auf der Pleurakuppe liegend bei Obliteration beider Pleurahöhlen und *fibrös-eitrigen Belägen der Wundhöhle* sowie beginnender
phlegmonöser Entzündung des gleichseitigen Oberarms. Nach 10 Tagen fand
sich bei der Sektion 1014 Eiterung am Einschuß mit Nekrose des periostentblößten Stumpfes der 2. Rippe. Die schon erwähnte Sektion 509 schließlich
ergab nach 18 Tagen einen subkutanen Senkungsabszeß, der von dem
Granateinschuß am Schulterblatt ausging und bei unverletzter Lunge zu

einem eitrig infizierten Hämothorax links, eitriger Bronchitis im linken
Ober- und Unterlappen und zu Kompressionsatelektase der linken Lunge
mit Tod durch Sepsis geführt hatte.

Die übrigen bei den Pleura- und Lungenverletzungen gefundenen
Abszesse waren meist durch Verletzung der unter dem Zwerchfell
gelegenen Organe, vor allem des Magens und des Colons entstanden.
2mal kamen [bei der Sektion 373 (35 Tage) und Nr. 306 (54 Tage)]
neben Lungen-Pleura-Verletzungen multiple Abszesse bei gleichzeitiger Rückenmarksverletzung zur Beobachtung, die eine schwere
allgemeine septische Infektion herbeigeführt hatten.

Mehrfach fanden sich ferner kleine Abszesse der Brustwand, vor
allem in der Brustmuskulatur am Einschuß, die wohl meist durch
primäre Infektion (mitgerissene Erde und Kleiderstücke) entstanden waren und oft zur weiteren Infektion des Wundkanals und
des pleuralen Hämothorax führten.

Steckschüsse in der Lunge und *Infektionen des Lungenwund-
kanals* verursachten nur in seltenen Fällen Lungeneiterungen wie
bei der Sektion 748 (7 Tage).

Im Wundkanal der Lunge wie an den Wandungen der Lungenabszesse fanden sich ferner meist bei Steckschüssen *Nekrosen des
Lungengewebes,* die, wie *Borchard-Gerhardt* (7, S. 620) mitteilen,
durch Aushusten von kleinen Lungensequestern auch bei sonst reak-
tionslosem Verlaufe zur klinischen Beobachtung kamen.

Ausgedehnte sonstige Nekrosen fanden sich als Nebenbefund in der
vorderen Bauchmuskulatur bei den multiplen Minensplittersteckschüssen
der Sektion 671 nach 5 Tagen, bei der sich außer einer jauchigen exsudativen
Pleuritis und fortgeleiteten jauchigen Mediastinitis nach Steckschuß in der
Pleurahöhle auch multiple Verletzungen des Oberschenkels mit bereits
ausgedehnten intermuskulären Abszessen fanden. An der linken Hüfte
zeigte sich weiterhin ein Defekt mit massenhaften Kleiderfetzen darin,
der ebenfalls in Abszeß überzugehen begann.

c. Gangrän.

Jakob (40, S. 358) demonstrierte an einem kriegsärztlichen Abend
in Lille eine Lunge mit multiplen, kinderfaustgroßen *Gangrän-
herden,* bei deren Sektion sich als Ursache ein anscheinend aspi-
riertes, 6 cm langes Tannenzweiglein fand. Daß sich Gangränherde
ebenso wie Abszesse oft um Steckschüsse finden und erst spät vom
Bronchialbaum infiziert werden können, haben, wie schon erwähnt,
Jehn-Nägeli (42, S. 312) angegeben. Während solche Gangränherde und Abszesse der Lunge bei *Jehn-Nägeli* 1,6 % und bei
Moritz (59, S. 739) 1,7 % ihrer Fälle ausmachten, fanden sich bei
unseren 265 Sektionen 6mal Lungenabszeß und 5mal Gangränherde
in der Lunge. *Borchard-Gerhardt* (7, S. 639) weisen ferner darauf
hin, daß sich die Lungengangrän vornehmlich an den in ihrer Er-
nährung stark beeinträchtigten Stellen etabliert und betonen, daß
man sie sehr häufig in Gesellschaft mit Empyemen und offenem
Pneumothorax antrifft. Nach *Haim* (28, S. 232), der 3 Krankenge-

schichten von Lungengangrän nach Schußverletzungen mitteilte, können Fälle von Lungengangrän ebenso wie das Empyem der Pleura die Indikation zu einem operativen Eingriff geben.

Bei unseren Fällen ergab die Sektion 226 nach 6 Tagen eine Lungengangrän und infizierten Hämothorax nach einem Unterlappendurchschuß und einem Steckschuß im Ösophagus dicht oberhalb der Cardia. Nach 10 Tagen zeigte die bereits ausführlich zitierte Sektion 839 einen Unterlappendurchschuß mit *Bildung eines großen Gangränherdes im Schußkanal*, besonders in der Umgebung des Einschusses. Hier fanden sich auch alte Verwachsungen über dem Unterlappen, frische Fibrinauflagerungen sowie ein kleiner abgekapselter Empyemherd. An der Wand des Empyemherdes fanden sich pyogene membranöse Auflagerungen. Ein ziemlich großer Bronchus mündete dicht neben einer mittelgroßen, nur oberflächlich thrombosierten Lungenarterie in den Gangränherd; der Tod durch Verblutung in den Bronchialbaum trat durch *gangränöse Arrosion dieser Arterie* ein.

Die ebenfalls bereits ausführlich zitierte Sektion 778 zeigte bei einem Steckschuß in einem Abszeß des Lobus caudatus der Leber, der sich durch einen großen subphrenischen Abszeß in das hintere Mediastinum fortsetzte, *pleurogene Abszesse und Gangränherde* in sämtlichen Lungenlappen. Nach 16 Tagen ergab die Sektion 276 Lungengangrän bei einer Knochensplitterverletzung der Lunge mit Pyopneumothorax; nach 17 Tagen zeigte sich schließlich bei der Sektion (5) ein großer Gangränherd im linken Oberlappen bei Pyopneumothorax mit einem schweren Eisenstück in einem Lungenabszeß.

Allgemeine Phlegmone auch anderer Organe fand sich mehrfach, so bei der Sektion 884 nach 11 Tagen, bei der eine jauchige, zerfetzte Rückenaufreißung mit Knieempyem eine gasige Oberschenkelphlegmone zur Folge hatte.

Phlegmonen des Brustkorbes kamen, abgesehen von den bereits erwähnten phlegmonösen Entzündungen, besonders nach Kehlkopf- und Halsentzündungen mehrfach zur Beobachtung.

So zeigte die Sektion 865 bereits am ersten Tage eine Phlegmone im retroperitonealen Gewebe an der Stelle des Ausschusses am Rippenbogen und gegen das Nierenlager hin. Die schwere Infektion war hier wohl durch eine Colonverletzung entstanden.

Eine besondere Art *fortschreitender Phlegmone der Lunge*, die *Borst* (8, S. 83) als dissezierende eitrige Pneumonie erwähnt, soll im Kapitel über Pneumonie beschrieben werden.

Auch die *Halsphlegmone* führte des öfteren zu einem Pleuraempyem und zu eitriger Mediastinitis, wie bei der Sektion 295 nach 7 Tagen und Sektion 156 nach 9 Tagen.

Besonders erwähnenswert ist hier schließlich noch die *chronisch-phlegmonöse Entzündung des Schußkanals* zwischen Scapula und Thoraxwand, die sich nach 86 Tagen bei einem schon zitierten, vernarbten Lungendurchschuß durch ein Infanteriegeschoß vorfand, und die durch Verblutung aus einem geplatzten Arrosionsaneurysma der Art. thorac. long. trotz Unterbindung der Subclavia dext. ad exitum kam. Die Phlegmone war dabei anscheinend kurz vor dem Tode vom vorderen Trapeziusrand aus inzidiert worden.

d. Sepsis und Pyämie.

Baumgarten (4, S. 214) weist darauf hin, daß die Gruppe der pyämischen und der septikämischen Erkrankung zu Unrecht gewöhnlich mit dem Begriff der Sepsis zusammengefaßt werde. Von Seite der Bakteriologen werde sogar jede *Bakteriämie,* gleichgültig welcher Ätiologie, als Septikämie oder Sepsis bezeichnet; während nun *Lexer,* wie Baumgarten erwähnt, an Stelle der Worte Sepsis, septisch u. dgl. die Bezeichnung *putride Infektion,* putride Allgemeininfektion oder Saprämie setzen will, rät *Baumgarten* die Bezeichnung *septische Infektion* und Sepsis für die Fälle zu reservieren, bei denen eine Infektion mit *Fäulniserregern* lokal oder allgemein stattgefunden hat. Das Wort *Sepsis* braucht er nur für den Zustand der lokalen Wundfäule am lebenden Körper. Die Bezeichnung *Pyämie* dagegen sei eine Allgemeininfektion mit Eiterbakterien, die in gleicher Weise wie bei der Septikämie entweder Pyobakteriämie oder eine Pyotoxinämie sein kann.

Die mir vorliegenden Sektionen bestätigen aber sicherlich die von *Baumgarten* zitierte *Borst*sche Anschauung: daß die im Anschluß an die lokalen Wundinfektionen auftretenden Allgemeininfektionen sich anatomisch *viel häufiger unter dem Bilde der Septikämie(Toxinämie) als unter dem der Pyämie darstellen* und daß jedenfalls das klassische Bild der Pyämie relativ selten ist. In meiner Sepsisstatistik der Tabelle II und Tabelle IV habe ich deshalb alle diejenigen Todesfälle zusammengefaßt, bei denen sich im Sektionsbericht ein septischer Milztumor und septische degenerierte Organe ohne ausgesprochene pyämische Herde vorfanden. Da bei der Mehrzahl der Sektionen keine bakteriologischen Untersuchungen gemacht wurden, lassen sich die Fälle sicherer Septikopyämie und Septikämie nicht mit Sicherheit aus den Sektionsprotokollen entscheiden. Nimmt man aber diese beiden Erkrankungen zusammen unter der Bezeichnung Sepsis, so sind nach Tabelle II vom Beginn der 2. Woche an der weitaus größte Teil aller Todesfälle auf Sepsis zurückzuführen.

Ausgesprochene Pyämie oder Septikopyämie, d. h. metastatische eitrige Erkrankungen in anderen Organen als der primäre infektiöse Herd, habe ich in den Tabellen mit den Sepsisfällen zusammengezählt, denn sie fand sich nur in ganz vereinzelten Fällen:

So z. B. bei der erwähnten Sektion 884, bei der sich am 11. Krankheitstage von einer zerfetzten jauchigen Wunde neben der Wirbelsäule ausgehend, ein metastatisches Empyem des linken Kniegelenks und ein beginnender metastatischer Abszeß in der rechten Gesäßmuskulatur gefunden hat. Außerdem war hier eine septische Milzschwellung, septischer Ikterus, eine trübe Schwellung des Leber- und Nierenparenchyms sowie des Herzmuskels und eine vollständige Entfettung der Nebennierenrinde gefunden worden.

Ein zweiter ähnlicher Fall war die Sektion 21 nach 34 Tagen. Während sich aber das Gesamtbild bei der Sektion 884 mehr als Septikopyämie darstellte, fanden sich bei der Sektion 21 keine septischen Zeichen, wohl aber mutiple oberflächliche Abszesse im Lungengewebe, ein metastatischer Abszeß der rechten Glutäalgegend, kleine Ausscheidungsabszesse in beiden Nieren und ein infektiöser

Milztumor. Es war dies der einzige Fall unter allen Sektionen, den man eindeutig als reine Pyämie bezeichnen könnte. Wie schwierig die Scheidung der pyämischen und septikämischen Prozesse allein auf Grund der anatomischen Bilder ist, hatte schon *Arnold* (2, S. 194) erwähnt und dabei darauf hingewiesen, daß es in manchen Fällen sogar unmöglich ist, lediglich auf Grund des anatomischen Befundes die Einregistrierung eines einzelnen Falles zu dieser oder jener Spezies vorzunehmen! So hat auch er bei seiner Tabelle in der letzten Rubrik »Todesursachen« nur die einfache *Septikämie* (die in dieser Arbeit als »*Sepsis*« bezeichnet wird) und die mit Metastasen verbundene Septikopyämie unterschieden, welch letztere er der Kürze wegen nur als *metastasierende Pyämie* bezeichnete. Unter diese letzte Rubrik dürften demnach auch die zwei obenerwähnten Sektionen mit metastatischen Abszessen zu zählen sein.

An Sepsis starben 106 von den 265 zur Sektion gekommenen Verletzten, und zwar relativ am meisten vom Beginn der zweiten Woche an (Tabelle II). Es fanden sich aber auch in der ersten Woche schon vereinzelte Sepsistodesfälle. Die meisten in dieser Woche gezählten Todesfälle waren Tod nach Peritonitis, die wir wegen ihrer Toxinämie gleichfalls zum Sepsiskomplex rechnen können. Der deutsche Begriff »Blutvergiftung« für Sepsis würde meines Erachtens die vielen Mißverständnisse der neueren Nomenklatur vermeiden, wir könnten die von mir unter Sepsis zusammengefaßten Fälle demnach auch als *Toxinämie* im Sinne der erwähnten Äußerungen *Baumgartens* bezeichnen.

Daß eine Sepsis auch in wenigen Tagen bei nicht infizierter äußerer Wunde und Pleura tödlich verlaufen kann, haben *Borchard-Gerhardt* (7, S. 638) dargelegt, wobei das Lungengewebe dabei in der Umgebung in der kleinen Lungenwunde durch einen Granatsplitter eigentümlich trocken und brüchig, wie bei septischen Wunden war und Schwellung der Drüsen und eine starke Tracheobronchitis bestand.

Eine toxische Herzmuskeldegeneration bei diffuser fibrinöser Peritonitis zeigte die Sektion 130 am 1. Tag. Nach 2 Tagen fand sich bei der Sektion (234) bereits Sepsis nach einer multiplen Minenverletzung mit sehr ausgedehnten Weichteilwunden, Fraktur des Jochbogens und Oberkiefers mit Eröffnung einer Highmorshöhle und Vereiterung der perforierten Augen. Einen Sepsistod bei hochgradiger Fäulnis aller Organe ergab die Sektion 1117 nach 2 Krankheitstagen, trotzdem die Sektion noch am Todestag ausgeführt wurde. In Milz und Niere fanden sich Schaumbildung, vermutlich durch Autointoxikation nach einer schweren Leberverletzung. Der rechte Leberlappen zeigte sich in der Tiefe größtenteils in eine blutige Höhle umgewandelt, an einzelnen Stellen zeigte sich das Lebergewebe ausgedehnt, blaßgelb und nekrotisch.

Mehrfach fand sich auch hämolytischer Ikterus bei Sepsis und vereinzelt Petechien in der Pleuraserosa sowie im Perikard und Endokard aufgeführt, wie bei der Sektion 864 nach 5 Tagen. Bei fast allen an Sepsis Verstorbenen fand sich ferner eine infektiöse

Milzschwellung, Parenchymdegenerationen in Leber und Nieren sowie trübe Schwellung des Herzmuskels mit fettiger Degeneration desselben. Vereinzelt fand sich außer den erwähnten Sepsiszeichen noch die Entfettung der Nebennierenrinde und chronischseptische Milzschwellung angegeben. Letzteres z. B. bei der Sektion 1106 nach 11 Tagen und bei der Sektion 509 nach 18 Tagen. Tod durch allgemeine Sepsis mit Milzschwellung und trübem Organe ohne Eiterung bei einem frei in der Pleurahöhle liegenden Granatsplitter zeigte wie in dem oben erwähnten Falle *Borchardt-Gerhardts* die Sektion (42) am 22. Krankheitstage.

Schließlich sind hier noch die *Spätfolgen der Cystitis* und *aszendierenden Pyelonephritis* im Anschluß an gleichzeitige Rückenmarksschüsse zu erwähnen! Sie führten teils zu Perforation der Blase, zu jauchigen Abszessen im Becken (Sekt. 350 und Sekt. 373, beide nach 35 Tagen) und gingen meist schließlich an allgemeiner Sepsis zugrunde.

Septischer, hämolytischer Ikterus zeigte sich außer in den bereits erwähnten Fällen noch 6mal. Meist bei Lungen-Leber-Schüssen, teils mit galligem, infiziertem Hämothorax, teils mit galliger Flüssigkeit nur im Leberschußkanal, teils mit gallig verfärbtem Pleura- und Perikardinhalt.

Auch die drei Sektionen mit der längsten Krankheitsdauer (91, 96 und 122 Tage) *waren Pleura-Lungen-Schüsse mit allgemeiner Sepsis bei gleichzeitiger Rückenmarksverletzung.* Hier fanden sich auch stets *Dekubitusgeschwüre:*

Am Kreuzbein und Pharynx bei Sektion 107; im Ösophagus über dem Schildknorpel sowie am Trochanter bei der Sektion 427; multiple Dekubitusgeschwüre zeigte nach 122 Tagen die Sektion 438 über dem Kreuzbein, über dem 3. Lendenwirbel und dem 10. Brustwirbel, an beiden Knien, an beiden Fersen und dem rechten Schulterblatt. Auch hier fand sich eine allgemeine Sepsis mit trüber Schwellung des Herzmuskels, Fettleber und Schwellung des Nierenparenchyms. Mehrfach fand sich bei Sepsis Herzdilatation mit Myokardschwielen und schwerer Degeneration des Myokards.

Einmal bei der Sektion (172) nach 7 Tagen war bei Degeneration des Herzmuskels Sepsis mit idiopathischer Herzhypertrophie angegeben. Besonders häufig zeigte sich diese Degeneration des Herzmuskels bei Gasödem.

e. Gasbrand, Erysipel und Tetanus.

Borst (8) hat Seite 67 darauf hingewiesen, *daß die Diagnose Gasgangrän besonders zu Anfang des Krieges häufig irrtümlich gestellt worden ist:* Durch das Projektil mit hineingerissene Luft, emphysemartig angesaugte Luft, Gasbildung durch Autolyse und endlich fäulnisartige Zersetzung ganzer Gliedmassen, die unter Umständen bei thrombotischem Verschluß wichtiger Gefäßstämme mit starker Gasbildung einhergingen, wurden oft mit einer echten *Fraenkelschen Gasgangrän* verwechselt.

Borchard-Gerhardt (7, S. 639) können aus eigener Erfahrung nicht entscheiden, ob es einen Gasbrand der Lunge gibt und führen die Äußerungen *Ritters* dafür und eine Äußerung *Biers* dagegen an. *Sauerbruch* (zit. bei *Jehn-Nägeli*, S. 42, 309) erklärt gleichfalls gewisse Phlegmonen mit Gasbildung, die das Bild der Fraenkel'schen Gasphlegmone vortäuschen, dadurch, daß bei primärer Gewebsschädigung infolge Zerfalls (wie bei der Verbrennung) durch autolytische Vorgänge toxische Substanzen entstehen.

Bei den Pleura- und Lungenverletzungen scheint es auch nach unseren Sektionen keine echte Gasgangrän zu geben. Es zeigte sich lediglich mehrmals Gasempyem der Pleura, die teilweise zu Spannungspneumothorax führte. Dieses Gasempyem kann aber nach *Wieting* (83, S. 479) durch Beimengung gutartigerer, gasbildender Bakterien als eine eitrig-gashaltige Form der traumatischen Pleurainfektion durch Zersetzung des Eiters bzw. des Blutes entstehen.

Vielleicht waren auch die Fälle, die von *Ritter* (67, S. 93) geschildert wurden und die bei der Punktion unter fürchterlichem Geruch massenhafte Gasblasen entleerten, Folgeerscheinungen dieser gleichen gutartigen Bazilleninfektion. *Ritter* erwähnte ferner, daß die Lunge dabei eine grünliche Färbung angenommen hatte und ebenfalls zahlreiche Gasblasen enthielt. Dieser Befund sowohl wie das Hautemphysem an der entsprechenden Seite des Halses können wohl ebenso durch die von *Borst* erwähnten obigen Ursachen entstanden sein.

Während nun *Wieting* (83, S. 479) zum Unterschied von den erwähnten Gaspleuritiden durch Koli- oder Protheusinfektion auch echte durch anaerobe Bakterien hervorgerufene Gasempyeme sah, zeigte sich bei unseren Sektionen kein bakteriologisch nachgewiesener derartiger Fall: Die vier Fälle der Gassepsis betrafen ausschließlich mitverletzte Organe, vor allem Verletzungen der Beinmuskulatur.

Erwähnenswert ist hier die Sektion 825, bei der sich nach 12 Tagen bei Colondurchschuß ein verjauchter extraperitonealer Abszeß mit starker Gasbildung und hochgradiger Fäulnis mit Schaumbildung in allen inneren Organen vorfand. Auch bei der Sektion 496, bei der sich nach 3 Tagen überall unter der Haut des Körpers eine mächtige Gasbildung im Anschluß an einen Steckschuß des Rückens mit exzidiertem Einschuß am inneren Skapularrand und überall Gas in der durchbluteten Rückenmuskulatur vorfand, *war die durchschossene Pleura und die mitverletzte Lunge ohne Gasbildung.* In der Milz jedoch, die sehr groß und schwarzrot war, zeigte sich überall Gas auf dem Schnitt, die Leber war ein hochgradiges Schaumorgan, und auch in den Nieren fand sich neben stärkster Fäulnis auch überall Schaumbildung.

Dieser Fall scheint für die Anschauung *Kehls* (44, S. 98 ff.) zu sprechen, der ebenfalls Gasbrand in der üblichen Form bei Lungenschüssen nicht gesehen hat und dies wohl mit Recht auf die *ständige Sauerstoffventilation* der Lunge zurückführt. *Jehn-Nägeli* (42, S. 310) nehmen jedoch entgegen dieser *Kehlschen* Anschauung an, daß die Seltenheit von Gasbrand bei Lungenschüssen vielmehr auf die *Muskelarmut von Thoraxwandung und Thoraxorganen* beruhe, so daß eine Geschoßwirkung mit ausgedehnter

Gewebszertrümmerung und die meist zur Gasbildung führende Autointoxikation hier kaum in Frage komme.

Infektionen durch Erysipel, wie sie *Jehn-Nägeli* (42, S. 311) 2mal nach Lungenschüssen gesehen haben, fanden sich bei unseren Sektionen nicht. Auch Tetanusinfektionen, die nach *Arnold* (2, S. 294) im Iahre 1870 bei Granatverletzungen sehr häufig gewesen sein müssen und von denen *Beitzke* (5, S. 00) einen nach 15 Tagen verstorbenen Fall (9) und *Baumgarten* (4, S. 176) einen zur Sektion gekommenen Fall nach Lungenschuß mit Hämothorax beschrieben haben, fanden sich bei unseren 265 Sektionen nicht. Wir sind wohl berechtigt, dies als einen vollen Erfolg der allgemein durchgeführten prophylaktischen Injektionen mit Tetanusserum anzusprechen.

f. Bronchitis und Bronchiektasen.

Borchard-Gerhardt (7, S. 618) weisen darauf hin, *daß alle Lungenschüsse bei gleichzeitigen Bronchialerkrankungen einen schlimmeren Verlauf annehmen.*

Auf S. 716 betonen sie weiterhin, daß der Verlauf der Lungen- und Pleurawunden zu verschiedenen Jahreszeiten ein ganz verschiedener sein kann. Bei ungünstiger, naßkalter Witterung, bei der Bronchialerkrankungen vermehrt auftreten, nehme nicht allein die Zahl der Infektionen zu, sondern auch der Verlauf der aseptischen Lungenschüsse sei ein schwererer und die Neigung zu Bronchopneumonie usw. ein größerer! Während *Krez* (52, S. 560) die langdauernde Neigung der Lungenschüsse zu frischen, recht hartnäckigen Bronchialkatarrhen betont, steht nach *Ehret* (12, S. 557) die Bronchitis ganz im Hintergrund. Letzterer sah nach kurzer Zeit meist völliges Aufhören des Auswurfes. *Moritz* (59, S. 739) dagegen betont wieder die relative Häufigkeit der Bronchitis, während Tuberkulose nach Lungenschüssen selten sei.

Bei unseren Sektionen fand sich Bronchitis relativ selten angegeben. Wo sie sich fand, war sie meist eitrig und mit Bronchiolitis und konfluierender Pneumonie verbunden.

Nach 2 Tagen fand sie sich bei der Sektion 289 als diffuse *Bronchitis seropurulenta,* zum Teil *fibrinosa* bei einem Durchschuß des rechten Ober- und Unterlappens und neben Bronchopneumonie. Bei der Sektion 327 ebenfalls nach 2 Tagen fand sich *eitrige Bronchitis und Bronchiolitis* bei gleichzeitigen Residuen einer alten Tonsillitis. Eine diffuse *schleimige Bronchitis* sowie akutes Emphysem ergab die Sektion (172) nach 2 Tagen bei einer kruppösen Pneumonie rund um die Verletzungsstelle im linken Oberlappen. *Schmierigeitriger Inhalt in den Bronchien der rechten unverletzten Lunge* zeigte sich anscheinend durch Aspiration von links her bei einem Schrapnelldurchschuß der linken Brust- und Bauchhöhle (Sekt. 1057) nach 10 Tagen mit einem ausgedehnten retroperitonealen Jaucheherd und eitriger, jauchiger Pleuritis der linken Seite. Nach 11 Tagen fand sich bei der Sektion 1106 eine *eitrige Bronchitis* im linken Ober- und Unterlappen *sowie vereinzelte Bronchopneumonieherde* in einer völlig durch Hämothorax und multiple abgekapselte Empyemhöhlen komprimierten durchschossenen Lunge.

Besonders erwähnenswert ist hier auch die Sektion 911, bei der sich nach 16 Tagen bei einer dissezierenden eitrigen Pneumonie des linken Unterlappens und Empyem links auch eitrige Bronchitis und Bronchiolitis neben einer konfluierenden Bronchopneumonie der ganzen linken Lunge zeigte.

In den späteren Wochen des Verlaufs der Lungen- und Pleuraschüsse fand sich meist nur eitrige Bronchitis, seltener die katarrhalische Form.

Sie zeigte sich bei der Sektion 509 (18 Tage) neben einem stark stinkenden, eitrigen Hämopyothorax; bei der Sektion 809 (19 Tage) neben Bronchopneumonie links und grangränöser Pneumonie rechts; bei der Sektion (253) nach 24 Tagen mit Bronchopneumonie zusammen neben linksseitiger eitriger Mediastinitis trotz beidseitigem Empyem nur einseitig in der linken Lunge. Von der 4. Woche an fand sich eitrige Bronchitis mehrmals zusammen mit Bronchiolitis und Bronchopneumonie bei Lungen- und Pleuraschüssen mit gleichzeitiger Rückenmarksverletzung (z. B. Sektion 466 nach 28 Tagen und Sektion 438 nach 122 Tagen).

Diffuse eitrige Bronchiolitis ohne gleichzeitige Bronchitis fand sich bei einer Brustquetschung der Sektion 56 (4 Tage) mit fibrinöser beiderseitiger Pleuritis und herdförmigen Bronchopneumonien beiderseits. *Eitrige Entzündungen der Bronchialdrüsen* wie sie *Beitzke* (5, S. 735) bei seinem Fall 11 mit Durchschuß des gleichseitigen Oberlappens, großem infizierten Bluterguß in die gleichseitige Pleura und metastatischen Abszessen im Gehirn mit eitriger Hirnhautentzündung beschrieben hat, fanden sich bei unseren Sektionen nicht.

Bronchiektasen wurden von *Borchard-Gerhardt* (7, S. 644) mit Bronchitis zusammen als Folge von Pleuraadhäsionen gesehen; *Gerhardt* (21, S. 1164) sah unter 360 Lungenschüssen ohne Infektion der Pleura 2mal Bronchiektasen, doch standen bei seinem Beobachtungsmaterial gerade die schweren chronischen Fälle noch in Behandlung.

Konjetzny (51, S. 1247) hat Bronchiektasen bei einem Trachialsteckschuß mit Tod durch Blutaspiration in die linke gesunde Lunge gesehen. Auch durch die *Benetzungshalbmonde in den Bronchiolen und Alveolen* der Aspirationsblutungszone, die im histologischen Teil dieser Arbeit geschildert sind, entsteht stellenweise durch Organisation eine beträchtliche Stenosierung des Bronchiallumens, was sicherlich auch oft zu späteren Bronchiektasen Veranlassung gibt. Bei unseren Sektionen kamen sie jedoch nur selten zur Beobachtung. Doch dürften sicherlich alle jene Fälle von Bronchial- und Trachealverletzungen mit erheblichem Emphysem der betreffenden Lungenteile in ihrem späteren Verlauf durch Stenosierung zu Bronchiektasen führen.

g. Bronchopneumonie.

Weit häufiger als Bronchitis kam nach den Lungenschüssen die Bronchopneumonie in verschiedenster Ausdehnung zur Beobachtung. Sie fand sich bei insgesamt 64 Sektionen angegeben: 3mal bereits 1 Tag nach der Verwundung unter 58 Sektionen dieses Tages; 8mal unter 28 Sektionen des 2. Tages; 5mal unter 14 Sektionen des 3. Tages und so fort in steigender relativer Häufigkeit, deren Maximum etwa in der 2. und 3. Krankheitswoche liegt.

Borchard-Gerhardt (7, S. 617) haben darauf hingewiesen, daß die kleinen hämorrhagischen Herde sehr häufig für kleine bronchopneumonische gehalten werden, vor allem, wenn sich in dem hämorrhagischen Herde ein Einschmelzungsprozeß entwickelt hat, wodurch die Verwechslung noch leichter wird. Sehr häufig entwickelt sich eine ausgedehnte Bronchopneumonie der unverletzten Seite bei völliger Kompressionsatelektase und Hämothorax der verletzten Lungenseite (*Gerhardt*, 29, S. 1669).

Auch *Beitzke* (5, S. 735) hat bei seinem Fall 13 eine solche Bronchopneumonie der linken unverletzten Seite bei Schuß durch die rechte Lunge beschrieben.

Schon am 1. Tage zeigte die Sektion 751 eine beginnende Bronchopneumonie in der Umgebung eines Lungenrisses durch Rippenspießung. Die Sektion 735 (1. Tag) ergab eine beidseitige Unterlappenbronchopneumonie besonders rechts bei Brust-Bauch-Schuß der linken Seite und beginnender eitriger Pleuritis links nach Infektion der linken Brusthöhle durch einen großen Kleiderfetzen. Auch die Sektion 797 ergab bereits einen Tag nach der Verletzung eine konfluierende Bronchopneumonie im rechten Unterlappen bei Kontusionsinfarzierung des linken Unterlappens und mächtigem Hämothorax links. *Kontusionsinfarkte waren auch sonst des öfteren der Anlaß zu ausgedehnten bronchopneumonischen Herden*, z. B. bei der Sektion 442 und Sektion 532. Auch bei der Sektion 1024 nach 2 Tagen zeigte sich eine Bronchopneumonie links hinten anscheinend auf hypostatischer Grundlage bei Kontusion und Retraktion der rechten Lunge.

Nach einem Rückenmarkschuß mit Kompression der Medulla der Sektion (155) nach 3 Tagen fand sich Bronchopneumonie rechts bei Kompressionsatelektase der linken Lunge. Nach ebenfalls 3 Tagen zeigte die Sektion 824 Bronchopneumonien in der Umgebung der Verletzung des linken Unterlappens, eine konfluierende Bronchopneumonie im rechten Unterlappen und anscheinend hypostatische, brochopneumonische Herde in den hinteren Teilen des rechten Oberlappens.

Dieses Bild der *konfluierenden Bronchopneumonie im unverletzten Unterlappen mit bronchopneumonischen Herden der hinteren Partien des unverletzten Oberlappens* fand sich auch an späteren Verletzungstagen besonders häufig.

Mehrmals zeigte sich auch eine ausgedehnte konfluierende Bronchopneumonie in der Umgebung der Verletzung wie bei der Sektion 782 nach 4 Tagen. Auf dem Boden der Hypostase fand sich trotz Kontusion des Unterlappens der einen Seite bei der Sektion (34) nach 6 Tagen eine doppelseitige Bronchopneumonie. Daß Kontusionsblutungen ins Lungengewebe eine besondere Prädilektionsstelle für bronchopneumonische Herde darstellen, beweisen mehrere Sektionen mit bronchopneumonischen Herden ausschließlich an Kontusionsstellen. Die Bronchopneumonie kann jedoch auch wie bei der Sektion 1014 (10 Tage) in atelektatischen Lappen auftreten; sie zeigte sich selbstverständlicherweise auch neben allen übrigen Komplikationen der Lungenschüsse, wie Empyem, Pyopneumothorax, fibrinöser eitriger oder exsudativer Pleuritis u. dgl.

Eine *hämorrhagische Bronchopneumonie* der unverletzten Lungenseite wurde bei der Sektion 637 gefunden; auch die Sektion 803 (nach 17 Tagen) zeigte eine solche hämorrhagische Bronchopneumonie der unverletzten Seite bei Sepsis und fibrinös-eitriger Pleuritis der anderen Seite.

Nach 24 Tagen fand sich eine *gangräneszierende Broncho-pneumonie* mit mehreren etwa klein-eigroßen Lungenabszessen bei der Sektion 570, bei der nach einem Durchschuß des rechten Komplementärraumes mit ausgedehnten, anscheinend alten Verklebungen und Verwachsungen der rechten Pleurahöhle der Granatsplitter in der rechten Niere steckte und ein großer subphrenischer Senkungsabszess bis zur Darmbeinschaufel vorhanden war.

Auch bei der Rückenmarkskompression der Sektion 466 (28 Tage) fand sich eine teilweise gangräneszierende Bronchopneumonie im linken Unterlappen. Dabei zeigte sich in sämtlichen Lappen eine eitrige Bronchitis sowie Lungenödem, eine schwere Cystitis mit aszendierender Pyelonephritis und Nephritis, die wohl die Veranlassung zu der schweren allgemeinen Sepsis und zur Infektion der Lungen geworden sind.

h. Pneumonie.

Pneumonie selbst kam 18 mal zur Beobachtung. Wederhake (81, S.   ), der 288 Brustschüsse beobachtete, fand bei jedem Fall von Lungenschuß eine Schußkanalspneumonie. *Jehn-Nägeli* (42, S. 312) dagegen schreiben, daß Pneumonien als direkte Folgen von Schußwunden selten sind, daß aber Aspirationen aus der kranken Lunge häufiger vorkommen und daß es sich dabei meist um broncho-pneumonische Herde handelte, während reine Lobärpneumonien selten seien. Diese Angaben *Jehn-Nägelis* werden durch unser Sektionsmaterial vollauf bestätigt.

Auch die von ihnen zitierte Angabe *Floerckens,* daß die Pneumonie die gesunde Seite bevorzugt, findet sich in unseren Sektionen bestätigt, wie schon oben über Bronchopneumonie mehrfach ausgeführt wurde. Das Vorkommen der Pneumonien scheint an den verschiedenen Beobachtungsstellen eine sehr verschiedene Häufigkeit gehabt zu haben. So sah *Ehret* (12, S. 557) keine echte Pneumonie bei 30 Lungenschüssen, während *Frankenburger* (14, S. 536) unter 223 Lungenschüssen 29 traumatische Pneumonien gesehen hat. *Schmitt* (72, S. 1910) dagegen sah bis Ende 1914 keine echte Pneumonie nach Lungenschüssen, auch *Böttner* (6, S. 91) sah ebenfalls nach 30 Lungenschüssen keine echte Pneumonie. Ein von ihm mit Symptomen ausführlich beschriebener Fall war fraglich, und auch *Gruber* (25, S. 978) verneint die Häufigkeit der Pneumonien bei Lungenschüssen.

Bei unseren Fällen zeigte sich als Bestätigung des Vorkommens von Schußkanalspneumonien, die auch schon 1870 von *Klebs,* (45, S. 83) erwähnt worden sind, bei der Sektion (234) schon nach 2 Tagen eine *pneumonische Infiltration in der Umgebung des Schußkanals.* Auch die Sektion 862 nach 19 Tagen ergab eine solche pneumonische Infiltration in der Umgebung des Schußkanals im linken Oberlappen bei vollständiger Kompressionsatelektase des linken Unterlappens und jauchigem, abgekapseltem Empyem über den hinteren Partien des Unterlappens.

Ebenfalls nach 2 Tagen fanden sich mehrfach ausgedehnte Pneumonien in den hinteren Abschnitten aller Lungenlappen, die man wohl zweifellos als *hypostatische Pneumonie* ansprechen kann und die auf dem Boden der Hypostase der hinteren Lungenteile durch Exsudatbildung entstehen.

Fibrinöse, kruppöse Pneumonien kamen 6mal zur Beobachtung:

Bei der Sektion 671 (5 Tage) zeigte sich eine lobäre, kruppöse Pneumonie des Unterlappens der unverletzten rechten Lunge mit fibrinöser Pleuritis rechts bei einem Lungen-Magen-Schuß mit Peritonitis, jauchiger Mediastinitis und Pleuritis. Nach 7 Tagen fand sich bei der Sektion (172) eine fibrinöse Pneumonie im linken Oberlappen in der Umgebung der verletzten Stelle sowie im ganzen rechten Ober- und Mittellappen; die Oberlappenverletzung war in diesem Fall durch ein Knochensplitterchen bei einem Tangentialschuß des Thorax erfolgt.

Nach 11 Tagen zeigte die Sektion 34 eine kruppöse Pneumonie im Stadium der grauen Hepatisation in beiden Unterlappen bei einem Streifschuß des linken Unterlappens und einem offenen Pneumothorax links; auch hier fand sich als Begleiterscheinung eine fibrinöse Pleuritis beiderseits. Bei einer Granatverletzung der Leber und der rechten Pleura (Sekt. 1056) nach 12 Tagen ergab sich Kompression des rechten Mittel- und Unterlappens, Überreste eines Hämothorax rechts sowie im rechten Oberlappen eine kruppöse Pneumonie gleichfalls im Stadium der grauen Hepatisation mit Übergang in Induration.

Derartige Indurationen der Lunge kommen außerdem durch schwartige Empyemausheilung infolge der überlang andauernden Kompressionsatelektase zur Beobachtung (*Borst*, 8, S. 83). Schwielige, narbige Umwandlung des Lungenparenchyms durch *produktive Pneumonien* kamen nicht zur Beobachtung.

2mal zeigte sich die bereits erwähnte *dissezierende Pneumonie:* Borst (8, S. 83) bezeichnet sie als eine Art fortschreitender Phlegmonen des Lungenbindegewebes, die von der infizierten Pleura oder von der Lungenschußwunde selbst ihren Ausgang nehmen.

In dem einen Falle der Sektion (120) nach 11 Tagen ging die dissezierende Pneumonie im rechten Mittellappen vermutlich von einem gleichzeitigen Pyopneumothorax aus, von dem die Infektion durch einen Lungenriß im Unterlappen in die Lymphbahnen der Lunge übergeleitet wurde. Auch ein Granatdurchschuß der linken Brustseite (Sekt. 911) nach 16 Tagen führte wohl von einem Empyem der linken Pleura ausgehend zu einer *dissezierenden eitrigen Pneumonie* im linken Unterlappen. Es fand sich hier ferner eine konfluierende Pneumonie der ganzen linken Lunge sowie eine eitrige Bronchitis und Bronchiolitis.

Eitrige Pneumonien entstehen nach Schmaus (70, S. 466) auf 3 verschiedenen Wegen:

Erstens *von den Bronchien her* als Aspirationspneumonie. Hierher gehört auch die *Vaguspneumonie,* die *Borst* (8, S. 85) als besondere Komplikation bei Verletzung der Nervenstämme bei Halsschüssen erwähnt und die durch Lähmung der Schlingmuskulatur entsteht. Haften den aspirierten Teilen Fäulnisorganismen an, so kann die eiternde Pneumonie einen jauchig-gangränösen Charakter erhalten.

Eine derartige *gangräneszierende Pneumonie* in den hinteren Teilen des rechten Ober- und Mittellappens zeigte die Sektion 810 (19 Tage) bei einem Infanteriedurchschuß der Brust mit Durchschuß des rechten und linken Oberlappens durch das hintere Mediastinum. Es fanden sich hier ferner ein abgesacktes, verjauchtes Empyem über dem linken Unterlappen, bronchopneumonische Herde im linken Oberlappen sowie eine eitrige Bronchitis und Bronchiolitis bei einer eitrigen Perichondritis und Phlegmone der umgebenden Weichteile des Halses nach Tracheotomia inferior wegen Verdrängung der Trachea durch Struma.

Zweitens kann die eitrige Pneumonie *auf dem Blutweg* durch septische Embolie entstehen, auch so kann es bei Anwesenheit von Fäulniserregern zu Gangrän kommen. Diese Form hat sich bei unseren Sektionen nicht gefunden.

Drittens kann die Eiterung von benachbarten Organen direkt *per continuitatem oder auf dem Lymphwege* in die Lunge gelangen. So entsteht bei Empyem der Pleurahöhle die pleurogene Pneumonie, bei der innerhalb der Lunge die weitere Ausbreitung der Eiterungen durch die Lymphgefäße des peribronchialen Bindegewebes und der interstitiellen Septen vor sich geht, so daß die obenerwähnte fortschreitende, dissezierende, eitrige Pneumonie entsteht! Auch *Beitzke* (5, S. 735) hat eine derartige pleurogene, interstitielle Pneumonie im linken Oberlappen bei einem linksseitigen Lungenschuß mit Empyem beschrieben.

Eine *Pneumonie mit Abszeßbildung* im linken unverletzten Unterlappen ergab die Sektion 5 nach 41 Tagen bei einem Granatsplittersteckschuß des rechten Unterlappens und Pyothorax rechts mit starker Schwartenbildung und Kompression der rechten Lunge. Es ist in diesem Falle auch möglich, daß diese eitrige Pneumonie mit Abszeß auf dem Blutweg entstand, da sich dabei eine septische Herzmuskelentartung und Milzschwellung fanden.

Nach 50 Tagen schließlich zeigte sich bei einem Streifschuß des linken Unterlappens durch Infanteriegeschoß Kompressionsatelektase und eine *schwielige Verödung dieses verletzten linken Unterlappens durch eine abgelaufene Pneumonie.*

Die von *Külbs* (53, S. 430) und von *Litten* (55, S. 444) beschriebene *Kontusionspneumonie* fand sich auch bei unseren Sektionen gelegentlich, so z. B. bei der Sektion 442 nach 2 Tagen und Sektion 908 nach 6 Tagen, die in dem Kapitel über Verletzungsarten ausführlich geschildert wurden.

i. Tuberkulose.

Borchard-Gerhardt (7, S. 635) weisen darauf hin, daß durch eine verletzende Gewalt, die einen alten Herd oder eine tuberkulöse Drüse trifft, *gelegentlich Tuberkelbazillen in das Gewebe verschleppt werden und die blutige Infiltration sowie das zerstörte Lungengewebe infizieren,* so daß eine schnellverlaufende Tuberkulose die Folge sein kann.

Auch *Floercken* (13, S. 148) hat eine derartige Aktivierung einer latenten Tuberkulose mit tödlicher, tuberkulöser Meningitis gesehen. Nach Anschauung der meisten Autoren ist aber Tuberkulose auf dem Boden einer Lungenverletzung sehr selten. Daß auch eine sichere frühere Affektion durch einen Lungenschuß nicht aktiviert werden muß, sehen wir aus dem von *Gerhard* (20, S. 1669) veröffentlichten Fall, in dem eine Spitzenaffektion rechts durch einen Schuß in die linke Lunge auch weiterhin unverändert blieb. In gleicher Weise hat auch *Frankenburger* (14, S. 536), der bei

323 Lungenschüssen 6 Tuberkulosefälle als sichere Verwundungsfolge beschrieb, eine große Zahl klinisch sicherer latenter Tuberkulosen nach Lungenschüssen ohne Aktivierung bleiben sehen. Er mahnt deshalb zur Vorsicht bei der Annahme einer traumatischen Tuberkulose.

Andererseits haben *Brouardel* und *Giroux* (9, S. 1765) über diese *traumatische Lungentuberkulose* berichtet. Ihre Experimente zeigten, daß Kaninchen mit Tbc.-Injektionen die Affektion gewöhnlich auf der verletzten Seite, in seltenen Fällen sogar an der Stelle des Traumas bekamen. Nach ihnen scheint das Trauma meist in der Weise zu wirken, *daß es eine bis dahin latente, lokale Tuberkulose zur Entwicklung bringt.* Auch *Frischbier* (16, S. 44) bestätigt, daß die Aktivierung einer wirklich latenten Lungentuberkulose zwar vorkommt; ebenso hält *Gruber* (25, S. 49ff.) den direkten Zusammenhang für möglich. *Austgen* (3, S. 621) hat unter 55 sicheren Tuberkulosen nur 3 in unmittelbarem Anschluß an das Trauma (innerhalb 6 Monaten) entstehen sehen und nimmt an, daß der Körper durch großen Blutverlust und längeres Krankenlager in seiner Widerstandsfähigkeit gegen die Tuberkulose geschwächt werde.

Rieder (65, S. 1673) hat bei vorher Gesunden in direktem Anschluß an eine Lungenverletzung keine traumatische Tuberkulose gesehen; *Seitler* (74, S. 7) dagegen glaubt, daß das Wiederaufflammen einer Tbc. nach Brustschüssen bei weitem häufiger sei, als man anfangs glaubte, und daß sich außerdem meist nach dem Schuß Verwachsungen entwickeln, über deren Prognose man erst später urteilen kann, da Spätfolgen nicht ausgeschlossen sind. Daß man jedoch bei Spitzendämpfung nach Lungenschüssen in der Beurteilung sehr vorsichtig sein muß, zeigen die Angaben *Beitzkes* (10, S. 735), der mehrfach Spitzendämpfung durch Lungenkontusion gesehen hat und sie als Contrecoupwirkung an derjenigen Stelle des Thorax auffaßt, wo die Lunge nicht ausweichen kann!

Bei unseren Sektionen zeigten sich mehrfach alte Spitzennarben und Kalkherde in der Lunge sowie in den Bronchialdrüsen; auch alte Tuberkeln in Milz und Leber wurden gefunden, ohne daß die Lungenverletzung ein Wiederaufflammen dieser Prozesse verursacht hätte:

Bei der Sektion (233) fand sich nach 8 Tagen eine fibrinöse und knötchenförmige Tuberkulose im Oberlappen der nicht verletzten Lungenseite. Ob hier im weiteren Verlauf eine akute Tuberkulose entstanden wäre, ist nicht zu sagen. Mehrfach zeigte sich in den Fällen alter Tbc. auch die Obliteration einer oder beider Pleurahöhlen. So bei der Sektion 229, in der sich bei chronisch peribronchialer, zum Teil verkäsender Tbc. der rechten Lungenspitze nach einer unbekannten Krankheitsdauer eine Obliteration der rechten Pleurahöhle und darin die Schrapnellkugel fand, die vorher den linken Oberlappen, den 2. Brustwirbelkörper und die Spitze des rechten Oberlappens durchbohrt hatte.

Welch schwere Folgen jedoch eine *Verletzung eines ulzerösen Tuberkel-herdes* haben kann, zeigt die bereits erwähnte Sektion 820, bei der nach 27 Tagen bei einem Durchschuß des rechten Lungenoberlappens noch nachträglich der Tod durch Verblutung in die rechte Pleura eintrat; als Ursache der späten Verblutung zeigte sich eine ulzeröse Tbc. im durchschossenen rechten Lungenoberlappen mit Pleuraadhäsionen sowie eine chronische Spitzentuberkulose links mit spangenhaften Verwachsungen.

Bei der Sektion 161 schließlich fand sich nach 6 Tagen bei einer käsigen Tbc. der Hilus- und Bifurkationsdrüsen und Durchschuß des rechten Lungenunterlappens eine käsige *Peribronchialtuberkulose* in dem durchschossenen Unterlappen. Der Minensplitter steckte im Herzbeutel, in dem sich über $^1/_2$ Liter Exsudat eines Pyoperikards fand. Vermutlich ist hier die käsigperibronchiale Unterlappentuberkulose als Folge der käsigen Drüsentuberkulose in dem verletzten Lappen aufgetreten. Auch das Pyoperikard, durch dessen Exsudat Herztamponade eingetreten war, ist höchstwahrscheinlich als unmittelbare Folge des schwer eitrigen tuberkulösen Prozesses entstanden.

Z u s a m m e n f a s s u n g   d e r   P a t h o l o g i e   d e s   H e i l u n g s v e r l a u f s. *Die Prognose der Pleura- und Lungenschüsse wird um so besser, je weiter der Verletzte vom Schlachtfeld entfernt ist und je mehr Tage seit der Verletzung verflossen sind. Lungenschüsse sind daher an den ersten Verletzungstagen mehr als andere Schußverletzungen vor größeren Transporten möglichst zu schonen. Die maximale Sterblichkeitsperiode der Pleura-Lungenschüsse muß in die erste Woche als die Woche der größten Verblutungsgefahr verlegt werden.*

Der S c h u ß k a n a l   d e r   L u n g e *wird durch Einschmelzung der Zone der indirekten Gewebsschädigung oft sekundär durch Infektion erweitert. Glatte Durchschüsse heilen meist mit erstaunlich geringer Narbenbildung. Knochensplitter im Lungenschußkanal können zu Knochenneubildung und ausgedehnter Verknöcherung des Schußkanals führen.*

Besonders häufig zeigen sich bei Brustschüssen schwere Z i r k u l a t i o n s s t ö r u n g e n : *Teils durch die Verletzung der Brustwandgefäße, teils durch Verletzungen der Lungengefäße. Relativ häufig kamen Spätblutungen, entweder durch Platzen kleiner traumatischer Aneurysmen oder durch Gefäßarrosion zustande. Hierbei fand sich gelegentlich auch Verblutung in den Bronchialbaum und Blutaspiration in sämtliche Lungenlappen. Der Bluterguß in die Pleura führte oft zu schweren Verdrängungserscheinungen der Lunge und des Mediastinums, häufig bildete er den Boden für verhängnisvolle Pleurainfektionen und verursachte durch Organisation oft ausgedehnte Schwarten.* Hämorrhagische Infarkte *der Lunge fanden sich, abgesehen von der Infarzierung der Schußkanalränder, nur selten, auch Thrombosen wurden nur gelegentlich bei Sepsis gefunden. Mehrfach wurden* Geschoßembolien beobachtet, auch Fettembolien *der Lunge fanden sich öfters nach schweren Knochenmitverletzungen.*

An a s e p t i s c h e n   V e r l e t z u n g s f o l g e n *fand sich in relativ seltenen Fällen* Pneumothorax, *meist mit schwerer Infektion der Pleura. Gelegentlich zeigte sich bei Ventilbildung*

*an der Thorax- oder an der Lungenwunde sowie durch ver-
jauchende Empyeme ein Spannungspneumothorax, der dann zu besonders schweren Verdrängungserscheinungen führte.* Oft wurde
bei Mitverletzung größerer Bronchien, aber auch bei isolierten
Pleuraverletzungen schweres Hautemphysem und Mediastinalemphysem *gefunden. Bei etwa* ¹/₃ *aller Sektionen fand sich ferner*
sero-fibrinöse Pleuritis, *meist mit außerordentlich starker Kompression der Lunge durch das Exsudat, oft mit dicken Bindegewebs-
schwarten und Retraktion der dadurch umklammerten Lungenteile.*

*Bei den Sektionen, die nicht in den ersten Tagen an Verblutung
gestorben waren, fanden sich als häufigste Todesursache* I n f e k -
t i o n e n d e r W u n d e : *Auf der Grundlage der Pleurablutungen und Pleuraexsudate entstanden meist in der 2. und 3. Woche
schwere* Empyeme, *die oftmals zu allgemeiner Sepsis führten.*
Lungenabszesse *fanden sich selten, meist um steckende Geschosse und auf dem Boden von Kontusionsherden. Bei Mitverletzungen des Zwerchfells zeigten die Pleura- und Lungenverletzungen relativ häufig subphrenische Abszesse.* Gangrän
*des Schußkanals führte dann und wann zu Verblutung durch
Gefäßarrosion;* Phlegmonen *des Brustkorbs zeigten sich gelegentlich
bei gleichzeitigen Kehlkopf- und Trachealverletzungen.*

Pyämische Metastasen *waren außerordentlich selten, an*
septischer Toxinämie *starben jedoch 106 von den 275 Sektionen. Bei den Spättodesfällen an Sepsis war fast stets außer
der Pleura und Lunge die Wirbelsäule und das Rückenmark mitverletzt worden, und es fand sich schwere Cystitis und aszendierende
Pyelonephritis, ferner Perforationen der Blase und jauchige Abszesse im Beckengewebe. Echte Fraenkelsche* Gasgangrän *konnte
bei den Pleura-Lungen-Schüssen nicht nachgewiesen werden. Bei
schwerer Gasbildung im ganzen Körper fand sich oft gerade die
mitverletzte Lunge und die durchschossene Pleura ohne Gasbildung,
was vielleicht auf die ständige Sauerstoffventilation der Lunge
zurückgeführt werden kann! Auch Infektionen durch* Erysipel-
erreger *und* Tetanusbazillen *wurden nicht gesehen.*

Bronchitis *wurde relativ selten gefunden, sie war meist
eitrig mit Bronchiolitis und mit konfluierender Pneumonie verbunden.* Bronchopneumonie *kam weit häufiger nach den
Lungenschüssen zur Beobachtung. Des öfteren waren* Kontusionsinfarkte *der Anlaß zu ausgedehnten bronchopneumonischen Herden,
in späteren Krankheitsstadien fand sich häufig das Bild der anscheinend hypostatischen Pneumonie des unverletzten Unterlappens
mit bronchopneumonischen Herden in den hinteren Teilen der unverletzten Oberlappen.*

*Schon nach 2 Tagen fanden sich auch bei unseren Sektionen die
schon mehrfach beschriebenen Schußkanalspneumonien. Kruppöse
Pneumonie fand sich sehr selten, manchmal fand sich auch eine*

*fortschreitende, dissezierende, eitrige Pneumonie in den inter-
stitiellen Septen der verletzten Lungenlappen.*

*Die Lungenverletzungen unseres Materials hatten keine sichere
Aktivierung bestehender* tuberkulöser Prozesse *zur Folge.
Nur einmal bewirkte die Verletzung eines ulzerösen Tuberkelherdes
nach 27 Tagen eine tödliche Nachblutung.*

V. Mitverletzte Organe.

Unterberger (78, S. 187 ff.) versuchte eine *Einteilung in reine
Lungenschüsse und komplizierte Lungenschüsse,* je nachdem nur
die Lunge oder auch andere wichtige Organe verletzt sind und der
Lungenbefund nur den Nebenbefund bildet.

Diese Einteilung *Unterbergers* wurde auch von *Baumgarten* in
seinen eingehenden kriegspathologischen Mitteilungen (4, S. 167)
benutzt, wenngleich er darauf hinweist, daß sie nicht leicht allgemein durchführbar ist. Erstens weil derartige »reine Lungenschüsse« selten seien und bei gleichzeitiger Verletzung anderer
wichtiger Teile es oft sehr schwer festzustellen sei, *ob die Lungenverletzung den Hauptbefund oder nur den Nebenbefund darstellt!
Baumgarten* bemerkt ferner (4, S. 177), daß sich unter seinen
10 Fällen von Schußverletzungen der Lunge nur ein einziger be-
fand, der als reiner Lungenschuß bezeichnet werden konnte. In
allen übrigen waren außer der Lunge noch andere wichtige Teile
mitverletzt worden.

Während *Arnold* (2, S. 19) von seinen 23 Brustschulterschüssen
die meisten unkompliziert und nur bei zweien gleichzeitige Schußverletzungen des Zwerchfells, der Leber und anderer Bauchorgane,
sowie in einem Fall das Perikard mitverletzt gefunden hatte, haben
Jehn-Nägeli (42, S. 314) bei ihren 300 Fällen von Thoraxverletzungen 29,6 %, also fast $^1/_3$ Nebenverletzungen anderer Organe und Körperteile gefunden.

Auch *Borchard-Gerhardt* (7, S. 647) weisen darauf hin, daß die
gleichzeitige Verletzung anderer Organe die Lungenverwundung
oft in erheblicher Weise kompliziert.

Wie bei *Baumgarten* wäre es auch bei unseren Sektionen oft
sehr schwer gewesen, die reinen Lungenschüsse von den kompli-
zierten zu trennen. Ich möchte deshalb in ähnlicher Weise wie
Jehn-Nägeli (42, S. 314) ohne die Einteilung *Unterbergs* in diesem
Kapitel nur eine kurze Übersicht über die verschiedenen Organ-
komplikationen geben und die Besonderheiten der mitverletzten
Organe in 7 Unterabschnitten zusammenfassen:

1. Schulterplexus und Nerven.

Besonders häufig sind begreiflicherweise bei den Lungen- und
Pleuraverletzungen *Verletzungen des Schultergelenks mit den dort
befindlichen Subklavikulargefäßen und den großen Nervenstämmen*

des Armplexus. Auch Armverletzungen waren 30mal als Mitverletzungen gefunden worden und führten öfters zum Tod durch Verblutung aus der abgerissenen Art. und Ven. brachialis (Sekt. 153 am ersten Tag).

An der Schulter fand sich ferner öfters als Mitverletzungsfolge Empyem des Gelenks und Muskelabszesse, wie bei der Sektion 242 nach 40 Tagen. Daß aber schwerste gleichzeitige Schulterverletzungen mit Zertrümmerung des Humeruskopfes, andererseits auch ohne Gefäßverletzungen vorkommen können, zeigten die Sektionen 776 und 791.

Über die 6 Verletzungen der Subklavikulargefäße habe ich bereits im Kapitel über die Gefäßverletzungen der Brustwand berichtet. Verletzungen des Armplexus kamen 2mal zur Beobachtung. Einmal (Sekt. 338 nach 18 Tagen) kam es nach Durchschuß zwischen dem oberen Stamm des Plexus brachialis und den übrigen Plexusstämmen zu einem walnußgroßen Abszeß, der durch Kompression der Vena axillaris zu einem Stauungsödem des Armes führte.

Borchard-Gerhardt (7, S. 647) weisen darauf hin, daß der Plexus brachialis häufig dadurch verletzt werde, daß der Soldat in liegender Stellung oder beim gebückten Vorwärtsgehen getroffen wurde. *Böttner* (6, S. 91) betont das Vorkommen von Schulter und Armschmerzen sowie von Lähmungen und Armatrophien nach derartigen Mitverletzungen des Plexus brachialis.

An sonstigen Mitverletzungen von Nerven werden schon von *Riedinger* (66, S. 235) die Mitverletzung des *n. phrenicus* erwähnt, die zu Erbrechen, Magenkrämpfen und Zwerchfellschmerzen führt und die Verletzung des *nervus thoracicus anterior,* auf die Lähmungen des Pectoralis major zurückgeführt wurden. Auch *Borst* (8, S. 76) sah bei Schüssen, welche die Phrenikusbahn zerstört hatten, eine eigenartige Lungenatelektase auftreten, die wohl auf die Lähmung der Atemmuskulatur zu beziehen sei und auf der verletzten Seite weit stärker war. Auf diese Lähmungsatelektasen folgten regelmäßig Bronchopneumonien!

Auf die bei *Verletzungen des nervus vagus* entstandenen Pneumonien wurde bereits im Kapitel über Pneumonie hingewiesen.

Toenissen (77, S. 90) hat eine okulopupilläre Trias mit Verengerung der Pupille. Zurücksinken des Auges und Hängen des Augenlides bei Verletzungen des Sympathikus oder seiner Wurzeln im 8. Zervikalsegment gesehen. Die Mitteilung über diese Trias wurde im Kapitel über Pneumothorax eingehend berichtet, da sie auf der gleichen Seite eines mitentstandenen Pneumothorax zur Beobachtung kamen und meines Erachtens *mehr auf einen Vagusreiz wie auf eine Verletzung des Sympathikus* zurückgeführt werden müssen. Sicherheit darüber könnte jedoch wohl nur ein gelegentlicher Sektionsbefund geben.

Verletzungen der Interkostalnerven führen nach *Hildebrandt* (35, S. 553) zu reflektorischer Bauchdeckenspannung und Parästhesie.

2. Gehirn, Gesicht und Hals.

Gleichzeitige Gehirnverletzungen fanden sich 13mal, meist zusammen mit Schädelfrakturen. Hier muß man nach der Einteilung *Unterbergers* (78, S. 187 ff.) annehmen, daß die Gehirnverletzung in ihren Folgen die wesentlichere ist und die gleichzeitige Lungenpleuraverletzung mehr ein Nebenbefund darstellt!

Die Sektion 143 z. B. zeigte nach 1 Tag bei einer schwersten Gehirnerschütterung neben multiplen punktförmigen Hämorrhagien und sonstigen Hämatomen auch herdförmige Hämorrhagien in der ganzen linken Lunge und im rechten Lungenunterlappen, die wohl gleichzeitig auf die veranlassende Erschütterung des ganzen Körpers zurückzuführen sind, da außerdem eine Ruptur der Milzkapsel und Einriß der Serosa des Quercolons gefunden wurde.

12mal fand sich bei Pleura-Lungen-Schüssen eine Mitverletzung des Gesichts. Die Sektion 447 (1 Tag) zeigte ferner eine schwere Zertrümmerung des Kinns und *Zerfetzung der Zungengrundmuskulatur* durch einen Zünderstreifschuß, der im Anschluß daran einen schweren Lungensteckschuß veranlaßte.

Mitverletzungen des Halses fanden sich 7mal, dabei fand sich einmal bei der Sektion 144 (1 Tag) ein Hämatom der Halsmuskulatur bei der unverletzten Lunge, das bis zur Pleurakuppel reichte.

Auch die Sektion (295) zeigte nach 7 Tagen einen Kehlkopfschuß mit einer retropharyngealen Phlegmone, die abwärts bis in die rechte Pleura hineinreichte und hier ein Empyem mit Kompression der Lunge entstehen ließ.

Ein Halseinschuß mit einem Senkungsabszeß im entzündlich infiltrierten Hals- und mediastinalen Bindegewebe fand sich bei einem Schrapnellsteckschuß der Brust der Sektion 553 (11 Tage), bei der sich das Geschoß nach Durchschuß des rechten Oberlappens im rechten Unterlappen vorfand.

3. Rückenmark, Trachea und Ösophagus.

29mal fanden sich gleichzeitige Wirbelsäulen- und Rückenmarksverletzungen. Borst hat, wie bereits erwähnt (8, S. 76) auf die unheilvollen Folgen dieser Rückenmarksschüsse hingewiesen, die entweder an Cystitis, aszendierender Pyelonephritis, jauchigen Beckenphlegmonen und dadurch entstehender Peritonitis und Sepsis zugrunde gehen, wenn es nicht vorher im Rückenmark selbst durch infektiöse Prozesse zu einer eitrigen Meningitis kommt, die sich allmählich über das ganze Rückenmark ausbreitet und schließlich auf die Hirnmeningen übergreift.

Auch *Borchard-Gerhardt* (7, S. 647) haben auf die Schwere der gleichzeitigen Verletzungen des Rückenmarks und der Wirbelsäule hingewiesen, die oft auch noch mit einer Verwundung der anderen Lungenseite zur Beobachtung kommt. Alle ihre Fälle (18) von gleichzeitiger Rückenmarks- und Lungenverletzung sind gestorben. Sie halten deren Prognose deshalb für sehr schlecht, außer wenn es sich um keine Querschnittsläsion handelt und sich die Lähmung bald wieder zurückbildet. In den Lungen fand sich bei unseren Sektionen mit gleichzeitiger Wirbelfraktur und Querschnittsblutung der Medulla des öfteren ein starkes Lungenödem und akute Stauungen in allen Organen (z. B. Sekt. 144 nach 1 Tag).

Mehrfach erfolgte die Mitverletzung des Rückenmarks durch abgesprengte Knochensplitter von Wirbelkörpern, die ihrerseits, wie z. B. bei der Sektion 749 (2 Tage) auch ohne Duraverletzung oder Kompression des Rückenmarks gelegentlich eine vollständige, blutige Querschnittserweichung des Rückenmarks, anscheinend als Kontusionswirkung zur Folge hatte. Eine seltene Verletzung des Rückenmarks bei einem Durchschuß der linken Pleura mit verjauchtem Empyem und vollständiger Kompression der ganzen linken Lunge zeigte die Sektion 806 nach 12 Tagen, bei der die Schrapnellkugel weiterhin den unteren Milzpol streifte, die linke Niere unter Bildung eines mächtigen, verjauchten Hämatoms der Umgebung vollständig zertrümmerte und durch Eintritt in den Wirbelkanal zwischen dem 1. und 2. Lendenwirbel fast sämtliche Nerven der Cauda equina dicht unterhalb des Conus terminalis durch Abschuß zerstörte. Auch hier trat der Tod durch Sepsis mit chronisch-infektiöser Milzschwellung und trüber Schwellung des Herzmuskels, des Leber- und Nierenparenchyms ein.

Des öfteren fand sich nach den gleichzeitigen Rückenmarks-verletzungen eine *akute, eitrige, spinale Meningitis,* die ihrerseits wieder öfters der Anlaß zur Infektion eines gleichzeitig bestehenden Hämothorax bildete.

Andererseits zeigte die nach 44 Tagen verstorbene Sektion 976 bei einem fast vernarbten Einschuß rechts zwischen Scapula und Schulter einen aseptischen alten Hämothorax von etwa $^{1}/_{2}$ Liter eingedickten Blutes und einen stark komprimierten Unterlappen, der selbst nicht verletzt erschien. Bei einem zweiten Einschuß in Höhe des 3. Lendenwirbels, der ebenfalls vollständig vernarbt war, zeigten sich die Bögen des 3. Lendenwirbels frakturiert; zahlreiche kleinste Knochensplitter fanden sich auf der Dura und zwischen den Nervensträngen der Cauda. Es bestanden dabei ausgedehnte bindegewebige und fast callöse Verwachsungen zwischen Dura und knöchernem Wirbelkanal einerseits sowie zwischen Dura, Knochensplittern und Nervensträngen andererseits. Wenn auch bei dieser Sektion die Pleuraverletzung und die Verletzung des Rückenmarks nicht von dem gleichen Geschoß erfolgten, so ist das Sektionsprotokoll wohl dennoch von großem Interesse wegen seiner klinisch vermutlich eingetretenen Nervenfolgen.

Eine besonders schwere perforierende Cystitis mit Bildung jauchiger Abszesse im Beckenzellgewebe und jauchiger Nekrose mit starkem Ödem des Skrotums und Penis zeigte die Sektion 285 nach 35 Tagen bei einem gleichzeitigen Durchschuß des Sakralmarks mit Conuserweichung.

3mal fanden sich gleichzeitige *Verletzungen der Trachea,* deren Gefahren auch *Konjetzny* (51, S. 455) hervorgehoben hat. *Borst* (8, S. 84) hat auf die Gefahr der Aspirationspneumonie hingewiesen, die sich aus eitrigen oder putriden Bronchitiden nach Abszessen und Jauchungen der Trachea entwickeln können und sehr häufig einen gangräneszierenden Charakter haben. *Borst* weist ferner auf die Infektion der Pleura und des Mediastinums hin, die von Verletzungen der Trachea und deren Umgebung ausgehen, und für die bereits ein Sektionsbeispiel angeführt wurde.

Eine *Kontusion der Trachea und des Ösophagus* mit Schleimhautblutung ohne Verletzung dieser beiden Organe zeigte die Sektion 453 nach ½ Tag als Nebenbefund bei einer hämorrhagischen Kontusionsinfarzierung des einen Lungenoberlappens. Auch der *Ösophagus wurde 3mal mitverletzt* gefunden. *Borst* weist auf die besonders große Gefahr jauchiger mediastinaler Phlegmonen und Abszesse bei allen Speiseröhrenschüssen hin. 2mal waren diese Mitverletzungen des Ösophagus mit gleichzeitigen Verletzungen der Trachea kombiniert.

Einmal fand sich bei der Sektion 226 (6 Tage) als Nebenbefund ein Steckschuß des Ösophagus dicht oberhalb der Cardia nach Durchschuß des linken Unterlappens, anscheinend mit Abgang der Kugel durch den Magen-Darmkanal, bei dem sich Lungengangrän in der Umgebung des Schußkanals der Lunge und ein infizierter Hämothorax fanden.

Mitverletzungen des Ductus thoracicus haben nach *Borchard-Gerhardt* (7, S. 636) meist sehr hohe Mortalitätsprozente und führen durch Erguß von Chylus in die mitverletzte Pleura oft zu gewaltigen Ergüssen (Chylothorax und Chylohämothorax).

Über die Mitverletzungen der großen Brustgefäße wurde bereits im Kapitel über die Zirkulationsstörungen berichtet.

4. Mediastinum, Pericard und Herz.

Recht häufig fanden sich ferner Mitverletzungen des Mediastinums (9mal) *und des Herzens* (10mal):

Jehn-Nägeli (42, S. 314) haben Mediastinaldurchschüsse sogar 15mal unter ihren 300 Verletzungen gesehen. Hämatome des hinteren Mediastinums fanden sich bei gleichzeitigem Durchschuß der Aorta. Von Pleuraempyemen aus entstanden bei gleichzeitigen Schüssen durch das Mediastinum mehrfach schwere eitrig-phlegmonöse Mediastinitis; auch das vordere Mediastinum fand sich bei Durchschüssen des Vorderrandes beider Oberlappen gelegentlich durchschossen (Sekt. 655).

Schwere Mediastinalblutung entstand ferner 1mal durch Abschuß der rechten Art. subclavia (Sekt. 138) sowie bei der Sektion 185 (1 Tag) nach Durchschuß des Manubrium sterni und der Vena anonyma mit Herztamponade durch ein mächtiges Hämatom des ganzen vorderen Mediastinums. Ein Hämatom des hinteren Mediastinums zeigte die Sektion 775 (2 Tage) bei einem schweren Wirbelsäulenschuß mit Pleura-Lungen-Verletzung.

Die *Mediastinitis* kam öfters auch durch Kontaktinfektion von der Pleura aus zustande:

Die Sektion 671 (5 Tage) z. B. ergab eine fortgeleitete jauchige Mediastinitis mit jauchiger exsudativer Pleuritis links und fibrinöser Pleuritis rechts nach einem Durchschuß des linken Unterlappens und einem Magensteckschuß mit Peritonitis.

Eine *phlegmonöse Mediastinitis* bei einem gleichzeitigen Steckschuß des Pulmonalarterienstammes mit Hämoperikard fand sich bei der Sektion 601 nach 7 Tagen. Mehrfach erwähnt wurden bereits die phlegmonösen Infiltrationen des Mediastinalgewebes und seine Infektion mit gelegentlicher Gangrän und Abszessen. Auch ein großer subphrenischer Abszeß wurde bei der Sektion 778 (13 Tage) durchs Zwerchfell ins hintere Mediastinum fortgeleitet.

Eine *chronische Mediastinitis und Perikarditis* bei Empyem zeigte die Sektion (281) nach 33 Tagen bei einem Leber-Lungen-Schuß mit großem abgekapselten Abszeß der Leber und vernarbtem Schußkanal im Mittellappen der rechten Lunge, an dessen oberem Ende in einer kleinen abgekapselten Höhle der Granatsplitter steckte.

Schließlich ist hier noch die *chronisch retrahierende Mediastinitis Borchard-Gerhardts* (7, S. 658) zu erwähnen, die als Hauptsymptome die der schwieligen Mediastino-Perikarditis hat und bei der sich ferner manchmal noch Kompressionserscheinungen der Venen und Arterien am Thoraxeingang zeigen.

Perikardverletzungen fanden sich 15mal, sowohl als Pneumoperikard, Hämoperikard, Pyoperikard und deren jeweiligen Kombinationen.

Hämoperikard durch Kontusionsblutungen aus den serösen Häuten ohne Verletzung des Perikards oder des Herzens zeigte die mehrfach erwähnte Sektion (234) nach 2 Tagen. Die Sektion 822 nach 4 Tagen ergab Hämoperikard durch gleichzeitige Verletzung eines Koronararterienastes, während die Sektion 527 als Nebenbefund ein Hämoperikard bei Herzkontusion ohne Herzbeuteleröffnung zeigte. Mehrfach fanden sich auch Perikardsteckschüsse ohne vollständiges Eindringen in den Herzbeutel wie bei der Sektion 187 (nach $^1/_2$ Tag) und der Sektion 162 (nach 5 Tagen). Bei dieser lag der Splitter nach Durchschuß durch die seitliche Herzbeutelwand hier teils im Loch des Herzbeutels, teils auf dem Zwerchfell in Fibrinmassen eingeschlossen.

Einen Steckschuß des Herzbeutels ohne Herzverletzung mit einem *Pyopneumoperikard* ergab die Sektion 643 nach 10 Tagen bei einem gleichzeitigen Lungenranddurchschuß mit Pleuraobliteration, hier war die Luft im Herzbeutel möglicherweise auch durch gasbildende Bakterien veranlaßt.

Eine *fibrinöse Perikarditis* in Organisation mit 2 anscheinend aseptisch eingeheilten Kleiderfetzen zeigte die Sektion 1057 nach 10 Tagen bei einem Durchschuß des Perikards mit Zwerchfell-Leber-Magen- und Wirbelsäulenverletzungen trotz einer gleichzeitigen eitrig-jauchigen Pleuritis und einem ausgedehnten retroperitonealen Jaucheherd.

27mal fand sich bei unseren Sektionen Perikarditis, meist als sero-fibrinöse Perikarditis durch Übergreifen der Entzündung auf das unverletzte Perikard (vgl. *Rössle,* 68, S. 645) bei exsudativ eitrigen Prozessen der benachbarten Pleurahöhlen; des öfteren auch als eitrige Perikarditis durch Kontaktinfektion bei benachbarten Empyemen und eitriger Mediastinitis.

Eine gallige, sero-fibrinöse Perikarditis fand sich bei eitrig-fibrinöser Pleuritis und septischem Ikterus nach 17 Tagen bei der Sektion 803. Ein teilweise abgekapseltes Pyoperikard mit leicht löslichen Obliterationen wurde bei einem gleichzeitigen Herzsteckschuß mit Nekrose (Sekt. 168 nach 18 Tagen) gefunden.

Eine chronische Perikarditis mit fast 1 Liter hämorrhagischem Exsudat bei chronischer Mediastinitis und Pleuraempyem ergab die Sektion (281) nach 33 Tagen. Bei einer abgelaufenen Peri- und Myokarditis der Sektion (64) nach 50 Tagen zeigten sich oberflächliche kleine Schwielen im Myokard.

Rein fibrinöse Perikarditis bei beidseitigen Bronchopneumonien und beidseitiger kruppöser Pneumonie zeigten mehrere Sektionen durch Fortleitung des Prozesses teils mit, teils ohne Exsudat. Mehrfach fanden sich schließlich noch leichtere und schwerere Herzstörungen nach Lungenschüssen mit gleichzeitiger Perikarditis. So haben *Kaminer* und *Zondeck* (43, S. 668) Herzneurosen nach perikarditischen Herzbeutelverwachsungen gesehen.

Auch *Ehret* (12, S. 557) und *Kohlhaas* (49, S. 1597) haben auf derartige Zerstörungen hingewiesen.

Gruber (24, S. 978) weist darauf hin, daß gleichzeitige Lungenschüsse schon leichte *Herzverletzungen* stark komplizieren:

Einen Herzdurchschuß ohne Ventrikeleröffnung zeigte die Sektion 757 (1 Tag) bei einem Schrapnellsteckschuß der Brust mit Durchschuß des rechten Lungenlappens, Einschuß in den Herzbeutel im Bereich des hinteren Mediastinums und Durchschuß der linken Vorhofswand ganz an der Ansatzstelle des Perikards, parietalem Thrombus auf dem Endokard des linken Vorhofs an dieser Stelle und Ausschuß aus dem Herzbeutel unterhalb der Lungenvenen.

Nach 4 Tagen zeigte die Sektion 822 einen Granatsplittersteckschuß der Brust mit einem Durchschuß durch die linke Lunge unter Aufreißung des Herzbeutels. Es fand sich hier ferner am linken Ventrikel eine oberflächliche Rißwunde des viszeralen Perikards und des Herzmuskels mit Abriß eines Kranzgefäßastes, der thrombosiert war.

Nach 9 Tagen zeigte die mehrfach erwähnte Sektion 90 neben einem Lungendurchschuß einen Durchschuß durch den rechten Vorhof und einen Einschuß in die Pulmonalarterie mit Embolie des Splitters in der Lunge. Einen Herzsteckschuß in der Wand des linken Ventrikels mit anämischer Nekrose der Herzwand an dieser Stelle ergab die Sektion 168 nach 19 Tagen bei einem Durchschuß des linken Lungenoberlappens durch einen Minensplitter und einem Pneumopyohämothorax. Es fand sich dabei ein zum Teil abgekapseltes Pyoperikard, teilweise mit leicht löslicher Obliteration des Herzbeutels, Dilatation des Herzens und allgemeine Sepsis.

Eine *Kontusion des Herzens,* bei der *Riedinger* (66, S. 136) Exsudat im Perikard und *Klebs* (45, S. 124) lokale Myokarditis beschrieben hat, fand sich bei der Sektion 527 (vermutlich am 1. Tag) als oberflächliche Myokardverletzung mit Hämoperikard ohne Eröffnung des Herzbeutels bei einer ausgedehnten Zerfetzung der linken Lunge durch ein unbekanntes Geschoß.

5. Zwerchfell, Magen und Darm.

Gleichzeitige Verletzungen des Zwerchfells fanden sich 80mal bei unseren 265 Sektionen. 2mal fand sich nur ein Streifschuß des Zwerchfells auf seiner pleuralen Seite, 2 weitere Male ein doppelseitiger Durchschuß der Zwerchfellkuppel.

Jehn-Nägeli (42, S. 397) weisen darauf hin, *daß es sich bei den transdiaphragmalen Verletzungen meist um äußerst schwere Krankheitsbilder handelt;* hierbei seien die am schwersten, bei denen ein offener Hämopneumothorax besteht, das Zwerchfell weit zerrissen ist und durch Leber- oder Milzzertrümmerung eine große intraperitoneale Blutung hervorgerufen ist. Sie haben deshalb auch bei diesen Verletzungen unter 31 Fällen 12 Tote gehabt, also eine relativ hohe Mortalität von 45 $^o/o$. Man muß daher sicherlich *Gulecke* (26, S. 1037) zustimmen, der die transpleurale Zwerchfellnaht bei allen penetrierenden Brust-Bauch-Verletzungen vorschlägt, evtl. mit anschließender Laparotomie bei Verdacht auf Eingeweideverletzungen oder Verletzungen retroperitonealer Organe. Daß jedoch nicht

selten auch Bauchhöhleneröffnungen ohne Verletzungen eines Bauch-
organs vorkommen, haben *Borchard-Gerhardt* (7, S. 648) betont.
Sie weisen deshalb hier und auf S. 621 auf die große diagnostische
Bedeutung der hierbei auftretenden Rektusspannung und Bauchdeckenspannung hin. Bei der obenerwähnten außerordentlichen
Häufigkeit der Zwerchfellverletzungen bei Pleura-Lungen-Schüssen
müssen wir wohl in jedem Falle genauestens die Frage eines penetrierenden Brust-Bauch-Schusses prüfen.

Besonders hervorhebenswert ist die Zwerchfellverletzung der Sektion (34),
die bereits nach 6 Tagen das Zwerchfelloch eines Brust-Bauch-Schusses bei
einem darunter befindlichen subphrenischen Abszeß mit Luftinhalt durch
Fibrinverklebungen gut abgeschlossen zeigte.

Die Sektion 836 nach 16 Tagen zeigte einen Durchschuß des Zwerchfells von
unten her nach einer Leber- und Nierenverletzung; nach 21 Tagen fand sich
bei der Sektion 994 bei einem Zwerchfell-Pleura-Durchschuß nach einem
operativen Eingriff das Zwerchfell dichtschließend verklebt und vernäht.

Mehrfach fand sich eine *Kontusion des Zwerchfellansatzes mit ausgedehnter Blutung darin* ohne größere Zerreißung, wie z. B. bei der Sektion 819 mit Hämothorax nach unbekannter Krankheitsdauer.

Einen über faustgroßen Defekt im Zwerchfell an seinem hinteren Ansatz
ergab die Sektion 684 nach einem Brust-Bauch-Schuß bei einer gewaltigen
zerfetzten Wunde in der Leber.

5mal fand sich bei Brust-Bauch-Schüssen eine *Hernie von Bauchorganen in die Pleurahöhle:*

Die Sektion 144 zeigte am 1. Tag einen Prolaps von Milz, Quercolon, dem
gesamten Magen und einzelnen Dünndarmschlingen in der linken Pleurahöhle. Quercolon, Dünndarm, Netz und unterer Milzpol fanden sich außerdem durch die frakturierten Rippen hindurch nach außen gepreßt. Einen
Netz- und Magenprolaps in die Brusthöhle zeigte auch die Sektion 140 am
1. Tag, während die Sektion 1106 nach 11 Tagen ebenfalls einen Vorfall von
Magen, großem Netz und Milz in die Pleurahöhle ergab.

Eine traumatische Hernie im linken Zwerchfell mit Einklemmung des
Darmes und Ileus zeigte die Sektion 523 mit unbekannter Krankheitsdauer.
Auch bei dem sofortigen Tod durch Fliegerabsturz (Sekt. 439) fand sich ein
Magenprolaps in die Pleura.

Daß eine Zwerchfellhernie mit Magenprolaps in die Pleura
klinisch eine Mediastinalverdrängung vortäuschen kann, beweist
der von *Jehn-Nägeli* (42, S. 382) veröffentlichte, sezierte Fall. Auch
ein linksseitiger Pneumothorax kann durch eine Zwerchfellhernie
mit Verlagerung des Magens oder auch des Darmes in die Brusthöhle vorgetäuscht werden (*Borchard-Gerhardt*, 7, S. 648).
Freund und *Schwaer* (15, S. 1532) unterscheiden zwischen einer
primären und sekundären Zwerchfellhernie und fordern bei deren
Inkarzeration die alsbaldige Thorakotomie. Eine Zwerchfellruptur
mit Hernie lediglich nach Kontusion der Brustwand und Lunge hat
Hesse (34, S. 1478) beschrieben.

Borst (8, S. 90) hat schließlich darauf hingewiesen, daß größere
Verlagerungen bei solchen Zweihöhlenschüssen schon deshalb sehr
selten sind, weil die Zwerchfellschüsse in der Regel relativ klein
sind und sich obendrein durch Kontraktion der Zwerchfellmusku-
latur noch weiter verengern können.

Magenverletzungen fanden sich 13mal, darunter 3 Steckschüsse. *2mal fanden sich Mitverletzungen des Pankreas.* Borst hat auf S. 88 darauf aufmerksam gemacht, daß durch Magen-Darm-Schüsse öfters der Austritt von Luft bzw. Gasen in die Bauchhöhle erfolgt; bei gleichzeitigen Zwerchfelldurchschüssen mit Pneumothoraxsymptomen muß daher stets an diese Möglichkeit gedacht werden. Bei Mitverletzung des Magens durch Steckschüsse wurde des öfteren das Geschoß erbrochen oder es ging durch den Darm ab.

Eine subseröse Blutung in die Magenwand ohne Verletzung des Magens zeigte ein retroperitonealer Schußkanal aus der Pleura über das Pankreas zur kleinen Kurvatur des Magens bei der Sektion 452, die noch am Verletzungstag gemacht wurde. Daß durch gleichzeitige Magenverletzungen Empyeme der Pleura wie auch Mediastinalverletzungen leicht in jauchige Gangrän übergehen können, wurde bereits erwähnt. Eine Mitverletzung des Magens bei einem Schrapnellschuß durch die Pleura und Bauchhöhle mit bereits geheiltem Magendurchschuß zeigte am 21. Tag die Sektion 994, die durch Verblutung aus einem Leberarterienaneurysma ad exitum kam.

10mal kamen Mitverletzungen des Darmes zur Beobachtung und zwar waren begreiflicherweise meist das Colon transversum sowie das rechte oder linke Colonknie mitverletzt.

Erwähnenswert ist die Sektion 948, die nach 19 Tagen bei einem Durchschuß des linken Komplementärraums mit Durchschuß des linken Colonknies und einer Dünndarmschlinge einen abgekapselten, jauchigen, kotigen, intra- und retroperitonealen Abszeß in der linken Nierengegend zeigte, der sich in eine jauchige Phlegmone der Bauchdecke und des Skrotums fortsetzte.

Gleichzeitige Pleura-Colon-Verletzungen haben gelegentlich auch einen *Austritt von Darminhalt in die Pleura (Koprothorax)* zur Folge. Auch kotige Peritonitis wurde bei einer 4fachen Mitverletzung des Jejunums der Sektion 1046 (1 Tag) gefunden. Man sollte daher, wie *Borchard-Gerhardt* bei einem solchen Verdacht (7, S. 647) mit Zitierung eines Falles von *Sauerbruch* raten, transpleural eingreifen und, wenn nötig, die Laparotomie mit Darmnaht anschließen.

Auch *Hämoperitoneum* und *Pneumoperitoneum* zeigte sich mehrfach als Mitverletzung:

Bei der Sektion 570 fanden sich nach 24 Tagen bei einem Brust-Bauch-Steckschuß zwischen Netz und Dünndarmschlingen sowie zwischen diesem und dem parietalen Peritoneum schwärzlich verfärbte und in bindegewebige Organisation übergehende Verklebungen; auch die Serosa selbst zeigte sich durch das vorhergegangene Hämoperitoneum überall schwärzlich verfärbt. Pneumoperitoneum mit diffuser fibrinös-eitriger Peritonitis fand sich bei der Sektion 343 am 4. Tag nach einem Steckschuß des Magens mit Durchschuß des linken Unterlappens und Durchschuß des Zwerchfells nahe am Perikard.

Peritonitis fand sich 27mal bei unseren Pleura-Lungensektionen, 7 davon starben am Verletzungstag selbst und am Tage danach und zeigten diffuse, meist kotig-eitrige Peritonitis mit Sepsis bei gleichzeitigen Verletzungen von Bauchorganen.

Nach 4 Tagen fand sich bei der Sektion 678 bei einem Pleura-Leber-Durchschuß eine diffuse exsudative Peritonitis, die in der Lebernähe gallig gefärbt war. Bei dem Duradurchschuß mit Rückenmarkserweichung der Sektion (233) fand sich als Komplikation eine umschriebene Pelveoperitonitis mit nekrotisierender Cystitis. Bei dem Lebererweichungsherd, der sich bei der Sektion 1056 (nach 12 Tagen) als Mitverletzung fand, zeigte sich in der Bauchhöhle eine fibrinöse Perihepatitis. 2mal fand sich nach 13 Tagen bei den Sektionen 899 und 1084 Peritonitis bei einem abgekapselten Abszeß und Empyem jeweils mit Durchwanderung der Infektion durchs Zwerchfell.

Die Sektion 911 nach 16 Tagen zeigte eine torpide, fibrinös-eitrige Peritonitis ohne Verletzung der Bauchhöhle bei einem Granatdurchschuß der linken Brustseite mit Empyem und dissezierender eitriger Pneumonie im linken Unterlappen!

Bei den Spätsektionen nach 1 bis 2 Monaten fand sich meist diffus-eitrige Peritonitis nach den Pleura-Lungen-Schüssen, die mit Rückenmarksverletzungen und deren septischen Cystitisfolgen kompliziert waren.

6. Leber, Milz und Nieren.

Sehr häufig, insgesamt 60mal, fand sich eine Mitverletzung der Leber: 20mal fand sich davon die Lebermitverletzung bei Verletzung des rechten Lungenunterlappens, unter denen sich 11 Durchschüsse, 6 Tangentialschüsse und 3 Kontusionsverletzungen der Lunge fanden. Mitverletzungen der Leber zeigten sich ferner 2mal bei Verletzung des rechten Lungenoberlappens (1 Durchschuß, 1 Kontusion), 3mal bei Verletzung des linken Lungenunterlappens (2 Kontusionen und 1 Riß) sowie einmal bei einem Durchschuß des linken Oberlappens. 26mal fand sich die Leber mitverletzt bei Pleuradurchschüssen ohne Verletzungen der Lunge, und zwar 3mal bei isolierter Verletzung der linken Pleura und 1mal bei Durchschuß der linken und rechten Pleura. Die übrigen Male ergaben sich bei Verletzungen der rechten Pleura, meist bei reinen Komplementärraumdurchschüssen rechts.

Die Leber war dabei oft außerordentlich stark zertrümmert. So fand sich mehrfach ein- bis zweifaustgroße Zertrümmerung des Lebergewebes, teils mit blutiger Höhlenbildung, teils mit ausgedehnten subkapsulären Zerreißungen. Eine schwere Quetschung der Leber bei Hämothorax mit flächenhaften Blutungen in alten Pleuraverwachsungen durch stumpfe Gewalt zeigte sich bei der Sektion 1117 (2 Tage). Die Leber zeigte sich hierbei in der Tiefe, wie schon erwähnt, in eine blutige Höhle umgewandelt, das Lebergewebe selbst war nekrotisch. Einen Kontusionsriß der Leber bei einem Lungendurchschuß ohne Zwerchfellverletzung ergab die Sektion (162) nach 5 Tagen. Ebenfalls nach 5 Tagen fand sich bei der Sektion 134 ein tangentialer Furchungsschuß der Leber mit Zertrümmerung dieses Organes und darauffolgender Pleuraeröffnung.

Mehrfach zeigte sich bei den Mitverletzungen der Leber Galle in der blut-, exsudat- oder eitererfüllten Pleurahöhle, wie unter anderem bei der Sektion 829 nach 8 Tagen. Die Leberschüsse fanden sich vor allem von der 2. und 3. Woche an oft eitrig zerfallen und gaben so häufig entweder unmittelbar oder über einen subphrenischen Abszeß Anlaß zu sekundären Infektionen der Pleurahöhlen und des Perikards. Bei der ebenfalls bereits erwähnten Sektion 463 (25 Tage) fand sich neben einer Pleura-Lungen-Verletzung mit Empyem ein Granatsplitter 10 cm in der Tiefe des rechten Leberlappens in einer Wunde mit eitrig belegten Wänden und Verblutung in die Bauchhöhle (3 Liter Hämoperitoneum), anscheinend nach Arrosion einer Leberarterie durch das steckende Geschoß. Nach 47 Tagen schließlich zeigte die Sektion 576 bei einem alten Pleura-Leber-Schuß mit schwieliger, rechtsseitiger Pleuritis und zum Teil operativ eröffneten abgesackten Empyemen 2 Leberabszesse, in einem davon Kleiderfetzen und Splitter, der andere stand in Verbindung mit dem Abdomen, das von ihm aus diffus-eitrig infiziert worden war.

Auf die *toxische Wirkung autolytischer Leberzerfallsprodukte* wurde bereits im Kapitel über Infektion hingewiesen. Auch *Gaza* (17, S. 1669) will die bei allen Lungen-Leber-Schüssen zu beobachtende schwere Kachexie auf Rechnung dieser schädigenden Wirkung resorbierter Gallebestandteile und autolytischer Leberzerfallsstoffe setzen. Er hat an gleicher Stelle ferner eine innere Gallenfistel bei einem Tangentialschuß der Leberkuppe beschrieben, die zu einem Cholothorax mit galliger Pleuritis führte. Auf die Bildung einer Gallenfistel bei Rippenverletzung mit Pneumothorax hat auch *Toenissen* (77, S. 89) aufmerksam gemacht.

Borchard-Gerhardt (7, S. 616) weisen schließlich noch auf die Möglichkeit einer Embolie von Lebergewebe in die verletzte Lunge hin und betonen auf S. 636, daß bereits etwas Galle in der Brusthöhle ein Anlaß für eine starke pleuritische Exsudation werden kann. Auf die Komplikation der Pleura-Lungen-Schüsse durch die mehrfach beobachteten subphrenischen Abszesse wurde bereits im Kapitel über Abszesse hingewiesen.

Die Milz ist nach *Borst* (8, S. 65) gleichfalls ein sehr vulnerables Organ, wie alle Organe, die in elastischen Kapseln eingeschlossen sind. Auf S. 85 weist er auf die starke Blutung bei Milzschüssen hin. Diese Besonderheit der Milzverletzungen kommen vor allem auch bei gleichzeitigen Milz-Pleura-Verletzungen besonders zur Wirkung. *Mitverletzungen der Milz fanden sich 37 mal.* Eine Milzexstirpation mit einer durch fibrinös-eitrige Membranen ausgekleideten Höhle kam bei der Sektion 11 nach 17 Tagen zur Beobachtung. Diese Höhle in der Milzgegend war überallhin durch Verklebungen abgeschlossen. In der durchschossenen linken Pleura fand sich trotzdem ein nichtinfizierter Hämothorax von 1½ Liter bei nicht verletzer Lunge und vernarbtem Ein- und Ausschuß. Die starke Blutung aus dem operierten Milzschuß ist hier wohl zweifellos die Ursache der starken pleuralen Blutansaugung gewesen.

Daß sich bei Lungenkontusionen des öfteren auch Kontusionsrisse der Milz und der Nieren finden, zeigte die Sektion 521.

Mitverletzung der Niere fand sich 40 mal. Davon waren 21 bei ausschließlichen Komplementärraumschüssen ohne Lungenverletzung entstanden. *Borchard-Gerhardt* (7, S. 649) weisen bei diesen Fällen auf die diagnostische Bedeutung von Urin in der Pleura hin.

Die Sektion (235) zeigte nach 1 Tag bei einem Schrapnellsteckschuß der Leber mit Lungen- und Nierenverletzung eine Kontusionsblutung im rechten oberen Nierenpol mit umgebender Nekrose. Mehrfach fanden sich ausgedehnte Thrombosen der Nierenvenen sowie hämorrhagische Infarkte der mitverletzten Niere. Bei einer retroperitonealen Blutung rechts und Empyem der rechten Pleura der Sektion (260) ergab sich nach 7 Tagen eine Zer-

störung der rechten Nebenniere und des rechten oberen Nierenpols mit
schwerer Hämorrhagie. Mehrfach fand sich vollständige Zertrümmerung der
Nieren teilweise mit mächtig verjauchten Hämatomen in der Umgebung und
Übergreifen der Eiterung in die Pleura und ins Peritoneum.

Eine geheilte Nierenverletzung bei einer Wirbelsäulenverletzung mit
Pleurafistel und Seropneumothorax zeigte nach 54 Tagen die Sektion 306.
Alle Nierenverletzungen sowohl mit und wie ohne Pleura-Lungen-Verletzun-
gen des *Borstschen* Sektionsmaterials wurden gesondert eingehend von
Oppenheim (61, S. 471 ff.) beschrieben.

7. Blase, Becken und untere Extremität.

Mehrfach fanden sich auch Mitverletzungen des Beckens und der
Beine. *Meist jedoch nicht durch das gleiche Geschoß,* sondern durch
eine zweite einwirkende Gewalt.

Bei einem Granatsteckschuß der rechten Lendengegend der Sektion 704
(2 Tage) fand sich bei einer gleichzeitigen Kontusion der Lunge mit Hämothorax in der Umgebung der weit gespaltenen Wunde im Becken überall
eine eitrige Infiltration und zundriger Zerfall der Weichteile und Muskulatur sowie ein mächtiges retroperitoneales Hämatom bis hinauf zum Zwerchfell. Die Mitverletzung der ausgedehnten Muskelpartien des Beckens und der
unteren Extremität werden als Mitverletzungen von Lungen-Pleura-Schüssen
oft durch die Gasgangrän zu einer besonders schweren Komplikation, wie
schon im Kapitel über die Gasgangrän ausgeführt wurde.

Auch die Mitverletzung der großen Röhrenknochen der Beine
geben besonders bei Pleura-Lungen-Verletzungen durch die Veranlassung von Fettembolien und Thrombosen in die Lunge mehrfach
Grund zur Verschlechterung der Prognose gleichzeitiger Pleura-
und Lungenschüsse.

Daß gerade die Extremitätenverletzungen besonders leicht zu
infektiösen, pyämischen und septischen Erkrankungen führen,
wurde schon von *Arnold* (2, S. 203 und 205) hervorgehoben. Aus
seiner Zusammenstellung ergibt sich vor allem, daß in sämtlichen
Fällen von Schußverletzungen der oberen Extremitäten, des Hüft-
gelenks und des Oberschenkels die pyämischen und septikämischen
Affektionen als alleinige Todesursache nachgewiesen werden konnten, während bei seinen 13 Sektionen nach isolierten Schußwunden
der Brust in 9 Fällen der Tod wegen Behinderung der Respi-
ration und nur in 4 Fällen wegen pyämischen Erkrankungen erfolgte!

Bei allen gleichzeitigen Becken- und Beinverletzungen größerer
Ausdehnung findet sich schließlich in vermehrtem Maße nekro-
tisches Muskelgewebe, das nach *Jehn-Nägeli* (42, S. 309) das Zustandekommen von Infektion jeglicher Art begünstigt. So wird
jede gleichzeitige Bein- und Beckenverletzung durch Vermehrung
der Gangrän-, Sepsis- und Pyämiegefahr auch für die Pleura-
Lungen-Verletzungen stets zu einer schweren Komplikation.

Auch Mitverletzungen der Blase und der Sexualorgane kamen
gelegentlich zur Beobachtung, hatten jedoch keinen wesentlichen
Einfluß auf die Schwere einer gleichzeitigen Lungen-Pleura-Verletzung.

Zusammenfassung der Organmitverletzungen: *Es war oft nur schwer festzustellen, ob die Lunge den Hauptbefund oder nur den Nebenbefund bei Mitverletzung anderer Organe darstellte. Reine Pleura-Lungen-Schüsse waren verhältnismäßig selten, meist waren die Verletzungen der Pleurahöhlen und Lungen durch gleichzeitige andere Organverletzungen kompliziert:*

Besonders häufig waren Mitverletzungen des Schultergelenks *mit den* Subklavikulargefäßen *und den Nervenstämmen des Armplexus.* Schwere Folgen hatten oft die Mitverletzungen des Halses *in Gestalt deszendierender Phlegmonen sowie die häufigen Mitverletzungen des* Rückenmarks, *die sich 29mal fanden und meist noch nach vielen Wochen zum Tod durch Sepsis nach schwerster gangränöser Cystitis und aszendierender Pyelonephritis führten. Auch Mitverletzungen des* Ösophagus *und der* Trachea *hatten oft mediastinale Phlegmonen und Lungengangrän zur Folge.*

Die Mitverletzungen des Mediastinums, Perikards *und* Herzens *hatten vor allem bei Infektion des Schußkanals schwere, oft phlegmonöse Mediastinitis, sowie sero-fibrinöse und eitrige Perikarditis zur Folge. Mitverletzungen des Herzens und der großen Gefäße waren sehr selten, sie sterben wohl meist schon auf dem Schlachtfeld und führen gelegentlich zu Embolien von Geschossen in die Lunge.*

Weitaus am häufigsten (80mal) fanden sich gleichzeitige Verletzungen des Zwerchfells; *meist hatten sie schwerblutende Mitverletzungen der* Bauchorgane *zur Folge; bei Infektionen der* Pleura *entstanden dann oft schwere subphrenische und retroperitoneale Abszesse und diffuse, tödliche Peritonitis.* Magen- und Darmverletzungen *durch den gleichen Schuß hatten andererseits gelegentlich wieder schwere, teils kotige Infektionen der Pleurahöhlen zur Folge. Bei ausgedehnten Zwerchfelldefekten fand sich manchmal eine besonders starke Kompression der Lunge und Mediastinalverdrängung durch* Vorfall *von* Bauchorganen *in die Pleurahöhle.*

Gleichzeitige Verletzungen des Beckens *und der* Beine *gaben gelegentlich Veranlassung zu sehr schweren pyämischen und septischen Erkrankungen, zu Gasgangrän und bei Knochenbrüchen zu der gefährlichen Fettembolie in die Lungen.*

VI. Histologie des Heilungsverlaufs.

1. Histologische Literatur.

Die ersten eingehenden experimentellen Untersuchungen über die Histologie der Heilungsvorgänge bei Lungenverletzungen wurden 1864 von *König* (47, S. 147 ff.) angestellt. *Königs* Erfahrungen beruhen auf einer größeren Untersuchungsreihe von Stich- und Schnittwunden der Lungen beim Kaninchen, und er stellte drei Hauptarten des Verschlusses penetrierender Lungenwunden auf:

1. durch *Verklebung* der aneinanderliegenden Schnittflächen der Lungenwunde selbst;

2. durch *Blutinfiltration* in das den Wundkanal umgebende Lungengewebe und die dadurch hervorgerufene Undurchgängigkeit desselben;

3. durch Bildung einer *fibrinösen Membran* auf der verletzten Lungenoberfläche und deren Verlötung mit der korrespondierenden Stelle der Pleura parietalis.

Abgesehen von den letalen Fällen war der Pneumothorax stets nur ein ganz vorübergehender, und schon die am zweiten Tage nach der Verletzung von ihm angestellten Sektionen ergaben eine völlige Wiederausdehnung der verletzten Lungen. Außer den lokal begrenzten, als Reparationsvorgang anzusehenden Entzündungen waren eigentliche entzündliche Vorgänge bei der verletzten Kaninchenlunge höchst selten. Eitrige Entzündungen zeigten sich nur in den wenigen Fällen, in denen sich die Lunge infolge Verhinderung des alsbaldigen Verschlusses der Thoraxwunde oder der Lungenwunde nicht rechtzeitig wieder auszudehnen vermochte. In diesen Fällen erfolgte die Vernarbung erst nach Abklingen der Entzündung, jedoch hatte in dieser langen Zeit die Lunge gewöhnlich ihre Ausdehnbarkeit eingebüßt. *König* schon sah in einer starken und fortdauernden Blutung das Haupthindernis für die primäre Verklebung der Lungenwunde.

Diese Versuche von *König* wie auch die Versuche von *Jacenko* (39, S.289 ff.), die darauf ausgingen, die Therapie dieser Verwundungen weiter auszubilden, sowie die Untersuchungen von *Koch* (46, S. 706 ff.) über die Veränderungen, welche durch mechanische und chemische Reize im Lungenparenchym hervorgebracht werden, befaßten sich alle in gleicher Weise nur mit den gröberen Verhältnissen dieser Verwundungen. Erst im Jahre 1878 hat zum ersten Male *Hadlich* (27, S. 842 ff.) eingehende experimentelle Untersuchungen über die feineren Vorgänge bei der Heilung von Lungen- und Pleurawunden veröffentlicht.

Im großen und ganzen kommt auch *Hadlich* gleich wie *König* zu der Überzeugung, daß die Wiederherstellung nach Lungenverletzungen in ziemlich einfacher Weise erfolge und sich nicht wesentlich von der anderer Körperteile unterscheide. Die Heilung werde eingeleitet mit der Gerinnung des Blutes im Wundkanal sowie durch Abscheidung von Faserstoffmembranen auf der Pleura. Dieses Blutextravasat falle der Resorption anheim und werde durch hineinwachsendes Bindegewebe ersetzt. Daran nehme vor allem das interstitielle Bindegewebe teil, so daß die Wundlinie durch eine bald größere, bald kleinere derbe, narbige Schicht umkleidet sei. Der provisorische pleurale Verschluß der Lungenwunden durch die sich schon in den ersten Stunden abscheidende Fasermembran verschließe die Lungen mit so ungewöhnlicher Festigkeit, daß sehr bald keine Luft mehr aus den verletzten Bronchien in die Pleurahöhle gelangen könne; für besonders wichtig wird dieser pleurale Fasermembranverschluß vor allem deshalb betrachtet, weil er auch, wenn er noch so dünn ist, einen festen Abschluß hervorbringt und damit blutstillend wirkt.

Die Pleuraöffnung fand *Hadlich*, der seine experimentellen Schnitt- und Stichwunden teils an Kaninchen, teils an Hunden gemacht hat, selbst dann eng und verklebt, wenn sich in Lunge und Pleura große Blutextravasate fanden. In den ersten Stunden nach der Verwundung fand er das mikroskopische Bild vorwiegend von dem *Bluterguß* im Wundkanal und von der *blutigen Infiltration* ins umliegende Lungengewebe beherrscht. Die Menge und die Verteilung des Blutes zeigte sich innerhalb weiter Grenzen außerordentlich schwankend, besonders die Wirkung der Aspiration brachte die verschiedenartigste und völlig unregelmäßige Verteilung des ausgetretenen Blutes hervor.

Schon nach drei Stunden fand er die ersten Reaktionserscheinungen: In den lufthaltigen wie in den bluterfüllten Alveolen der dem Wundkanal benachbarten Parenchymteile lagen desquamierte und gequollene *Alveolar-*

epithelien, ferner waren schon Anfänge einer *kleinzelligen Infiltration* in der Nähe der Gefäße zu sehen. Nach 6 Stunden seien die Wundränder durch eine spärliche, leichtstreifige *Zwischenmasse* verklebt gewesen, die vor allem dort sichtbar wurde, wo die Wundränder etwas auseinander gewichen waren. Neben reichlicher Vermehrung der abgestoßenen Alveolarepithelien sah er nun auch reichliche Durchsetzung des Gewebes mit Rundzellen, die in netzförmigen Zügen angeordnet und gelegentlich frei im Alveolarlumen zwischen desquamierten Epithelien liegend sich ganz besonders rund um die Gefäße und Bronchien sowie unter der Pleura angeordnet befanden.

In den folgenden Tagen wurde nach seinen Berichten die kleinzellige Infiltration immer massenhafter, der desquamative Katarrh hielt sich teils auf gleicher Höhe, teils nahm er noch weiter zu. Schon am 3. und 4. Tage konnte er das Auftreten von *Spindelzellen* in der Wunde beobachten. Die Zwischensubstanz, welche die Wundränder trennte, war teilweise oder völlig von teils rundlichen Zellen durchsetzt, die teils mehr oder weniger länglich oder auch ausgesprochen spindelförmig waren. Über die Herkunft dieser spindelförmigen Zellen (ob Wanderzellen, fixe zellige Elemente des Bindegewebes oder Alveolarepithelien?) konnte er nichts mit Sicherheit feststellen.

Deutliche Querschnitte von *neugebildeten Gefäßen* wurden von *Hadlich* vom vierten Tag an beobachtet. Die Spindelzellen, die sich von Tag zu Tag verlängerten, bildeten bereits am sechsten Tage eine Narbe mit so dicht gelagerten Zellen, daß die einzelnen Zellen nicht mehr unterschieden werden konnten. Bei größeren Verletzungen hingegen, in denen ausgedehntere Bronchien und Gefäße mitverletzt waren, fand er den reaktiven entzündlichen Prozeß in der Umgegend des Wundkanals erst am 5. bis 6. Tage auf seiner vollen Höhe. Nun erst waren die Alveolen der Nachbarschaft reichlich mit Zellen erfüllt, auch die Zellwucherung im Gewebe, besonders unter der Pleura, war stärker, und es kam eine üppige Entwicklung von *Granulationsgewebe* mit ausgedehnten Netzen großer vielgestaltiger Zellen mit anastomosierenden Ausläufern zur Beobachtung. Ältere Narben (3 bis 5 Wochen nach der Verletzung) ließen meist nur mehr eine feine einfache Linie erkennen, an die sich beiderseits die wieder völlig normal aussehenden Lungenalveolen anschlossen.

Besonders fielen Hadlich in diesen älteren Narben merkwürdige Hohlräume auf, die von größerer Ausdehnung als Alveolen waren, mitten im starren Narbengewebe eingebettet lagen und deren Innenwandung aus einer glattem Gewebsschicht bestand. Diese die Wände und Zwischenwände in solchen Systemen von Hohlräumen bildende Gewebsschicht war allseitig auch da, wo sie an das anliegende normale Lungengewebe anstieß, zu dick, als daß *Hadlich* der Gedanke zulässig erschienen wäre, es könnte sich hier nur um Wände ausgedehnter Lungenalveolen handeln. Er nahm deshalb an, daß diese Lungenhohlräume durch den Druck entstehen, den bei der Inspiration die durch zerschnittene Bronchien einströmende Luft *unmittelbar auf die brüchig und nachgiebig werdende Extravasatmasse zwischen den Wundrändern ausübe*. Da inzwischen in der Umgebung des Extravasates die Gewebsneubildung starke Fortschritte gemacht habe, glaubte er, daß das junge Gewebe da, wo es für seine Ausbreitung die geringsten Widerstände finde, Fortsätze in die Extravasatmasse hineinschicke. So entstehe ein System junger Gewebszüge, die möglicherweise auch noch durch den Druck der einströmenden Luft gewissermaßen in statu nascendi eine Dehnung erfahren und sich somit noch mehr ausbuchten.

Hadlich schilderte als Beweis für diese seine Anschauung ein 5 Tage altes Präparat, in dem ein durchtrennter Bronchiolus in eine Höhlung inmitten der Narbe einmündet, während das Bronchiolusepithel sich in die Höhle zu fortsetzt und mit ähnlichem Epithelbelag die ganze Narbenhöhlung auskleidet. Als besonders bemerkenswert erschien ihm, daß eine Narbe resultiert, die mit dem Gewebe des Organes selbst eine verhältnismäßig große *Ähnlichkeit* hat.

Cornil und *Marie* (zit. bei *Talke*, 75, S. 196) verletzten 1897 in ihren Experimenten die Lungen durch *Hindurchziehen steriler Seidenfäden* und es zeigte sich außer den in der Nachbarschaft der Parenchymzerreißungen entstehenden Blutextravasaten überraschende Übereinstimmungen zwischen den Entzündungsvorgängen an der Pleura und in den Alveolen. Im Lungengewebe wurden in nächster Nähe des Fadens Alveolarwand und Lumen schließlich in gleicher Weise in Narbengewebe umgewandelt wie bei der fibrinösen Verwachsung der Pleurablätter. Hierbei zeigte sich Exsudat, das in den Alveolen lag und von großen Endothelien umgeben war, welch letztere mit den gewucherten Endothelien der Alveolarwand anastomosierten. In der unmittelbaren Umgebung des Seidenfadens sahen sie vor allem *Verbreiterung der Alveolarsepten* infolge Einwanderung von Rundzellen und *Wucherung des interstitiellen Gewebes.*. Die Endothelzellen der Alveolen waren bereits am ersten Tage gequollen, bläschenförmig vergrößert und vielkernig bis zur Riesenzellenbildung. Das spärliche Fibrin in den Alveolen war nach einigen Tagen durch konzentrische Zellschichten umgeben und von verästelten Zellen durchzogen, die angeblich von den Endothelien der Alveolen stammten. Die so gebildeten Pfröpfe standen miteinander von Alveole zu Alveole durch Brücken in Verbindung und waren bis zum 10. Tage fast durchweg in fibröses Gewebe umgewandelt.

Marchand (57, S. 297 ff.) betont 1901 in seinem Buche über die Wundheilung, *daß die Heilung von Lungenwunden weit mehr wie bei den meisten anderen Organen von deren Ausdehnung abhängig sei.* Wenn keine Infektion stattgefunden habe, so heilen kleine Stichwunden oder Schnittwunden rasch, während größere Wunden mit ausgedehnten Quetschungen und Zerreißungen günstigstenfalls nur zur unvollkommenen Heilung mit Bildung größerer Hohlräume im Parenchym führten, was seinen Grund in *geringer Proliferationsfähigkeit der Lunge* habe. Die Proliferationsfähigkeit des lockeren Lungenparenchyms reiche nicht zur Bildung von reichlichem und zur Ausfüllung größerer Defekte genügendem Granulationsgewebe aus, so daß die Ausheilung größerer Wundhöhlen in der Lunge größtenteils durch *entzündliche Infiltration* und durch *bindegewebige Induration* zustande komme, wie bei Ausheilung anderweitiger durch Nekrose usw. entstandener Lungendefekte. *Marchand* hebt hervor, daß für die Heilung außer der Blutung noch eine Anzahl weiterer Faktoren oft von ausschlaggebender Bedeutung sind: die *Art der Verletzung*, die Beteilgung der *Pleura*, der Eintritt von *Luft in die Pleurahöhle*, das Eindringen von *Fremdkörpern* und die damit *so häufige Infektion!*

Der letzte der wenigen Untersucher von feineren Heilungsvorgängen der Lungenwunden vor dem Kriege war *Talke* (75, S. 191 ff), der 1905 über mehrere Versuchsreihen berichtete, in denen er meist an Hunden und Katzen Keilexcisionen aus einem Lungenlappen mit darauffolgender Naht, ferner unversorgt gebliebene Abtragungen von Randpartien und Substanzverluste im Innern der Lunge durchführte und histologisch bearbeitete. Dabei fand er vor allem eine außerordentlich große Neigung der Lunge zu primärer Verheilung. Als Hauptbedingungen dazu bezeichnet er das exakte Aufeinanderliegen der Wundflächen und eine feste Vereinigung der Wundränder. Als *Vorläufer der Narbe* fand er eine dünne Schicht von anfangs homogener, später streifiger Kittsubstanz, die sich bei näherer Untersuchung als *fibrinhaltiges Exsudat* herausstellte. Jede Wundfläche finde für sich primär einen Abschluß durch diesen Exsudatüberzug, wie er an Stellen des Wundkanals nachweisen konnte, an denen die Wundflächen durch Blutgerinnsel auseinandergedrängt waren.

Am Ende des ersten Tages fand er in diesem Exsudat Leukozyteneinwanderung, die am 2. Tage sehr reichlich wurde. Nach $2^{1}/_{2}$ Tagen fand er größere Rundzellen zwischen den Fibrinmassen, die, wie er annimmt, von dem Bindegewebe der eröffneten, angrenzenden Alveolarinterstitien ausgehen; vom 5. Tage an deutliche Spindelzellen, die sich den Zügen anordnen und bald ein junges, sehr zellreiches, von Leukozyten durchsetztes Bindegewebe bilden. Allmählich werde dieses Bindegewebe immer zellarmer und fester, während die Zahl und das Kaliber neugebildeter Blutgefäße dauernd zunehme und sich ein ungemein dichtes Netz von Saftzellen und Lymphgefäßen im Narbengewebe ausbilde. *Talke* weist ferner darauf hin, daß eine derartige lineäre Verheilung auch dann stattfinde, wenn das Gewebe rund um die Lungenwunde nicht normal und lufthaltig, sondern auch stärker hämorrhagisch infarziert, ja selbst pneumonisch infiltriert sei. Breitere Narben entständen stets durch Untergang von benachbartem Lungengewebe vor allem dann, wenn durch Eröffnung größerer Gefäße eine größere Blutung und vermehrte entzündliche Reaktionsvorgänge verursacht würden. In solchen Fällen sah er oft untergegangene Alveolarhohlräume im reichlichen bindegewebigen Stroma eingebettet, entweder ganz leer oder stark verändertes Alveorlarepithel enthaltend. Mitunter schienen sie sogar durch Ausfüllung mit degenerierten Epithelien solide geworden zu sein, so daß nur mehr das Übrigbleiben der elastischen Elemente den Untergang solch benachbarten Lungengewebes verrate. Ein System von degenerativen Hohlräumen verschiedener Größe in der Narbe, wie *Hadlich* sie beschrieben hatte, hat auch er bei seinen Präparaten beobachtet und auf S. 195 beschrieben. Eine Neubildung von elastischem Gewebe hat er nirgends konstatieren können. Er bezweifelt, daß in den Fällen mit starker pneumonischer Infiltration oder bedeutender blutiger Infarzierung eine *Restitution*, d. h. *eine Wiedernutzbarmachung als respiratorisches Parenchym* erfolge, kann es aber nicht entscheiden, da seine Versuche nicht solange dauerten. Dem respiratorischen Epithel selbst spricht er jedoch mit Sicherheit regeneratorische Fähigkeiten und Produktivität zu.

In näherer und auch weiterer Umgebung der Narbe hat er *vikariierendes Emphysem* beobachtet, in den verletzten Bronchien hat er — abgesehen von viel Blut und leukozytär-fibrinösem Exsudat — die Mucosa oft im Zustand starker katarrhalischer Reizung und das Epithel in schleimiger Degeneration, von Leukozyten durchsetzt oder ganz verloren gefunden.

Die Resultate *Talkes* stammen sämtlich von Schnitt- oder Stichwunden. Daß die bei Kriegsverletzungen in gewaltiger Überzahl dazu stehenden Schußverletzungen der Lunge wesentlich andere Bedingungen für ihre Heilung besitzen, das hatten schon die Kriegsbeobachtungen aus den Jahren 1870/71 gezeigt, die uns von *Klebs* (45) und *Arnold* (2) mitgeteilt wurden:

Vor allem hat schon *Klebs* die geringe Leistungsfähigkeit des Lungengewebes zur narbigen Schließung des Schußkanals hervorgehoben. Hatte er doch noch nach 29 und 36 Tagen völlig offen gebliebene Schußkanäle gefunden. Seine histologischen Untersuchungen von Schußwunden an Menschen zeigten vor allem junge Zellen in den Interstitien zwischen den kollabierten Alveolen, die an der Oberfläche Spindelform angenommen hatten. Die Heilung erfolge durch Retraktion des elastischen Parenchyms und durch Überziehen der Wundflächen mit einer dünnen Faserstofflage und Narbenretraktion der Eingangs- und Austrittsöffnungen. Der provisorische Verschluß werde meist rasch durch die Gerinnung des Blutextravasates hergestellt. *Arnold* dagegen hat den Schußkanal in dem weichen elastischen Gewebe der Lunge außer bei größeren Schußverletzungen meist bald verlegt gefunden.

Die Mehrzahl der pathol.-anatom. Kriegsbeobachtungen von *Klebs* und *Arnold*, wie auch von *Borchardt, Gerhard* (7) und vielen anderen aus diesem Kriege sind jedoch fast ausschließlich makroskopisch, weshalb schon im Kapitel über die Pathologie des Heilungsverlaufs eingehender auf sie verwiesen wurde.

1913 veröffentlichte schließlich *Tiegel* (76, S. 921) seine Experimente über die Spontanheilung von Lungenwunden: 33 Tierversuche ergaben schon nach 2—3 Tagen einen so festen Verschluß, daß die Lungen prall auf-

geblasen werden konnten und einen Druck von 30—40 mm Hg aushielten.
Dabei platzten oft intakte Stellen der Lungen, während die Narbe noch dicht
hielt. Schnittwunden bluteten stärker als Rißwunden.

*Die Unterschiede zwischen den experimentellen Verletzungen
durch Stich oder Schnitt und den Schußverletzungen der Lunge
besonders im Kriege sind außerordentlich groß:* Wie sich schon
experimentelle Schußverletzungen am Kadaver in *kinetischer Hinsicht* von den Verletzungen des lebenden Körpers wesentlich unterscheiden (*Borst*, 8, S. 64 u. 65), so sind es vor allem auch kinetische
Momente, die bei den Schußverletzungen der Lungen so wesentlich
andere Heilungsvorgänge bedingen, als bei den bisher meist nur
histologisch untersuchten experimentellen Lungenwunden durch
Stich und Schnitt.

Ferner schaffen auch die verletzenden *Fremdkörper* bei den
Schußverletzungen wesentlich andere Voraussetzungen für die
Wundheilung. *Borst* weist an gleicher Stelle besonders darauf hin,
daß neben den *mechanischen* Schädigungen der Gewebe, die durch
Größe, Gewicht und rissige Oberfläche der Geschosse sowie bei
Granatsplittern und Querschlägern durch die Rotation der Projektile hervorgerufen werden, vor allem auch *chemische* Schädigungen durch Reste von Sprengstoffen und deren Zersetzungspro-
dukte sowie durch Füllungssubstanzen der Gasgranaten vorkommen; auch die *thermischen* Schädigungen durch die oft glühend
heißen Splitter und Geschosse des Krieges sowie die Menge
von *Infektionskeimen,* die diesen Geschossen teils von der Fabri-
kation, teils vom Auftreffen auf den Erdboden oder von der durch-
schlagenen Kleidung her anhaften, unterscheiden die Schußverletzungen des Krieges meist in ausschlaggebender Weise von den experimentell gesetzten Wunden des tierischen und menschlichen
Körpers.

Es erschien mir daher von großer theoretischer und praktischer
Bedeutung, die aus all diesen veränderten Verletzungsbedingungen
resultierenden andersgearteten *Heilungsvorgänge der Kriegs-
Lungenwunden* insbesondere auch *im mikroskopischen Bilde* mit
den eingangs geschilderten experimentell erzeugten Lungenwunden
und deren feineren Heilungsvorgängen zu vergleichen:

Präparate von *Stichverletzungen,* deren Heilungsbedingungen
den der experimentellen Lungenverletzungen wohl am ähnlichsten
wären, standen mir nicht zur Verfügung. Sämtliche 27 Lungenpräparate stammten von *Schußverletzungen,* und zwar befanden
sich darunter an Infanterie-Gewehr- und Revolververletzungen
1 Lungensteckschuß und 7 Lungendurchschüsse. Ferner an Schrap-
nell-, Minen-. Handgranaten- und Granatsplitterverletzungen
9 Lungensteckschüsse und 8 Lungendurchschüsse. Schon dies
relativ kleine Material zeigt übrigens die anderweitig schon beschriebene größere Häufigkeit von Lungendurchschüssen bei In-
fanterie- und Revolvergeschossen, da die Geschosse der Handfeuer-

waffen wohl meist mit weit größerer lebendiger Kraft in den Körper eindringen. Die an den verschiedenen Teilen der Schußkanäle entnommenen mikroskopischen Schnitte wurden alle in gleicher Weise in Paraffin geschnitten und mit Hämatoxylin-Eosin sowie mit *v. Giesons* Bindegewebsfarbe und mit *Weigerts* Elastinfarbe gefärbt.

2. Befunde am 1. Tag.

Über die Vorgänge nach einem Lungenschusse innerhalb der *ersten 24 Stunden* nach der Verletzung gibt uns das Präparat I (Sekt. 124) Aufschluß, das von einem Infanterie-Durchschuß des Thorax bei einem jungen Grenadier stammt, der etwa $^1/_2$ Tag nach der Verletzung an innerer Verblutung ad exitum kam.

Der Einschuß lag in der linken vorderen Axillarlinie zwischen der 8. und 9. Rippe, der linke Lungenunterlappen war an der oberen Grenze des unteren Drittels horizontal durchschossen und zeigte im unteren Drittel pralle Blutinfarzierung, während die oberen emphysematösen Teile des Unterlappens fleckige Blutinfiltration erkennen ließen. Der Lungeneinschuß war erbsengroß mit glatten Rändern, der Lungenausschuß markstückgroß und stark zerfetzt. Die Wand des der Länge nach aufgeschnittenen Schußkanals zeigte starke Zerfetzung des Lungenparenchyms und ausgedehnte Blutungen in das Lungengewebe der Nachbarschaft. Der Thoraxausschuß mit Splitterfraktur der linken 11. Rippe und des Dornfortsatzes des 11. Brustwirbels lag in der Paravertebrallinie, der Hautausschuß rechts von der Wirbelsäule am Rücken. Alle Organe waren stark anaemisch.

Ein Ausschnitt durch den Schußkanal in der Nähe des Einschusses zeigt histologisch vor allem eine *massive Blutinfarzierung* fast aller Interstitien und Alveolen, so daß nur etwa 2 bis 3 cm vom Schußkanal entfernt noch lufthaltige Alveolen zu sehen sind. Die Septen zwischen diesen vereinzelten lufthaltigen Alveolen erscheinen stark *verdickt* und zeigen stellenweise bereits reichlich *kleinzellige Infiltration*, vor allem in der Nähe des Wundkanals.

Die Alveolen sind scharfrandig und stark erweitert, vereinzelt mit klarem Serum oder Oedemflüssigkeit erfüllt. Untersucht man jedoch die verdickten Septen genauer, so sieht man vor allem bei Elastinfärbung, daß sie aus zahlreichen, teils blutgefüllten, teils atelektatischen und stark komprimierten Alveolen bestehen, es findet sich also *vikariierendes Emphysem* der nicht bluterfüllten oder bereits wieder von Blut befreiten Alveolen bei *Kompressionsatelektase* der übrigen Alveolen und kleinzellig infiltrierten Alveolarwände. Mehrfach sieht man in diesen Lungenteilen mit solider Blutausfüllung aller Alveolen auch völlig zusammengepreßte blutleere Venen und Arterien, ein Beweis für den großen Druck, mit dem das Blut ins Parenchym der Lunge infarziert wird. In anderen Arterien finden sich bereits Thromben, zum Teil mit zahlreichen Lympho- und Leukozytenansammlungen in den Blutgefäßkoageln (weiße Gerinnsel). *Auch in den einzelnen Alveolarkoageln finden sich schon jetzt Lymphozytenhaufen*, besonders in der Nähe des interlobulären Bindegewebes. Die Wand des Schußkanals ist hier wie auch in einem Schnitt aus der Nähe des Ausschusses aus zerfetzten, völlig mit Blut imbibierten, noch gut färbbaren Parenchymteilen gebildet. Exsudat oder fibrinöse Auflagerungen sind hier noch nicht zu beobachten. Beim Ausschuß sind die Alveolarsepten in der Wundnähe ebenfalls stark verdickt, mit Blut infarziert und mit kleinen Rundzellen durchsetzt. Auch hier zeigt sich etwas weiter vom Wundkanal entfernt das vikariierende Emphysem mit seinen vereinzelten geblähten und scharfrandigen Alveolen. Das Alveolarepithel ist dabei überall unversehrt, jedoch durch die Überdehnung der Alveolarwandungen außerordentlich abgeflacht.

Alle übrigen, etwa 24 Stunden alten Lungenschüsse zeigen als Hauptmerkmal gleichmäßig eine außerordentliche Überfüllung der dem Schußkanal benachbarten Lungenteile mit Blut. Interstitien, wie Alveolen sind durchwegs dermaßen von roten Blutkörperchen erfüllt, *daß das Parenchym hier wie ein solides Organ aussieht.* Jeder Luftgehalt ist in der Wundnachbarschaft meist 2 bis 3 cm weit völlig aufgehoben! Aber auch in größerer Entfernung vom Wundkanal sind solche völlig luftleeren und massiv von roten Blutkörperchen erfüllten Lungenteile oft in großer Ausdehnung zu finden.

Ein solches stark durchblutetes Präparat Nr. II, das von einem etwa einen Tag alten Infanteriesteckschuß durch den Thorax in das Abdomen stammt [Sekt. (62)], zeigte in besonders anschaulicher Weise diese beiden verschiedenen Blutungstypen: Das Geschoß steckt im Magen. Zwerchfell und Milz ist durchschossen, ebenso der linke Lungenunterlappen etwa in der Axillarlinie von der Kostalseite zur Basis zu. An der Basis findet sich dicht an der Kante und unweit des Ausschusses ein etwa haselnußgroßes *subpleurales Haematom.*

Hier, sowie in der nächsten Umgebung des Schußkanals findet sich die Blutung auch »*interalveolär*«, d. h. außer in den Alveolen in allen Interstitien. Weiter vom Schußkanal entfernt findet sich die Blutung nur als rein »*intraalveoläre*« Infusionsblutung, die Interstitien selbst sind von roten Blutkörperchen frei. Der erste Typ ist fokal, der letztere perifokal lokalisiert. Die Ausdehnung des letzteren ist wesentlich größer, da für seine Ausbreitung ein präexistentes Kanalsystem zur Verfügung steht, der interalveoläre Typ bildet vor allem blutige Scheiden um Bronchien und rupturierte Gefäße. Als Unterabteilung des intraalveolären Typus finden sich auch hier in den entfernteren Lungenteilen kleinere oder größere Bezirke, in denen die Alveolen nur teilweise mehr und weniger von aspiriertem Blut erfüllt sind. Im Hämatom selbst sowie im Blutgerinsel der Bronchien und Gefäße findet sich wie in anderen Präparaten vielfach Serum als homogene Masse. Abgestoßene *Alveolarepithelien* oder *kleinzellige Infiltration* der Interstitien sind in diesem anscheinend nicht viel über $^1/_2$ Tag alten Präparat noch bei keinem der Schnitte zu finden.

Auffallend ist jedoch hier schon die deutliche Kennzeichnung *der* Zone der traumatischen Gewebsschädigung *in der Nachbar*schaft des Schußkanals. Die Alveolarsepten im Gebiete der interalveolären Blutung zeigen alle Symptome der ischämischen Nekrose, sie sind hier schlecht färbbar geworden. Das gleiche zeigt sich hier beim Bronchialepithel; beides befindet sich im Zustand der beginnenden *Degeneration.*

Die beiden letzten, etwas älteren, etwa 24 Stunden alten Präparate eines Nr. III von einem Granatsplitterdurchschuß [Sekt. (109)], das andere Nr. IV von einem Infanteriegeschoßdurchschuß [Sekt. (368)] stammend, zeigen dagegen beide bereits deutlich eine kleinzellige, vorwiegend leukozytäre

Infiltration der durch den Schuß am stärksten geschädigten Alveolar-interstitien in der Gegend des Wundkanals. Auch die Blutmassen in den Gefäßen und in den Alveolen zeigen vielfach Ansammlungen von polynukleären Leukozyten. Das ganze Parenchym, die Alveolarräume, die Gefäße und Bronchien sind gleichfalls stark mit Blut infarziert, am stärksten bei dem Granatsplitterschuß, bei dem die Infarzierungszone stellenweise 3 cm überschreitet. Auch hier finden sich kleine, *interstitielle, vorwiegend subpleurable Hämatome.* Ferner findet sich in beiden Präparaten, besonders am äußersten Rande der infarzierten Blutzone, das schon im ersten Präparat beschriebene *vikariierende Emphysem* einzelner blutfrei gebliebener oder gewordener Alveolen.

In den Bronchiolen des einen etwas jüngeren Präparates findet sich homogenes, stellenweise gekörntes Sekret, das deutliche *Wandbenetzung* in Gestalt von homogenen Halbmonden erkennen läßt. Diese Form der Wandbenetzung ist, wie ich bei den späteren Stadien beschreiben will, für die Art der Restitution von wesentlicher Bedeutung. In den Bronchien des anderen, etwas älteren, wohl schon etwas über 24 Stunden alten Infanterieschusses findet sich das Epithel vielfach abgestoßen und ebenfalls eine teils völlige, teils halbmondförmige Erfüllung des Bronchiallumens mit Sekret oder geronnenem Plasma, in welchem sich die Erythrozyten meist randständig zusammengeballt zeigen. Die Blutkoagula in Bronchien und Gefäßen sind reichlich von Leukozyten durchsetzt; die Kapillaren sind überall, insbesondere aber in der Bronchialschleimhaut und in der Wundnähe maximal erweitert. Diese ganze, leukozytär infiltrierte hyperämische Zone der traumatischen Gewebsschädigung befindet sich bereits im Stadium entzündlicher Reaktion!

Unter den in der Abstoßung begriffenen Alveolarepithelien findet bereits sich junges, abgeflachtes Epithel; wo die Abstoßung schon vollendet ist, sieht man in den Bronchien bereits regeneriertes, kubisches Epithel.

In den Alveolen dieses letzten Präparates sind erstmals vereinzelt die von *Hadlich* und anderen experimentellen Untersuchern schon nach wenigen Stunden beobachteten *desquamierten Alveolarepithelien* zu bemerken. die, wie am späteren Stadium deutlich zu erkennen ist, eine wesentliche Rolle bei der Resorption des infarzierten Blutes haben. Hervorzuheben wäre auch hier wieder die deutlich in Erscheinung tretende Nekrose der komprimierten Septen aller besonders stark mit Erythrozythen infarzierten Alveolen (ischämische Nekrose).

An sämtlichen Präparaten der ersten 24 Stunden lassen sich schließlich noch mehrere *Arten von bluterfüllten Alveolen* unterscheiden:

I. Traumatisch:

1. Alveolen ganz + Interstitien, in diesen vorwiegend leukozytische Infiltration.

2. Alveolen ganz + Interstitien, dazwischen aber geblähte, vikariierend emphysematöse und leergepreßte, gefaltet liegende Alveolen.

II. Aspiriert:

3. Alle Alveolen eines Lobulus partiell erfüllt, Interstitien frei.

4. Freie Interstitien und nur einige Alveolen im Lobulus, speziell die subpleuralen partiell erfüllt.

Haupttypus I findet sich mehr am Schußkanal, die 1. Art näher daran als die 2. Art; Haupttypus II findet sich weiter weg, 4. Art weiter weg als 3. Art.

In der Zone der traumatischen Gewebsschädigung, in der die ersten beiden Arten der Bluterfüllung vorherrschend sind, fällt schon am ersten Tag die teilweise außerordentlich stark entwickelte *Atelektase* des Parenchyms auf. Meist ist die Atelektase, wie sich außer durch das Aneinanderliegen der oft stark kleinzellig infiltrierten Alveolarsepten auch durch die korkzieherartige Schlängelung und sternförmige Fältelung der Gefäße und kleinen Bronchien nachweisen läßt, als eine Folge der Kompression aufzufassen. Ist doch neben der parenchymatösen Blutung meist ein *starker Hämothorax* vorhanden; bei dem einen Präparat mit besonders starker Kompressionsatelektase des verletzten linken Unterlappens fand sich z. B. im Sektionsprotokoll ein 2 Liter betragender Hämothorax vermerkt. Aber auch die langsame Resorption des in die Bronchiolen aspirierten Blutes ist in den Fällen mit wenig Hämothorax eine wahrscheinliche Ursache dieser fast in allen Präparaten lange zu beobachtenden Verstopfungsatelektase. Häufig findet sich die Atelektase mit intraalveolärer Blutinfusion kombiniert; wo letztere jedoch ausgedehnter vorhanden ist, kann die Atelektase nicht recht zur Entwicklung kommen.

An der *Pleura* sieht man schon gegen Ende der ersten 24 Stunden reaktive Erscheinungen: Das Pleuraepithel selbst zeigt sich gegen Ende des 1. Tages in der Zone der direkten traumatischen Nekrose größtenteils desquamiert und zu Verlust gegangen. Es findet sich hier entzündliches Ödem und Hyperämie der Pleura, in anderen Präparaten ferner in näherer, aber auch weiterer Entfernung vom Schußkanal schon *Fibrinauflagerungen auf der Pleura,* durchsetzt mit zahlreichen kleinzelligen Elementen. Die Fibrinschicht ist meist noch leicht abstreifbar. in der Nähe der Wunde selbst jedoch oft bereits zu recht festen Spangen geworden.

3. Befunde am 2. und 3. Tag.

Nach Verlauf von 2 Tagen ist die kleinzellige Infiltration der Interstitien in der Wundnähe wesentlich vermehrt.

Das vorliegende Präparat VII stammt von der Sektion (276) mit einem Schrapnellsplittersteckschuß der rechten Lunge. Die 4. Rippe rechts war frakturiert und stark gesplittert, es bestand dabei ein beträchtlicher Hämopneumothorax. Im rechten Unterlappen, der eine starke blutige Infarzierung zeigte, fanden sich frei im Schußkanal liegend mehrere *Knochensplitter* sowie am blinden Ende des Wundkanals das noch halb die Pleura pulmonalis durchbohrende Geschoßstück. Schon makroskopisch zeigte sich der verletzte rechte Unterlappen mit stellenweise leicht abstreifbarem fibrinösen Gerinnsel bedeckt. Der Oberlappen der gleichen Seite zeigte makroskopisch eine beträchtliche Kompressionsatelektase.

Bei der mikroskopischen Untersuchung stellte sich nun heraus, daß zwei verschieden alte Fibrinabscheidungen erkennbar waren. Auf der Pleura selbst fand sich eine alte nscheinend von einer früheren Pleuraerkrankung herrührende Schwarte. In den untersten Lagen fibrös-kernarm, dann kernreicher, in den obersten Lagen mit starker Rundzelleninfiltration und an der Oberfläche teilweise von der obenerwähnten leicht abstreifbaren frischen Fibrinschicht bedeckt. In den untersten Lagen ferner viele siderofere Zellen, welche auch längs der von früher her fibrös verdickten interlobären und interlobulären Septen zu sehen sind. Letztere erstrecken sich von der Pleura aus weit in das Lungengewebe und reichen bis ganz in die Nähe des steckenden Geschosses.

In der Umgebung des steckenden Geschosses ist das Lungengewebe stark nekrotisch, stellenweise bis zu verfärbtem Detritus zerfallen. Die Alveolen in der Geschoßnachbarschaft sind fast völlig komprimiert, die Septen mit zahllosen Lymphozyten und Leukozyten durchsetzt, die Epithelien gequollen, abgelöst und zu Detritus geworden. Der freie nekrotische Rand des völlig kompressionsatelektatischen Parenchyms gegen das steckende Geschoß zu ist von einer frischen, schon ziemlich dicken *Fibrinschicht* bedeckt. Unter dieser verschieden dicken Schicht findet sich eine *stark hyperämische Schicht mit sprossenden Kapillaren und reichlicher kleinzelliger Infiltration,* auch finden sich darin spindelförmige, von den Interstitien ausgehende *Fibroblasten* und große epitheloide Zellen. Diese Bindegewebsneubildung ist für zwei Tage schon außerordentlich weit fortgeschritten, aber zweifellos viel jünger als die alte Pleuraschwarte. Besonders klar zeigt das Elastinpräparat die Begrenzung der Steckschußhöhle durch die völlig von elastischen Fasern freie Fibrinschicht.

Am dritten Tage zeigt vor allem die *Fibrinanlagerung im Schußkanal* weitere Fortschritte. Selten schöne Bilder von der Durchdringung der nekrotischen, von Blutkoageln primär abgedichteten Wand des Wundkanals durch die Bildung von Fibrin zeigte das Präparat IX von einem nach drei Tagen verstorbenen Minensplitter-Steckschuß durch den Brustkorb (Sekt. 289), bei dem der Splitter nahezu am Ende seiner lebendigen Kraft die rechte Lunge glatt durchschlagen hat und in der Rückenmuskulatur steckenblieb. Der makroskopische Befund ist typisch für die meisten glatten Durchschüsse der Lunge durch kleinere Geschosse. ich gebe ihn daher auzugsweise wieder:

»Der kleine, rundliche Einschuß in den Körper lag unter der rechten Schlüsselbeingrube leicht medial des Schultergelenkes. Keine Knochen- und keine Gelenksverletzung. Der Schußkanal führt etwa in der vorderen Axillarlinie zwischen der 2. und 3. Rippe in die rechte Pleurahöhle. Hier beträchtlicher Hämothorax. Der Ausschuß aus der Pleurahöhle zwischen der 5. und der 6. Rippe befindet sich in der Gegend des Rippenangulus, der Splitter steckt in der Rückenmuskulatur bei unverletzter Hautbedeckung. Die durchgeschossene Lunge zeigt einen rotbraun verfärbten, fetzigen und dünnen Fibrinbelag auf der ganzen Pleura, besonders über den oberen, anscheinend über dem Hämothorax befindlichen Teilen der Lunge. Dieser Belag ist noch leicht abstreifbar, darunter findet sich eine glatte, stellenweise, besonders über den Unterlappen etwas rötlich verfärbte Pleura. Der Einschuß in die Lunge (lateral etwa handbreit unter der Spitze) ist kaum erbsengroß, der Schußkanal geht schräg nach hinten innen unten und ist etwa 12 cm lang. Der größere Teil, etwa 7 cm, verläuft im Oberlappen und zeigt einzelne buchtenartige Windungen; der zweite, kleinere Teil im Unterlappen ist breiter aufgerissen, die Wandung des Schußkanals ist hier unregelmäßiger zerfetzt. Der Ausschuß, dicht über dem hinteren unteren Lungenrand, ist sternförmig zerfetzt. Das Lungengewebe ist im Oberlappen 2 bis 3 cm weit, vom Schußkanal aus gerechnet, blutig infarziert; der gleich-

falls durchschossene Unterlappen ist fast völlig blutig imbibiert und wie
solide geworden. Die Bronchien der ganzen verletzten Lunge zeigen ge-
schwellte, rötlich verfärbte Schleimhaut mit serös-eitrigem Sekret, im saft-
reichen Parenchym finden sich überall verstreute, meist peribronchioläre,
weißlich gelbliche Flecken als Zeichen einer Bronchopneumonie mit einer
diffusen seropurulenten Bronchitis bei Lungenödem; Komplikationen,
denen der Verletzte erlegen zu sein scheint. Das Bindegewebe rund um die
mittleren und kleineren Bronchien erscheint vermehrt und gleichfalls eitrig
infiltriert.«

Mikroskopisch zeigte sich am dritten Tage keine wesentliche Vermehrung der kleinzelligen Interstitieninfiltration gegen die ersten
beiden Tage. Dagegen war bereits ein deutlicher Fortschritt in
der beginnenden Entfärbung und Zerbröckelung der extravasierten
Blutmassen zu beobachten. Die den Wandungen des Wundkanals
innen anliegenden Blutmassen und nekrotischen Gewebsfetzen des
Schußkanals werden, wie aus diesem einen Präparat ersichtlich ist,
auf zwei verschiedene Arten restituiert: Entweder durchdringt das
anfangs nur an den Interstitien der verletzten Alveolarwände an-
lagernde Fibrinexsudat die bröcklig gewordenen Blutmassen an
den Schußkanalwandungen und bildet darüber gegen das Lumen
des Schußkanals zu eine solide *Fibrinschicht*, die, wie spätere Präparate zeigen, durch Bindegewebsfibrillen allmählich organisiert
wird, oder die Blutmassen und nekrotischen Gewebsteile werden
durch beginnende Granulation wie bei der Heilung unter dem
Schorf allmählich abgestoßen. Die Blutmassen sind auch im ersten
Falle schon am 3. Tage stark entfärbt. Im 2. Falle drängen von den
darunter befindlichen Alveolen desquamierte Alveolarepithelien, die
sich nun bereits zahlreich in den benachbarten Alveolen und gleichfalls, jedoch spärlicher, in den anliegenden Blutmassen finden, in
die zerfallenen Blutmassen sowie in die nekrotischen Gewebsbe-
standteile. Man sieht solche Epitheloidzellen, die mit Blutpigment
oder mit Erythrozyten beladen die Funktionen der »*Staubzellen*«,
der »Makrophagen« ausüben und als solche wohl hauptsächlich an
der Blutresorption aus dem Schußkanal und dessen Umgebung beteiligt sind.

4. Befunde am 5. und 6. Tag.

5 Tage nach der Verletzung hat der *Blutabbau* schon wesentliche
Fortschritte gemacht.

Das Präparat X, das von einer multiplen Granatsplitterverletzung
[Sekt. (162)] mit Durchschuß des rechten Mittellappens und daran an-
schließendem Steckschuß des Herzbeutels bei großem Hämothorax und
Hämoperikard stammt, zeigt zahlreiche mit Blutpigment beladene große
Staubzellen und bereits reichliche Haufen von Erythrozytenschatten. In
den Alveolen und Bronchien der Wundnachbarschaft findet sich auch hier
Wandbenetzung der Alveolen durch körnelige, fast homogen gewordene
Halbmonde von Serum und Blut, das in Auslaugung begriffen ist. Zahl-
reiche Bakterienrasen in diesem Präparat deuten darauf hin, daß die
Hämolyse gerade in diesem Fall durch bakterielle Hämolysine besonders
gefördert worden ist. *Auch läßt sich hier eine auffallend geringe vitale
Reaktion feststellen:* Die Rundzelleninfiltration ist geringer als in vorher-

gehenden Präparaten, die Wundränder sind nekrotisch, zeigen jedoch noch keinerlei Bildung eines fibrinösen Belages, auch findet sich nirgend Granulationsgewebe gebildet oder nur angedeutet.

Das 6tägige Präparat Nr. XI von einer Minenverletzung (Sekt. 90) mit Durchschuß des rechten Unterlappens und rechten Herzvorhofs sowie daran anschließendem Steckschuß der Arteria pulmonalis mit Geschoßembolie *zeigt dagegen schon allerseits lebhafte Wucherung des fixen Bindegewebes.*

In den Alveolen, die mit zerfallenden Blutmassen erfüllt sind, sieht man vielfach von außen eindringende *Spindelzellen*, so daß durch das synzithiale Bindegewebsnetz das Bild einer beginnenden *Karnifikation* entsteht. Überall finden sich Zeichen stärkster vitaler Reaktion. In den Gefäßen zeigen sich erstmals *Thrombosen in beginnender Organisation* und Rekanalisation. In den Blutextravasaten finden sich Massenansammlungen kleinzelliger Infiltration, an einer Stelle sieht man diese Massen kleiner Rundzellen aus einem zerschossenen Gefäß in das umliegende Blutkoagulum hineindringen. Auch in aufgerissenen Bronchien findet sich vielfach leukozytär infiltriertes Exsudat.

In der obenerwähnten Zone der ischämischen Nekrose sieht man nach 6 Tagen *schattenhafte Alveolarumrisse* als Zeichen einer weiter fortgeschrittenen Nekrose des Alveolargerüstes, auch die Gefäßmuskularis zeigt sich hier stark nekrotisch, nur das weniger empfindliche Bindegewebe hält sich. An den Alveolarepithelien finden sich am 5. und 6. Tage weitere Desquamationen, in den desquamierten Epithelzellen häufig phagozytierte Blutkörperchen. Dieser Befund scheint darauf hinzuweisen, daß die phagozytierenden Staubzellen nicht nur von Leuko- und Lymphozyten, sondern wie *Borst* annimmt, auch von *Alveolarepithelien* stammen.

5. Befunde vom 9. bis 11. Tage.

In den beiden Präparaten Nr. XII und XIII des 9. Tages finden sich erstmals eine deutliche *Gewebsneubildung im Lumen des Schußkanals.* Nun erst ist der regenerative entzündliche Prozeß voll entwickelt. Die Alveolen, wie die vielfach trümmerhaft und oft nur mehr im Elastinpräparat an den wirr und ungeordnet durcheinander liegenden elastischen Fasern erkennbaren Alveolarwandungen sind überreichlich mit Lymphozyten und Leukozyten angefüllt. Das die Wundhöhle und die Buchten der Blutkoageln erfüllende fibrinöse Exsudat zeigt nun lebhafte Organisation, von den fixen Bindegewebsteilen ausgehende *Züge jungen fibrillären Gewebes mit zahlreichen Fibroblasten und Kapillarsprossen dringen in das Exsudat vor*, es finden sich in ihm reichlich Rundzellen und Infiltrate polynukleärer Leukozyten; alles Zeichen für die Bildung eines jungen lebhaft organisierenden *Granulationsgewebes* in dieser innersten Zone der Verletzung.

Auch im körnelig und brüchig gewordenen Infusionsblut der Zone der traumatischen Gewebsschädigung findet sich nunmehr die bereits am 6. Tage erstmals zur Beobachtung gekommene bindegewebige Organisation durch hineinwachsende junge Bindegewebsfibrillen in netzartiger Anordnung voll in Entwicklung, so daß manche Teile dieser Zone mit ihren Trümmerresten von Interstitien stellenweise den Eindruck einer *karnifizierenden Pneumonie* machen. Sehr gut läßt sich in diesem Stadium die große Zone der Aspirationsblutung von der kleineren Zone der Infusionsblutung unterscheiden.

Die *Zone der Aspirationsblutung* zeigt ein völlig intaktes Alveolargerüst mit seinem geordneten System elastischer Fasern. Die Alveolen sind vikariierend, teilweise bis auf das Dreifache ihres Volumens ausgedehnt. Die Bronchiolen wie auch die noch mit Blut erfüllten und vielfach auch die emphysematösen Alveolen zeigen sich massenhaft von desquamierten Alveolarepithelien erfüllt. Das Epithel dieser Alveolen selbst zeigt meist regeneriertes kubisches Epithel. Diese massenhafte, auf *frustrane Regeneration* hindeutende Erfüllung der Alveolen in der Aspirationszone mit desquamierten Epithelzellen ist besonders reichlich in den peripheren Teilen, spärlicher gegen das Zentrum der Verletzung zu.

In der zentral davon gelegenen *Zone der Infusionsblutung* dagegen ist zu dieser Zeit, wie eben erwähnt, eine deutliche Karnifikation der mit Blut infarzierten Alveolen zu sehen, das Alveolarepithel ist hier völlig zu Verlust gegangen. Hier wie in der innersten Zone des nunmehr durch lebhaft wucherndes Granulationsgewebe ausgefüllten Schußkanals ist bei kleineren Verletzungen eine diffuse Narbe im Entstehen, in der noch deutlich die hämotomartigen Reste von Blutmassen und die wirren Reste der elastischen Fasern der zerstörten und völlig degenerierten Alveolarwandungen zu erkennen sind. Peripher davon in der Zone der Aspirationsblutung dagegen entsteht das typische Bild einer *Desquamativpneumonie* mit ihrer massenhaften Proliferation und Desquamation von Zellen. Ob diese Zellen hier ausschließlich desquamierte Alveolarepithelien sind, oder teilweise, wie von manchen Autoren angenommen wird, lymphatischer bzw. bindegewebiger Abkunft sind, konnte ich nicht mit Sicherheit feststellen. Die außerordentliche überschüssige Regeneration des Alveolarepithels in der Zone der Aspirationsblutung spricht jedoch wohl mehr für eine *reine Epithelabkunft* der Zellen bei dieser besonderen Form der Desquamativpneumonie. Die Zellen sind vielfach bereits mit Blutpigment und phagozytierten Erythrozytenbestandteilen beladen und beteiligen sich so sicherlich wesentlich am Abbau des aspirierten und nicht zur Aushustung kommenden Blutes.

Bei einem 9 Tage alten Präparate der Sektion (198), das von einem Schrapnelldurchschuß des linken Unterlappens mit geringer hämorrhagischer Infarzierung des Parenchyms rund um den Schußkanal, Hämopneumothorax links sowie Bronchopneumonie und frischer fibrinöser Pleuritis der rechten unverletzten Lunge stammt, fanden sich die *Alveolarsepten* der Blutaspirationszone durch *kollagene Fasern* besonders *stark verdickt* und auch abnorm reich mit Zellen angefüllt. Die Ursache dieser abnormen reaktiven Erscheinungen in der weiteren Umgebung der Verletzung scheint eine akute Entzündung zu sein. Diese von der infizierten Wunde ausgehende und längs der Septen fortschreitende Entzündung führte zu einer der in früheren Abschnitten mehrfach erwähnten *dissezierenden Pneumonien* längs der Septen. Sie führte ferner zu einer auf dem Bronchialwege sich verbreitenden *abszedierenden Bronchopneumonie* mit bronchogenen miliaren Abszessen und eiterigen Einschmelzungen der nekrotischen Alveolarsepten; beides besonders in der Zone der direkten traumatischen Nekrose mit ihren mannigfachen traumatischen Zerstörungen der Alveolarsepten und Eröffnungen des Bronchiolenbaumes.

Auch das im Alter darauffolgende 11 Tage alte Präparat Nr. XIV der Sektion (120) von einem Granatsplittersteckschuß der rechten Rückenseite mit Fraktur der Scapula und breit aufgerissenem Streifschuß des rechten Unterlappens zeigte bei Pyopneumothorax der verletzten Seite *broncho-pneumonische Herde* in allen Lungenteilen und eine frische *fibrinös-eitrige, exsudative Pleuritis* der nichtverletzten Seite. Hier fand sich ebenfalls eine dissezierende Pneumonie, die von der Wunde ausging und die perivaskulären sowie die peribronchialen Interstitien in den verletzten Lungenlappen leukozytär-eitrig infiltrierte. Auch hier sind in der näheren und weiteren Wundumgebung überall die Alveolarsepten stark verdickt und weisen außer einer beträchtlichen Rundzelleninfiltration ungewöhnlich viel kollagene Fasern auf. An einer Stelle ist (vielleicht durch Einbruch in einen Bronchus, der allerdings nicht nachzuweisen war?) eine *eitrige, parenchymalöse Pneumonie* entstanden. Die Pleura dieses 11tägigen Präparates ist von einer bereits mehrere Millimeter dicken fibrinösen Schwarte mit frischen eitrigen Auflagerungen bedeckt; darin zahlreiche Blutkörperchen, darunter junge Kapillarsprossen und eine Schicht mit zahlreichen kleinen Rundzellen und mehrkernigen Leukozyten. Eine große Zahl von *Gefäßthromben* finden sich bereits in fortgeschrittener Organisation, in ihrer Nähe sind die Alveolarsepten besonders stark verdickt und leukozytär infiltriert. In der Nähe des Schußkanals zeigt sich auch hier wieder die *Karnifikation* der Alveolen mit ihren zerstörten epithellosen Wandungen weiter fortgeschritten und eine lebhaft wuchernde *Granulationsgewebsschicht* unter dem stark leukozytär infiltrierten, fibrinösen Belag des breit aufgerissenen und mit zerfallenden Blutmassen durchsetzten Schußkanals!

6. Befunde vom 14. bis 16. Tage.

Das 14 Tage alte Präparat Nr. XVI, bei dem vermutlich längere Zeit ein Empyem zwischen dem verletzten Oberlappen und dem benachbarten Lungenlappen bestanden hatte. wies außer dem weiter fortgeschrittenen Abbau des intraalveolär ergossenen Blutes (durch die fast völlige Homogenisierung und Körnelung sowie schlechte Färbbarkeit der alten Blutkoagula im Verhältnis zur Tinktion des Blutes in den Gefäßen erkennbar) vor allem starke *Atelektase des Parenchyms in der Wund- und Empyemnachbarschaft* auf.

Als neue Erscheinung kamen nun unter der Pleura pulmonalis an den Stellen, wo sie mit der Pleura costalis verwachsen ist (also besonders in der Umgebung von Ein- und Ausschuß mit ihren um diese bereits außerordentlich festen fibrinösen Verklebungen der beiden Pleurablätter *zahlreiche, dicht beisammen liegende kleinste Hohlräume im Bindegewebe* zwischen der Pleura und dem atelektatischen, vielfach bereits karnifizierten Lungenparenchym der Wundnähe zur Beobachtung. Es scheint, daß diese epithellosen kleinsten Hohlräume mit ihren kreisförmigen, glatten, bindegewebigen Wandungen ein *subpleurales interlitielles Emphysem* darstellen, das bei Verletzung lufthaltiger Bronchien sekundär durch Zug bei der Atmung als eine Art subpleuraler *Mikroluminisierung* entsteht. In den kleinen Hohlräumen selbst finden sich gelegentlich vereinzelte Blutkörperchen, die meisten sind leer und lassen jedoch eine Verbindung mit der Außenluft, deren Druck zweifellos ihre scharfe Konturierung erzeugt hat, nirgends erkennen.

Auch in der dritten Heilungswoche bleibt das Bild in seinen wesentlichen Typen das gleiche. Die subpleurale Mikroluminisation ist hier gleichfalls in dem subpleuralen Bindegewebe bei dem Präparat XVIII mit einem interlobärem Empyem zu erkennen. Als neuartig fand sich in diesem 16 Tage alten Präparat eines Granatsplitterdurchschusses der Sektion 911 in der weiteren Umgebung des Schußkanals ein *entzündliches Ödem des Parenchyms* bei eitriger Entzündung der Interstitien und gleichzeitiger konfluierender Bronchopneumonie sowie besonders zahlreiche *siderofere Zellen,* teilweise mit sicher erkennbaren Doppelkernen.

7. Befunde am 27. und 35. Tag.

Vom Ende der 4. Woche steht ein 27 Tage altes, besonders beachtenswertes Präparat Nr. XX von einem Schrapnellsteckschuß der Sektion (351) mit völlig vernarbtem Durchschuß des rechten Lungenunterlappens bei totaler Querschnitterweichung und Vereiterung des Rückenmarks in Höhe des 9. Brustwirbels zur Verfügung.

In diesem für die Untersuchung der Lungennarbe gerade deshalb sehr geeigneten Falle, weil er durch allgemeine Sepsis nach vollständiger Heilung der geringfügigen Lungenverletzung als exitum kam, findet sich die Wandlung der Wundhöhle durch ein bereits derb-bindegewebiges, mit reichlichen jungen Kapillaren und Rundzellen versehenes *Granulationsgewebe* ausgekleidet. Innerhalb dieser die Höhlenwand auskleidenden Schicht sind im Lumen der noch vorhandenen kleinen Wundhöhle wie sequestriert mäßig große Mengen von größtenteils völlig entfärbten und körnigen Blutmassen, Leukozyten, Fibrin, Resten von elastischen Fasern und dergleichen zu sehen. Zwischen der erwähnten jungen *Demarkationsschicht* aus dem bereits zahlreiche geordnete Bindegewebsfibrillen aufweisenden Granulationsgewebe und der nekrotischen, sequestrierten Masse, die einst wohl den primären Schußkanal verschlossen hatte, findet sich rostbraunes Pigment in gewaltigen Mengen, schichtenartig in Schollen gelagert sowie in Wanderzellen phagozytiert.

In dem ringförmigen jungen Narbengewebe selbst erscheinen hier nun erstmals jene merkwürdigen Spalträume weit größer als die subpleuralen kleinsten Hohlräume der vorhergehenden Präparate, die gleich den von *Hadlich* beschriebenen Narbenhohlräumen *den Eindruck eines interstitiellen, jedoch von jungem Epithel ausgekleideten Emphysems der Narbe hervorrufen.* Nach außen zu sind in das Narbengewebe Reste von parenchymatösem Gewebe mit einbezogen. Alveolen, deren Lumina teilweise durch Karnifikation ihrer einstigen Blutausfüllung obliteriert wurden, sind in dem peripheren Teilen der Narbe noch an ihren Resten elastischen Gewebes der trümmerhaften Alveolarwandungsreste erkennbar.

Von ihnen sind aber die um diese Zeit erstmals zur Beobachtung gelangenden *Narbenhöhlungen durch das völlige Fehlen elastischer*

Fasern deutlich zu unterscheiden, während ihnen eine epitheliale Auskleidung um diese Zeit teilweise noch fehlen kann. Das Gewebe der weiteren Wundumgebung ist größtenteils wieder völlig frei, das respiratorische Epithel in allen blutfreien Alveolen wieder völlig ergänzt. Auch sind jedoch die der Narbe benachbarten Alveolarsepten noch stark verdickt und zeigen Einlagerungen von viel kollagenem Gewebe. In einem peripheren Ausläufer der Narbe findet sich mitten im Bindegewebe als interessanter Nebenbefund ein *lebendes, gut eingeheiltes, kleines Knochensplitterchen* mit gut färbbaren Knochenkörperchen.

Eine weitere Woche später zeigt das 35 Tage alte Präparat XXIV von einem Schrapnellsteckschuß der Sektion 350 bei Streifschuß des linken Unterlappens und Verletzung des Rückenmarks mit anschließender Sepsis gleichfalls eine ebenfalls fast völlige Vernarbung des Schußkanals.

Die *Benetzungshalbmonde in den Bronchiolen und Alveolen der Aspirationsblutungszone,* die schon in der ersten Woche zur Beobachtung kamen, sind in lebhafter Organisation begriffen; es entsteht dadurch stellenweise eine beträchtliche *Stenosierung des Bronchiallumens,* was zu späteren Bronchiektasen Veranlassung geben kann. Das regenerierte Alveolarepithel zeigt hie und da schon wieder seinen kubischen Aufbau und noch reichlich desquamierte Epithelien, auch ist in diesem Präparat, wohl in Anbetracht der stärkeren Zerreißung der Lunge und der dadurch entstandenen größeren Blutinfiltration, erst ein geringer Teil der Nachbaralveolen des Schußkanals trotz intakter Wandung blutbefreit.

8. Befunde am 86. und 92. Tag.

Schließlich liegen noch zwei etwa drei Monate alte Lungenverletzungen zur Untersuchung der Spätstadien vor: Das eine 86 Tage alte Präparat XXVII von einem Infanteriegeschoß-Durchschuß der Sektion (96) mit Durchschuß des rechten Oberlappens zeigte einen gut verheilten Einschuß und derbe pleurale Schwielen darunter auf Pleura und Oberlappen. Der Ausschuß mit einer Fraktur der 2. und 3. Rippe war jedoch *noch völlig unverheilt* und zeigte eine chronische phlegmonöse Entzündung der gesamten Umgebung des Schußkanals zwischen Scapula und der operativ erweiterten Thoraxwunde. Der so späte Verblutungstod war aus einem geplatzten Arrosions-Aneurysma der Art. thorac. long. eingetreten. Der Phlegmone entsprechend ist auch der mikroskopische Befund der Restitution nicht dem Alter des Präparates entsprechend:

Durch die chronische, bakteriell bedingte Entzündung, die zu einer pseudomenbranös, serös-eitrigen Bronchitis beider Lungen sowie zu einer allgemeinen sero-fibrinösen Pleuritis mit allseitigen dicken Schwartenbildungen führte. finden sich die Alveolen der Narbenumgebung wie auch die der entfernter liegenden Teile des durchschossenen Oberlappens noch vielfach mit bröckeligen Blutresten, bräunlichem Haemosiderin und gelbem kristallisierendem Haematoidin erfüllt. Die Narbe ist am Ein- und Ausschuß durch fibröse Verwachsungen fest verschlossen. *Im Inneren jedoch zeigt der Schußkanal noch in seinem ganzen Verlaufe buchtenartige Höhlungen,* die makroskopisch nur mehr wenig sichtbar sind, deren Wandungen aber mikroskopisch von nekrotischen, fast völlig von Leukozyten durchsetzten Massen ohne jede Andeutung von Restitution oder Verschluß durch Granulationsgewebe verdeckt sind.

Es kommt also, wie *Oppenheim* (61, S. 480) bei Erörterung der Nierenschußkanäle betonte, im Falle einer bakteriellen Entzündung auch des primären Lungenschußkanals nicht zur Organisation, sondern durch Einschmelzung und Sequestration zur Bildung eines *erweiterten sekundären Schußkanals.*

Auch die fast in allen früheren Präparaten sichtbare *Karnifikation* des Alveolarinhaltes in der Zone der direkten traumatischen Nekrose fehlt in diesem Präparat vollkommen. Das Lungenparenchym in der Umgebung des Schußkanals vielmehr ist kollabiert und reaktionslos; es zeigt nur zahlreiche entzündliche Infiltrationen phlegmonösen Charakters.

Das andere 92 Tage alte Präparat Nr. XXVIII der Sektion 107 dagegen, das wie so viele der älteren Lungenschüsse, von einem Thoraxdurchschuß mit Verletzung des Rückenmarkes und allgemeiner Sepsis nach Querschnittserweichung in der Höhe des 9. Brustwirbels mit sekundärer Myelodegeneration stammt, zeigte einen *in toto völlig fest vernarbten Schrapnelldurchschuß* durch den rechten Ober- und Unterlappen. Neben einem alten, abgesackten Pleurahämatom rechts fanden sich ausgedehnte pleuritische Verwachsungen der gleichen verletzten Seite. Auch links fanden sich in der unverletzten Pleura geringfügige pleuritische Adhäsionen. In der linken Lunge fand sich ferner im Unterlappen eine leichte, herdförmige Bronchopneumonie, die verletzte rechte Lunge zeigte ein völlig freies, gut atmendes Parenchym. *Die Narbe selbst zeigte schon makroskopisch eine derbe Beschaffenheit und eine geringe, fast lineär erscheinende Ausdehnung.*

Mikroskopisch zeigte sich das Parenchym auch in der nächsten Umgebung der Narbe wieder völlig restituiert und voll funktionsfähig! Die geringen, durch Karnifikation und Narbenkontraktion fest mit in die Narbe einbezogenen Alveolarteile zeigen noch ihre knorrigen Reste von halbzerstörten elastischen Fasern und sind nur mehr daran als Teile des einstigen Parenchyms erkennbar. Die Narbe hat einen Durchmesser von 3 bis 4 mm und besteht aus derben, in den inneren Teilen aus kern- und gefäßarmen, in ihren äußeren Teilen aus kern- und gefäßreicheren Partien. In die fibrilläre, bindegewebige Grundsubstanz der Narbe zeigen sich stellenweis große Mengen bräunlichen, vielfach kristallinischen Blutpigmentes eingelagert.

Auch in dieser alten Lungennarbe finden sich wieder die oben beschriebenen Spalträume, die hier ganz den Eindruck eines begonnenen allmählichen Wiederumbaues von Narbengewebe zu funktionsfähigem Lungengewebe machen. Diese hautemphysemartigen Hohlräume sind fast sämtlich von einem hohen kubischen Epithel ausgekleidet. Sie stehen vielfach untereinander sowie anscheinend auch mit dem Bronchialbaum in direkter Kommunikation, wie dies seinerzeit von *Hadlich* (27, S. 863) im Tierexperiment gefunden und beschrieben wurde. Besonders zahlreich sind sie auch in diesem Spätstadium in der Gegend des Ein- und Ausschusses zu sehen, wo das Bindegewebe durch dauernden Zug und Gegenzug der Pleuraadhäsionen lockerer und dem Druck der Alveolarluft sowie dem hineinwachsenden jungen Alveolarepithel sicherlich leichter zugänglicher ist.

Die Narbe ist in älteren Lungenschüssen häufig so außerordentlich klein, daß sie oft trotz eifrigen Suchens in dem lockeren Lungengewebe nur mit Mühe verfolgt werden kann. Es besteht daher, wie *Borst* (8, S. 81) annimmt, durchaus die Möglichkeit, *daß ein Teil des jungen Narbengewebes, sei es durch den elastischen Zug der Lunge bei der Atmung, sei es durch Eindringen der Atemluft, die* (wie auch *Hadlich* auf S. 862 angenommen hat, mit einem gewissen Druck die jungen in statu nascendi befindlichen Gewebszüge ausbuchtet) *im Verlaufe der Heilung sekundär wieder entfaltet und durch das obenerwähnte Hineinwachsen von Bronchialepithel wieder zu atmendem Lungengewebe umgebaut wird.* Es würde dann durch den Zug der wieder voll atmenden Lunge sowie durch den Druck der einströmenden Luft auf das junge, leicht zur Mikroluminarisierung und Spaltraumbildung neigende Narbengewebe bei der Heilung von Lungenwunden eine Narbe entstehen, die — um mit *Hadlich* zu sprechen — mit dem Gewebe des verletzten Organes eine verhältnismäßig große Ähnlichkeit hat! Man darf daher wohl bei weiterer Bestätigung dieser Resultate, was die Funktion betrifft, auch bei der Lungenwunde gelegentlich von einer weitgehenden Restitution sprechen.

Zusammenfassung des histologischen Heilungsverlaufes: *Die schwere Blutinfarzierung rund um den Schußkanal führt teils zur* Kompression des Lungengewebes *und zu* massiver Blutinfarzierung, *teils zu* vikariierendem Emphysem; *die Blutung kann intraalveolär als Infusionsblutung sowie interalveolär als interstitielle Blutung auftreten.*

Schon am ersten Tag finden sich in der Nähe des Schußkanals mehrfache Zeichen der traumatischen Nekrose. Die Kerne der Alveolarsepten und des Bronchialepithels sind schlecht färbbar und befinden sich im Zustande der beginnenden Degeneration.

Gleichfalls am ersten Tage findet sich Abstoßung von Alveolarepithelien und kleinzellige Infiltration der Interstitien in der durch den Schuß am stärksten geschädigten Umgebung des Wundkanals. An der Pleura sieht man schon gegen Ende des ersten Tages teils Desquamierung des Pleuraepithels und entzündliches Ödem sowie Hyperämie der Pleura, teils auch schon Fibrinauflagerungen auf der Pleura, durchsetzt mit zahlreichen kleinzelligen Elementen und in der Wundnähe oft bereits zu dichteren Lagen geworden.

Am 2. und 3. Tage ist die kleinzellige Interstitieninfiltration in der Wundnähe wesentlich vermehrt. Der nekrotische Rand des völlig atelektatischen Lungengewebes ist gegen das steckende Geschoß von einer frischen, schon ziemlich dicken Fibrinschicht be-

deckt, darunter findet sich eine stark hyperämische Schicht mit reichlicher kleinzelliger Infiltration, Kapillarendothelsprossen und spindelförmigen Fibroblasten. Die extravasierten Blutmassen zeigen bereits vermehrte Entfärbung und Zerbröckelung.

Am 5. und 6. Tag hat der Blutabbau weitere wesentliche Fortschritte gemacht. Die Hämolyse scheint durch Bakterien besonders gefördert werden zu können. Bei Infektion des Schußkanals zeigt sich in diesen ersten Zeiten eine auffallend geringe reparative Reaktion! Am 6. Tag zeigt sich andernfalls allerseits lebhafte Bindegewebswucherung und beginnende Organisation der Gefäßthrombosen.

Am 9. Tag findet sich erstmals eine deutliche Gewebsneubildung im Schußkanal, *das fibrinöse Exsudat in der Wundhöhle zeigt lebhafte Organisation, von den fixen Bindegewebsteilen dringen Züge von jungem, fibrillärem Gewebe mit zahlreichen Fibroblasten und Kapillarsprossen in das Exsudat vor. In dem Alveolen findet sich eine lebhafte bindegewebige Organisation in netzartiger Anordnung, so daß stellenweise der Eindruck einer karnifizierenden Pneumonie entsteht.*

Am 14. Tag zeigen sich erstmals besonders in Pleuranähe zahlreiche kleinste Hohlräume *im neuen Gewebe: Eine Art subpleuralen interstitiellen Emphysems, das sekundär bei Verletzung lufthaltiger Bronchien durch Zug der atmenden Lunge entsteht.*

Nach 27 Tagen findet sich die Wandung der Wundhöhle durch ein bereits faseriges Bindegewebe ausgekleidet. Die Wundhöhle selbst ist von sequestrierten, nekrotischen Lungengewebsresten erfüllt.

Nach 35 Tagen finden sich organisierte »Benetzungshalbmonde« in den Bronchiolen und Alveolen der Aspirationsblutungszone, die zu einer beträchtlichen Stenosierung des Bronchiallumens führen können.

Nach 86 Tagen zeigt ein Lungenschußkanal bei einer Phlegmone der Umgebung noch vielfach unverheilte, buchtenartige Höhlungen in seinem ganzen Verlauf, ein Beweis für den Einfluß der Infektion auf die Heilung der Lungenschußkanäle.

Ein Präparat nach 92 Tagen zeigt dagegen einen völlig fest vernarbten Schußkanal von einer fast lineär erscheinenden Ausdehnung. Das Parenchym zeigt sich dabei mikroskopisch auch in der nächsten Umgebung der Narbe wieder völlig restituiert und funktionsfähig. Die durch Karnifikation und Narbenkontraktion fest in die Narbe einbezogenen Alveolarreste sind noch an ihren Resten von elastischen Fasern erkennbar.

In der Lungennarbe selbst finden sich nun ebenfalls alveolenartige Spalträume, die mit einem kubischen Epithel ausgekleidet sind und vielfach untereinander und anscheinend auch mit dem Bronchialbaum in Verbindung stehen.

B. Spezieller Teil.

(Siehe jeweils die Tabellen des speziellen Teils auf Seite 156—237.)

1. Brustwandverletzungen ohne Pleura- und Lungenverletzung.

Isolierte Thoraxverletzungen fanden sich 9mal. *Arnold* (2, S. 20) hat bereits darauf hingewiesen, daß die Mehrzahl von ihnen durch Knochenverletzungen kompliziert ist; auch *Beitzke* (5, S. 735) hat einen solchen Bruch dreier Rippen ohne gleichzeitige Pleuraverletzung beschrieben. *Daß andererseits die Frakturierung der Rippen wie auch der anderen Thoraxknochen, vor allem aber der Scapula, alle Lungenverletzungen wesentlich erschweren,* wurde bereits im allgemeinen Teil mehrfach erwähnt. Besonders häufig fanden sich schwere Rippenverletzungen ohne Eröffnung der Pleurahöhlen in jenen Fällen mit Tangentialschüssen des Brustkorbs, die zu Lungenkontusionen führten.

Besonders schwere Komplikationen isolierter Brustwandverletzungen fanden sich ferner auch bei Verletzung der Wirbelsäule (teils mit Kontusion der Pleura und teils mit Kontusion der Lunge), die zu Verletzungen des Retroperitonealraums oder der Abdominalorgane führten. Auch ohne Pleuraverletzungen führten sie meist durch ihre schweren septischen Folgezustände der meist gleichzeitigen Rückenmarkskompression zu ungewöhnlich schweren Allgemeinerkrankungen!

Daß jedoch die Möglichkeit des Übergreifens von *Brustwandinfektionen* durch kommunizierende Brustwandgefäße auf die tieferliegende Teile, wie Pleura und Perikard, auch bei isolierten Brustwandverletzungen besteht, haben *Jehn-Nägeli* (42, S. 311) betont. Gelegentlich fand sich bei Brustwandverletzungen durch Tangentialschüsse auch Prolaps von Lungenteilen.

Von unseren 9 Thoraxverletzungen ohne Pleura- und Lungenverletzung starben 5 an *Sepsis* (je einer am 2., 9., 16., 24. und 54. Tag).

Einmal fand sich *Peritonitis* am 4. Tag als Todesursache. Je eine Brustwandverletzung starb durch *Rückenmarksschuß* (am 3. Tag) und durch gleichzeitigen *Gehirnschuß* (am 7. Tag). An *Bronchiolitis und Bronchopneumonie* starb am 6. Tag eine Thoraxquetschung mit Hämatomen der Brustwand sowie blutigem Erguß im Herzbeutel und im vorderen Mediastinum.

2. Pleuraverletzungen ohne Lungenverletzungen.

Riedinger (66, S. 121) und *Arnold* (2, S. 44) wiesen bereits darauf hin, daß isolierte Pleuraverletzungen durch Schuß *auch ohne Lungenverletzungen* fast ebenso schwer seien wie mit gleichzeitiger Lungenverletzung. Wie schon im allgemeinen Teil erwähnt, kann bei isolierten Pleuraverletzungen durch die Lage des Ein- und Ausschusses oft eine Lungenverletzung vorgetäuscht werden. Auch bei unseren Sektionen war ebenfalls öfters eine solche Lage des Schußkanals vorhanden, ohne daß die Lunge irgendeine sichtbare Verletzung zeigte.

2a. Pleuraverletzungen durch Durchschuß.

Borst (8, S. 82) hat darauf hingewiesen, daß solche isolierte Pleuradurchschüsse mit oft starker Durchblutung der oberflächlichen Lungenpartien nur durch ein *Ausweichen der elastischen Lunge gegenüber dem tangential vorbeifliegenden Geschoß* und durch *Retraktion der Lunge bei Eröffnung der Pleura* zu erklären sind.

Die Pleuraöffnung zeigte bei den glatten Gewehrdurchschüssen oft eine außerordentliche Kleinheit und rasche Verklebung (*Jehn-Nägeli* 42, S. 314).

Die breiten, tangentialen Pleuraeröffnungen ohne Lungen- und Zwerchfellereröffnungen wurden bereits eingehend im Kapitel über Pneumothorax besprochen. Besonders schwere Folgen für den Atemmechanismus hat begreiflicherweise die gleichzeitige Verletzung beider Pleurahöhlen. Solche Verletzungen kommen jedoch wohl meist schon am Schlachtfeld nach kurzer Zeit durch Pleuraschock ad exitum.

Gelegentlich kam es auch durch reine Kontusionswirkung zu Blutungen in die Pleurahöhle und zu Blutungen in die Pleuraserosa.

Die weitaus größte Anzahl isolierter Pleuraverletzungen fand sich bei *Durchschuß des Komplementärraumes mit gleichzeitiger Zwerchfellverletzung* und Eröffnung der Bauchhöhle. Die Tabelle VII zeigt dementsprechend bei 34 durch Durchschuß der Pleura entstandenen isolierten Pleuraverletzungen nur 13mal *Verblutung* als Todesursache, meist noch am Tage der Verletzung, 5mal dagegen *Peritonitis* als Todesursache (davon 4mal noch am Verletzungstage) und 16mal Tod durch *Sepsis* mit einem Häufigkeitsmaximum etwa am Ende der 2. Woche.

2b. Pleuraverletzungen durch Steckschuß.

Die 11 durch Steckschuß verursachten isolierten Pleuraverletzungen starben größtenteils (8mal) durch *Sepsis*, und zwar, wie die Tabelle VII zeigt, vor allem in späteren Wochen *meist an den Folgen einer eitrigen Infektion der Pleurahöhle.* Außerdem fand sich als Todesursache noch 2mal *Verblutung*, 1mal am Verletzungstage mit 2 Liter Hämothorax und Mediastinalverdrängung (Sekt. 452) und 1mal am 10. Tage anscheinend durch Verblutung nach außen. *Herztamponade* als Todesursache durch ein mächtiges Mediastinalhämatom mit gleichfalls sehr großem Hämothorax fand sich schließlich bei der letzten der durch Steckschuß entstandenen isolierten Pleuraverletzung nach einer Revolververletzung der Sektion 185.

2c. Pleuraverletzungen durch Kontusion oder Riß.

Durch Kontusion oder Riß wurden 17 der isolierten Pleuraverletzungen hervorgerufen. *Die Einzelheiten über die Kontusionsverletzungen der Pleura finden sich in dem Abschnitt über Lungenkontusion des allgemeinen Teiles zusammengefaßt.* Nur 2 von ihnen starben an *Verblutung,* über die Hälfte von ihnen (9) starben an *Sepsis,* meist nach Empyemen und infizierten Blutungen oder Exsudaten in der Pleurahöhle.

2mal fand sich dabei ferner *Rückenmarksverletzung,* 1mal *Gehirnverletzung,* je einmal *Atemlähmung* und *Gasbrand* als Todesursache. 1 Fall starb nach 51tägiger Krankheit an *Marasmus* und den Folgen eines Empyems mit abgekapselten Eiterherden.

2d. Pleuraverletzungen sekundär durch Eiter.

Sekundär durch Eiter entstand eine isolierte Pleuraverletzung der Sektion (265), die nach 7 Tagen mit einem mächtigen *Empyem der Pleurahöhle durch Durchbruch einer retropharyngealen Phlegmone* ad exitum kam.

3. Lungenkontusionen.

Lungenkontusionen fanden sich insgesamt 34mal. 13 davon starben fast ausschließlich an den ersten beiden Tagen an *Verblutung.* Relativ wenige Lungenkontusionen starben an *Sepsis* (7mal). *Die Besonderheiten der Lungenkontusionen finden sich im allgemeinen Teil zusammengefaßt:*

3a. Lungenkontusionen ohne Verletzung der Pleura costalis

fanden sich 10mal. Wie die Tabelle VIIIa zeigt, starben sie fast alle innerhalb der ersten 10 Tage; meist handelte es sich um sehr schwere Verletzungen der Brustwand, besonders durch Minen, Handgranaten u. dgl. Als Todesursache war nur 2mal *Verblutung* und 4mal *Sepsis* angegeben. Je einmal fand sich als Todesursache *Mediastinalverdrängung durch Pneumothorax* (Sekt. 532), *Atemlähmung* (Sekt. 453), *Meningitis* (Sekt. 228), *Rückenmarksverletzung* (Sekt. 235) und *Peritonitis* bei der Sektion 190. 2mal fand sich ferner Tod durch *Gehirnkontusion* (einmal bei der Sektion 183 nach Schleuderung und einmal bei der Sektion 442 durch Rohrkrepierer). Auch ohne Verletzung der Pleura costalis zeigten mehrere dieser Sektionen *schwere Kontusionsrisse der Lunge,* oft mit beträchtlichem Hämothorax.

3b. Lungenkontusionen mit Zerreißung der Pleura costalis

fanden sich 10mal meist bei schweren Granatverletzungen, Verletzungen durch Fliegerbomben und Quetschungen des Brustkorbes. Hier fand sich nur 1mal *Sepsis* als Todesursache angegeben, 6mal war *Verblutung* die Todesursache, und zwar nur an den ersten beiden Krankheitstagen. Die Sektion 66 zeigte Tod durch *Gehirnverletzung* nach einer Quetschung durch Verschüttung mit schweren inneren Verletzungen. 1mal fand sich eine *Rückenmarksverletzung* mit Querschnittsblutung und spinaler Kompression als Todesursache.

Die Sektion 407 schließlich zeigte einen Exitus nach unbekannter Krankheitsdauer bei einer mächtigen Herzdilatation mit einer Hyperthrophie des linken Ventrikels nach einer schweren Kontusionsinfarzierung mit Blutaspiration.

3c. Lungenkontusionen mit Pleuradurchschuß

fanden sich 9mal, meist bei Infanteriegeschossen mit *Durchschuß des Zwerchfells* und schweren Verletzungen der Bauchorgane. 6mal fand sich dabei Verblutung als ausschließliche Todesursache der an den ersten 3 Krankheitstagen zur Sektion gekommenen Fälle (siehe Tabelle VIII c). 3mal fand sich (am 2., 6. und 8. Tag) *Sepsis* als Todesursache bei Fällen mit gleichzeitiger Leberverletzung angegeben.

3d. Lungenkontusion mit Pleurasteckschuß

zeigte sich 2mal. Je 1mal nach multiplem Handgranatensteckschuß und nach Granattangentialschuß. Die erste Sektion starb vermutlich an *Pleuraschock* nach Entfernung des steckenden Geschosses aus der linken Pleura bei einem Hämothorax. Die zweite Sektion zeigte eine Kontusionswunde des rechten Leberlappens mit infektiöser, toxischer Milzschwellung und *Sepsistod.* Das Zwerchfell war hier nicht durchschossen und zeigte über seiner Kuppe in fibrinöse Membranen eingeschlossen ein Stück Aluminium.

4. Oberflächliche Lungenverletzungen.

Bei Brustwandverletzungen durch starke Gewalt finden sich außer Lungenkontusionen mit blutiger Infarzierung auch des öfteren oberflächliche Lungenverletzungen durch Risse, die schon im vorhergehenden Kapitel erwähnt wurden.

Bei unseren 275 Pleura-Lungen-Sektionen fanden sich *65mal oberflächliche Lungenverletzungen* (Tabelle IX). 15 waren durch

Frakturstücke von Rippen und 27 durch Lungentangentialschüsse entstanden; bei 22 waren Lungensteckschüsse die Veranlassung.

22 oberflächliche Lungenverletzungen, also etwa $^1/_3$, starben an *Verblutung,* davon 19, wie die Tabelle IX zeigt, an den ersten 3 Krankheitstagen. (Man vergleiche dagegen die Tabelle X, die bei insgesamt 97 perforierenden Lungenverletzungen 42 Verblutungstode, also fast die Hälfte, zeigt.) An *Sepsis* starben von den 65 oberflächlichen Lungenverletzungen 15, also nicht ganz $^1/_4$ (während von den 97 perforierenden Lungenverletzungen 29, fast $^1/_3$, Fälle mit Sepsis als Todesursache gefunden wurden).

4 a. Oberflächliche Lungenverletzungen durch Frakturstücke

führten 4mal zu *Verblutungstod* und 5mal zu *Sepsistod.* 1mal fand sich am 1. Tag bei der Sektion 751 nach einer Quetschung durch Eisenbahnunfall eine *Anspießung der Lunge* mit Humerusbruch und Fettembolie in beiden Lungen, sowie Verblutung. Die Todesfälle durch Sepsis entstanden meist durch Pleuraeiterungen und eitrige Erkrankungen der Bronchien sowie des Lungengewebes. Sie fanden sich einmal am 2. Tag nach einem Granatsteckschuß bei einer gleichzeitigen phlegmonösen Entzündung der Bauchdecken. Die übrigen Sepsistode fanden sich am 7., 10., 16. und 28. Krankheitstage.

Außerdem fand sich je einmal eine *Gehirnverletzung* (Sekt. 16), 1 *Gehirnerschütterung* (Sekt. 300), 1 *Rückenmarksverletzung* (Sekt. 824), 1 *Gassepsis* (Sekt. 469) und 1 *eitrige Mediastinitis* mit eitriger Bronchitis bei der Sektion 84.

4 b. Oberflächliche Lungenverletzungen durch Tangentialschüsse

wurden 27mal beobachtet. 11mal führten sie zum Tod durch *Verblutung,* sämtliche innerhalb der ersten paar Krankheitstage, wobei in der Tabelle IX die relativ hohe Zahl von 9 Verblutungstoden in den ersten beiden Krankheitstagen auffällt. 9mal war *Sepsis* als Todesursache angegeben, mit einem Häufigkeitsmaximum am Ende der 5. Woche meist nach Empyem und gleichzeitigen Rückenmarksverletzungen. Ferner fand sich als Todesursache 2mal *Peritonitis* am 1. und 2. Krankheitstage. 2mal *Herztamponade,* bei der Sektion (207) nach 2 Tagen mit Hämoperikard und Herzsteckschuß, bei der Sektion 666 nach 5 Tagen mit Mediastinalverdrängung durch Hämo-Serothorax und Hämatom des vorderen Mediastinums. Je einmal fand sich eine vollständige *Durchtrennung des Rückenmarks* mit Mediastinalverdrängung durch Hämothorax bei der Sektion (337) nach 2 Tagen, ferner *Bronchopneumonie* (Sekt. 701) nach 4 Tagen und *kruppöse Pneumonie* (Sekt. 34) nach 11 Tagen.

4c. Oberflächliche Lungenverletzungen durch Steckschüsse

fanden sich bei 22 Sektionen. 10 davon starben an *Verblutung* und je einer am 17. und 33. Tag an *Sepsis*. 2mal fand sich *Mediastinalverdrängung* bei der Sektion (139) und (282) als Todesursache. Je 1mal ferner ein *Mediastinalemphysem* bei der Sektion (195) nach 1 Tag, eine *Gasphlegmone* des ganzen Körpers bei der Sektion 12 nach 1 Tag, eine *Peritonitis* bei einer gleichzeitigen Milz-, Nieren- und Dünndarmverletzung der Sektion 1046, gleichfalls am 1. Tag. Nach 2 Tagen starb die Sektion 294 an *Peritonitis* und die Sektion 222 an *Bronchopneumonie* in allen Lappen bei einer gleichzeitigen Abdominalverletzung.

Am 3. Tag starb die Sektion 724 an einem *Pyopneumothorax* mit ausgedehnter Kompression der Lunge und akuter Stauung.

Nach 11 Tagen fand sich bei einem subpleural steckenden Splitter der Sektion (351) eine tödliche Erstickung nach *Bronchienverstopfung durch Blut* aus einer arrodierten Lungenarterie, nach 15 Tagen schließlich starb ein Steckschuß des Unterlappens an einem gleichzeitigen *Gehirnschuß* mit ausgedehnter Rindenerweichung.

4d. Oberflächliche Lungenverletzung durch Stich

fand sich 1mal bei der Sektion 120 mit Verblutung in die Pleura (vermutlich Messerverletzung) und Verletzung der Vena subclavia und der vena subclavia.

5. Perforierende Lungenverletzungen.

Im Gegensatz zu den 65 oberflächlichen Lungenverletzungen der Tabelle IX, von denen nur 2 am Verletzungstag selbst starben, während die maximale Sterblichkeit von 19 erst am ersten Krankheitstag war, zeigt die Tabelle X von den 97 perforierenden Lungenverletzungen *bereits 15 Todesfälle am Verletzungstage selbst* (davon 14 Verblutungen) und 14 Todesfälle am 1. Krankheitstag (davon 12 Verblutungen). Diese überraschend hohe Mortalität der perforierenden Lungenverletzungen am Verwundungstag ist wohl hauptsächlich auf die 23 Infanterieschüsse zurückzuführen, von denen am Verletzungstage 5 zur Sektion kamen, während von den 53 Granatschüssen nur 7 am Verletzungstag seziert wurden.

Von den 97 perforierenden Lungenverletzungen starben. wie bereits erwähnt, insgesamt 42 an *Verblutung,* während nur 29 an *Sepsis* starben. Im Vergleich zu den etwa gleichen Mortalitätsprozenten der Verblutung (Tabelle I) und Sepsis (Tabelle II) bei dem gesamten Sektionsmaterial zeigen demnach die perforierenden Lungenverletzungen weit mehr Verblutungstode. *Es ist dies wohl auf die erhöhte Rasanz der die Lunge perforierenden Geschosse zurückzuführen,* die auch sonst großenteils noch schwere penetrierende Abdominalverletzungen setzten:

5a. Perforierende Lungenverletzungen durch Infanterieschüsse

zeigten bei einer Gesamtzahl von 23 die höchste *Verblutungsmortalität* (14 Verblutungstode, also mehr als die Hälfte). *Sepsis* dagegen fand sich hier nur 5mal. Tod durch *Rückenmarksverletzung* zeigte sich 2mal, am 7. und 10. Tage. Je 1mal trat der Tod durch *Atemlähmung* nach Rückenmarkskompression bei der Sektion 749 nach 2 Tagen und durch *Embolie der Pulmonalarterie* bei der Sektion 1041 nach 12 Tagen ein. Besonders häufig fand sich bei den Infanterieschüssen, die an den ersten beiden Tagen ad exitum kamen, ein gleichzeitiger *Durchschuß des Zwerchfells.*

5b. Perforierende Lungenverletzungen durch Schrapnellschüsse

kamen 20mal zur Beobachtung. Hier trat im Gegensatz zu den 23 Infanterieschüssen der Tod durch *Verblutung* nur 7mal ein, während sich Tod durch *Sepsis* 12mal verzeichnet fand. Dementsprechend fand sich die relativ größte Mortalität der perforierenden Schrapnellschüsse auch wesentlich später als die der perforierenden Infanterieschüsse. Je 1mal fand sich auch hierbei Tod durch *Atemlähmung* nach Rückenmarksverletzung bei der Sektion 182 am 2. Tag sowie 1 *Gehirnverletzung* als Todesursache der Sektion 655.

5c. Perforierende Lungenverletzungen durch Granatschüsse u. dgl.

wurden 53mal beobachtet. Auch sie zeigten weit mehr Tode durch *Verblutung* (22) als Tode durch *Sepsis* (13). An sonstigen Todesursachen fanden sich hierbei je 2mal *Rückenmarksverletzung* am 2. und 4. Tag, *eitrige Bronchitis mit Bronchopneumonie* am 2. und 5. Tag, sowie *Herzverletzung* am 1. und 9. Tag. Je einmal fand sich als Todesursache nach ½ Tag *Fettembolie,* nach 1 Tag *Prolaps des Bauchinhaltes* in die Pleurahöhle, *Pneumonie* bei Kompression der anderen Lunge am 2. Tag, *Gasgangrän* bei gleichzeitiger Verblutung am 3. Tag, eitrig-kotige *Peritonitis* nach 4 Tagen, *Thrombose der Karotis* mit Gehirnerweichung nach ebenfalls 4 Tagen, *Herztamponade durch Pyoperikard* nach 7 Tagen, *Marasmus bei Pyopneumothorax* nach 12 Tagen und *Meningitis spinalis* nach 14 Tagen.

5d. Perforierende Lungenverletzungen durch unbekannte Geschosse.

1mal war bei einem Steckschuß das Geschoß nicht angegeben. Es fand sich hierbei nach einem Zwerchfelldurchschuß *Aspiration von Mageninhalt,* eine diffuse *Peritonitis* und Tod durch *Sepsis.*

6. Lungenzerreißungen

fanden sich 7mal angegeben. Sie wurden durch Verschüttung, Fliegerabsturz oder durch Artillerieschüsse verursacht. Meist hatten sie *schwere Blutungen in die Pleurahöhle* zur Folge, wie bei der Sektion (231) nach 4 Tagen, bei der sich ein Hämothorax von $3^1/_2$ Liter fand! Als Todesursachen fand sich hier 2mal *Verblutung*, 1mal *Zerschmetterung* und 4mal Sepsis. Bei dem einen Sepsistod der Sektion 748 zeigte sich der linke Oberlappen durch zahlreiche Knochensplitter der zerschmetterten linken Clavicula und 2. Rippe zerrissen und pneumonisch infiltriert. Auch die dissezierende Pneumonie der Sektion (120) nach 11 Tagen fand sich im rechten Mittellappen bei einer großen Rißwunde im rechten Unterlappen mit Pyopneumothorax. Daß die *Lungenzerreißungen* ferner auch noch besonders durch gangränöse Infektion gefährdet sind, zeigte die Sektion 799 nach 16 Tagen mit ihrem jauchigen, zerfetzten Zerreißungsherd im rechten Oberlappen bei fibrinös-eitriger Pleuritis rechts.

Tabellen
für den speziellen Teil.

1. Brustwandverletzungen ohne Pleura-

Kr.-Tage	Sekt.-Nr. Geschoß	Einschuß	Ausschuß	Knochenfraktur
2	(234) Multiple Minen-St	ausgedehnte Weichteilwunden auf Brust und Rücken		Jochbogen u. l.Ober-kiefer
3	(155) Verschüttung durch Gran.	Quetschung des Brustkorbs		Fraktur des 5. Br.W. u. Splitterung des l. Femur
4	56 Unglücksfall durch Welle	Thoraxquetschung		2.—7. r., 1.—6. l. Rippe u. Sternum, teils mehrfach
4	678 Gran. St	Rücken r. Höhe der 11. Rippe	—	Humerussplitterung
7	(238) Gran. Du	4 Finger über der l. Mamilla	entsprechend rechts	Sternum durch Ta
9	(156) Gran. St	l. Fossa supraclav. major	—	—
16	(51) ? Du	l. Oberarm, Brust-wand in Höhe der 7. Rippe	weiter hinten in gleicher Höhe	—
24	(253) Gran. Ta	vordere Brustseite,	Sternalgegend	Sternum (tangential)
54	420 doppelt. Gran. St	Plexus-brachialis-Verletz.	—	—

verletzungen und ohne Lungenverletzungen.

Pleura und Lunge	sonstiger Befund	Eingriffe	Tod durch
geringe Kontusions-Bluter-güsse in beide Pleurahöh-len, Pneumonie in den hinteren Abschnitten aller Lungenlappen	Eröffn. der l. Orbita mit Vereiterung des l. Auges, Hämopericard durch Kontusion. Milzschwellung, Parenchymdegeneration	—	Sepsis
ausgedehnte Blutung in r. Pleura (aus A. intercostal.) mit Kompr. der l. Lunge, geringere Blutung r., Bronchopneumonie r.	Kompression des Rücken-marks	—	Rücken-marksver-letzung
geringe Blutergüsse in beide Pleuren, fibrinöse Pleuri-tis bds. Diffuse eitrige Bronchiolitis, mult. herd-förmige Bronchopneumo-nien bds. Lungenödem. Pleuraadhäsionen bds.	Hämatome der Brustwand an den Frakturstellen, blutiger Erguß im Herz-beutel und Hämatom des vorderen Mediastinum. Starke Stauung in allen Venen	—	Bronchiolitis u. Broncho-pneumonie
Hämothorax r. ohne Pleura-verletzung mit Kompr. des r. Unt. L., Ödem des l. Unt. L. und Hypostase bds.	Du des r. Leberlappens mit diffuser in der Lebernähe galliger exsudativer Peri-tonitis, Geschoß entfernt	Laparotomie	Peritonitis
keine Pleuraverl., kein Hä-mothorax, Bronchopneu-monie in der ganzen l. Lunge	keine Verletz. des Mediasti-nums. Ta des Schädels durch 2. Schuß mit blut. Erweichung des Gehirns	Entfernung d. Splitters i. d. r. Schläfe	Gehirnschuß
Splitter liegt auf der l. Pleurakuppe. Obliteration beider Pleurahöhlen. Lun-genödem	Verletz. der Art. subclavia, fibrin. eitrig belegte Wund-höhle, Oberarmphlegmone, Sepsis	Unterbind. d. Subclavia	Sepsis
keine Pleuraverletz., mäch-tige sero-fibrinöse eitrige Pleuritis l. mit Kompress. des Unt. L., trock. fibrin. Pleuritis r., fibrin. Bron-chitis r. und Bronchopneu-monie l.	sero-fibrin. Pericarditis, ent-zündl. Milzschwell. Mega-hepar-Megalien	—	Sepsis
keine Verletz. von Lunge oder Pleura, bds. Empyem (abgekapselt), eitr. Bron-chitis und Bronchopn. l.	Freilegung des vord. Me-diastin. durch d. Schuß, eitr. Mediastinitis, Paren-chymdegeneration	Entfernung d. unt. Ster-nums	Sepsis
Schulter-St ? Durchbruch eines embolischen Abszes-ses im l. Unt. L. in der Pleura mit abgesacktem Empyem und Oblitera-tion der r. Pleura	Verletz. des l. Knies mit Thrombose der Ven. fe-moral. und iliaca, ulzeröse foll. Ilicitis, Sepsis, Fett-leber, Milzschwellung	Amputation des l. Ober-schenkels	Sepsis

2a. Pleuraverletzungen ohne Lungen-

Kr.-Tage	Sekt.-Nr. Geschoß	Einschuß	Ausschuß	Knochenfraktur
$^1/_2$	(275) ? Du	l. Rücken, Höhe des 1. L. W.	l. Rippenbogen, Mamillarl.	—
$^1/_2$	4 Gran. Du	r. Rücken neben 1. L. W.	9. I. C. R. rechts	r. Humerus, Bogen u. Querforts. des 1. L. W.
1	(335) Gran. St	handbreit über dem Nabel r. der Mittellinie	—	Splitterung der 8. Rippe l. (Ausschuß)
1	20 Schr. St	l. Mamillarlinie, Höhe der 6. Rippe	—	—
1	93 Gran. St	r. Axillarlinie, Höhe der 8. Rippe	—	8. Rippe r.
1	130 Multiple Handgr. St	Thoraxeinschuß im 9. I. C. R. r.	—	Fissuren des r. Orbitaldaches
1	136 Gran. Du	vord. Axillarlinie l. unterhalb der 6. Rippe	rechte Bauchseite	—
1	241 Min. St	l. Axillarlinie, Höhe der 10. Rippe	—	Splitterung der 10. Rippe (Einschuß)

verletzungen durch Durchschuß.

Pleura und Lunge	Sonstiger Befund	Eingriffe	Tod durch
Du l. Pleura, geringer Hämothorax l.	Ta des l. Oberschenk., Ta des l. Handgelenks, Zwerchfell-Du, Perforation d. Flex. lien. coli u. Sig., Du der l. Niere, groß. retroperiton. u. klein. intraperiton. Bluterguß	—	Verblutung
Du r. Pleura, Hämothorax	Du der r. Niere, Du der Leber mit Zertrümm., Zwerchfell-Du, Hämoperitoneum, Kontusion d. Colons, allg. Anämie	—	Verblutung
Du l. Pleura, eitriger Hämothorax l., fibrinöse Pleuritis l. Kompress. atelekt. des l. Unt. L.	Zwerchfell-Du nach multipl. Du des Colons, Splitter steckt in der Brustwand, Diff. kotig-eitrige Peritonitis mit allg. Degeneration der Parenchyme	Laparatomie mit Vorlagerung des Colon transvers.	Peritonitis
Du l. Pleura, Hämothorax l. Kompression der ganzen l. Lunge	Du durch Herzbeutel und Zwerchfell, Ta der Leber, Du des Magens, Löcher unvernäht, Kugel entfernt, 2. Schuß durch den Magen vernäht, Kugel steckt neben Wirbelsäule	Rippenresektion, Zwerchfelltamponade, Laparotomie mit doppelter Magennaht u. Entfernung der Kugel unter d. Rückenhaut	Verblutung
Du r. Pleura	Zwerchfell-Du, Du der Leber, Ta des Colon einer Dünndarmschlinge u. des Coecums, Hämoperitoneum, kotig-fibrinöse Peritonitis	Laparotomie, Resektion d. Rippenknorpels 8—10 r. Lebertamponade	Peritonitis
Du r. Pleura, Lungenstauung und Lungenödem	Zwerchfell-Du, Du der Leber und der Nebenniere, St des Duodenums, diff. fibrinöse Peritonitis, Hämopneumoperitoneum, Blutung der Pia	—	Peritonitis
Du l. Pleura, Hämopneumothorax l., Kompressionsatelektase der l. Lunge, fibrinöse Pleuritis, Lungenödem r.	Zwerchfell-Du, Ta der vord. Magenwand, Hämoperitoneum, Degeneration des Herzmuskels, mäßige Anämie	Laparotomie, Naht d. Magenwunde	Verblutung
Du der l. Pleura, Hämothorax l.	Zwerchfell-Du, Du des Colons und Zertrümm. der l. Niere, Splitter im Psoas, Hämoperitoneum, Blutung im Nierenlager, Anämie	—	Verblutung

Kr.-Tage	Sekt.-Nr. Geschoß	Einschuß	Ausschuß	Knochenfraktur
1	272	l. Axillarlinie, unter dem Rippenbogen	—	—
1	285 Inf. Du	r. Mamillarlinie, Höhe der 8. Rippe	rechte Lendengegend (groß!)	Fraktur der 8. Rippe
1	735 Handgr. St	große Operationswunde an der l. Seite des Brustkorbs bzw. der Bauchgegend		9. Rippe l.
1	805 Gran. St	hint. Axillarlinie r. 10. Rippe	—	10. Rippe am Einschuß
1	1071 Inf. St	l. Axillarlinie, 4 Finger unter der Brustwarze	—	6. Rippe am Einschuß
2	(230) Handgr. St	l. Scapularlinie über der 9. Rippe	—	9.—11. Rippe am Einschuß
3	(122) Gran. St	l. Fossa supraclavicul.	—	—
5	134 Inf. Du	Unterhalb des Rippenbogens l. der vorderen Medianlinie	r. hint. Axillarlinie, 8. Rippe	8. Rippe am Ausschuß

verletzungen durch Durchschuß.

Pleura und Lunge	Sonstiger Befund	Eingriffe	Tod durch
Du des r. Pleurakomplementärraumes u. mächt. Ämopneumothorax r., Kompressionsatelekt. der r. Lunge	Kontusionsrisse des Colons, Ta der Leber, Zwerchfell-Du, Splitter steckt im M. pect., Hämoperitoneum, Anämie all. Org.	Laparotomie, Zwerchfellnaht und Lebernaht	Verblutung
Anschuß des Komplementärraumes r., Lungencyanose und Ödem	Leber-Du, Ta der r. Niere, Reste des Hämoperitoneums, hochgrad. Anämie der inneren Organe	Laparotomie	Verblutung
beginnende eitrige Pleuritis l., großer Kleiderfetzen u. wenig Blut in der Brusthöhle, Hypostase u. Ödem der Lungen, Unterlappenbronchopneumonie bes. r.	Zwerchfelldefekt genäht, wenig Blut in der Bauchhöhle, keine Peritonitis	Laparotomie u. Thorakotomie mit Milzexstirp.	Verblutung?
Du des r. Komplementärraumes, Hämothorax, Kompressionsatelektase d. r. Unt. L., fibrinöse Pleuritis, Lungenödem und mächt. Lungenstauung	Zwerchfell-Du und Ta des r. Leberlappens und der r. Niere mit retroperiton. Hämatom, Splitter im M. psoas. Hämoperitoneum u. diff. fibrin. Peritonitis	—	Peritonitis
Du des l. Komplementärraumes, vollständ. Obliteration der l. Pleura, Adhäsionsspangen r., Blutungen in den l. Adhäsionen	Zwerchfell-Du und Du des Colon transv., Nierenriß l., Kugel steckt am 1. Lendenw., Hämoperitoneum, Anämie der inneren Organe	—	Verblutung
Du der l. Pleurahöhle ohne Verl. der Lunge, Hämothorax l. (1 L.)	Zwerchfell-Du und ausgedehnte Zertrümm. der Milz, in der 2 große Splitter stecken, Hämatom um die Milz, Hämoperitoneum	—	Verblutung
Du durch d. l. Pleurakuppel, Hämothorax (1½ L.), fibrin. Pleuritis l., pneum. Infiltr. des ganz. l. Ob. L., Kompress.-Atelekt. des l. Unt. L.	allgemeine Anämie und Degeneration der Paremchyme, Milzschwellung, Splitter steckt im Körper des 2. Br.-Wirbels	—	Sepsis
Du der r. Pleurahöhle mit Hämothorax, Kompr. u. fibrin. Pleuritis r., Lungenödem l.	Ta der Leber mit Zertrümmerung, Hämoperitoneum und lokale Peritonitis, trübe Schwell. d. Parenchyme	—	Sepsis

Noch: **2a. Pleuraverletzungen ohne Lungen-**

Kr.-Tage	Sekt.-Nr. Geschoß	Einschuß	Ausschuß	Knochenfraktur
7	827 Inf. Du	unteres Ende des Sternums	hinter der Axillarlinie l. 11. Rippe	11. Rippe am Ausschuß
10	877 Gran. St	r. Schulter	—	r. 5. Rippe
10	1057 Schr. Du und umlt. St	Knorpelteil der 5. Rippe l.	Rücken l. neben Wirbelsäule	Du des 1. Br. W.-Körpers am Ausschuß
11	(361) ? St	r. Axillarlinie, 9. Rippe	—	9. Rippe am Einschuß
12	806 Schr. St	l. zwischen 10. u. 11. Rippe	—	Zersplitt. von Bogen u. Querforts. des 2. Lendenwirbels nach Du der l. Pleura und des Abdomens
12	825 Mult. Gran. Du u. St	unterhalb der 10. Rippe, l. Scapularlinie	unter dem Rippenbogen, hint. Axillarlinie l.	—
14	(371) Gran. Du	r. hint. Axillarlinie	r. der Wirbelsäule, 12. Rippe	—

verletzungen durch Durchschuß.

Pleura und Lunge	Sonstiger Befund	Eingriffe	Tod durch
Du des r. Komplementärraums mit Hämothorax und Kompr. des r. Unt. L., geringe fibrin. Pleuritis r. unten, Lungenhypostase	Zwerchfell-Du und Du der Leber, gallige Flüssigkeit im Schußkanal, Sepsis u. Thromben i. l. Herzohr mit Embolie i. d. r. Coron.-Arterie, hämolytischer Ikterus	—	Sepsis
Du der r. Pleurahöhle, Empyem der r. Pleura und adhäsive Pleuritis, Kompr. des r. Unt. L., Ödem der übrigen Lungenlappen	Zwerchfell-Du mit Leber-Du und Du des Magens, 2. Magenwunde offen, diff. Mot., eitr. fibrin. Peritonitis, sept. Milzschwellung und sept. Ikterus	Entfernung d. Splitters durch Laparotomie, Magennaht ein. Wunde	Sepsis
Du der l. Pleura, Empyem der l. Pleura, Kompr. der l. Lunge, Ödem und eitrige Bronchitis d. r. Lunge	Du des Herzbeutels, des Zwerchfells, der Leber, des Magens u. des 11. Br.-Wirbels, retroperiton. Jaucheherd, fibrinöse Peritonitis mit darin eingeheilten Tuchfetzen	Erweiterung d. Ausschusses, Resektion der 9. Rippe l.	Sepsis
Du der r. Pleura am Zwerchfellansatz, fibrin. Pleuritis über d. r. Unt. L., Bronchopneumonie r., bes. i. Unt. L.	Zwerchfell-Du und Ta der Leber, Geschoß in dem Rückenmuskel, retroperiton. eitrig-galliger Senkungsabszeß, lokale Peritonitis, Milzschwellung	—	Sepsis
Du des l. Komplementärraumes, verjauchtes, Empyem l. mit vollst. Kompr. Bronchopneumonie im r. Unt. L. mit beginn. fibrin. Pleuritis	Zwerchfell-Du, Ta des unt. Milzpols, Zertrümm. der l. Niere mit verjauchtem Hämatom, Abschuß der Cauda equina mit mat. Cystitis u. Dekubitus-Milzschwellung u. Parenchymdegen.	—	Sepsis
Du des l. Komplementärraumes, Hämothorax l. mit Kompress. der Unt. L. und fibrin. Pleuritis, Lungenödem	Zwerchfell-Du und Ta der Milz, Du des l. Colonknies mit verjauchtem extraperiton. Abszeß, keine Peritonitis, Gasbildung, Schaumorgane	Probelaparotomie und Kotfistel durch Erweiterung d. Ausschusses	Sepsis
Du der r. Pleura, sero-fibrin. Pleuritis l. und frische Blutung aus der Nierenwunde in d. r. Pleura	Zwerchfell-Du, Ta der Leber und r. Niere, alte Blutung im kl. Becken und frische Nierenblutung, eitrige Mediastinitis, lokale Peritonitis, Milzschwellung	Rippenresektion r. u. Entfern. d. Splitters aus d. Ausschußwunde	Sepsis

Noch: **2 a. Pleuraverletzungen ohne Lungen-**

Kr.-Tage	Sekt.-Nr. Geschoß	Einschuß	Ausschuß	Knochenfraktur
17	11 Inf. Du	l. neben der Wirbelsäule, 11. Brustwirbel	l. Mamillarlinie in Höhe der 9. Rippe	—
19	948 Gran. St	l. vordere Axillarlinie, Höhe 9.Rippe	—	Splitterung 9. und 10. Rippe am Einschuß
21	994 Schr. St	r. hint. Axillarlinie, 7. Rippe	—	—
22	(42) Gran. St	r. Schulter, in den Thorax zwischen 3. und 4. Rippe	—	—
24	570 Gran. St	r. vord. Axillarlinie, 9. I. C. R.	—	—
25	463 Gran. St	r. Axillarlinie, 8. Rippe	—	—
31	454 Schr. St	Rücken l., Höhe des 9. Brustwirbels	—	Ta des 1. Lendenwirbelkörpers (hinten)

verletzungen durch Durchschuß.

Pleura und Lunge	Sonstiger Befund	Eingriffe	Tod durch
Du ? der l. Pleura, Hämothorax l. (1½ L.) mit totaler Kompress. und Atelektase der l. Lunge, Ödem und Hypostase der r. Lunge	durch Verklebungen allseits abgeschloss. eitrige Höhle, Herz- und Parenchymtrübung	Milzexstirp.	Sepsis
Du des l. Komplementärraumes (verklebt), gering. Hämothorax l., bronchopneumonische Herde im r. Unt. L., hochgrad. Lungenödem	Du des l. Colonknies und einer Dünndarmschlinge, Abszeß der Nierengegend mit Phlegmone d. Bauchdecken u. d. Skrotums, diphther. Cystitis u. kat. Pyelitis, sept. Milztumor, starke Organfäulnis mit Gasbildung	Laparotomie mit Dünndarmnaht	Sepsis
Du des r. Komplementärraumes (vernäht) mit gall. sero-fibrin. Pleuritis, Pneumothorax und Kompress.-Atelektase r.	Leber-Du und Du des Magens (geheilt), Aneurysma einer Leberarterie, Hämopertoneum	Rippenresektion 7.Rippe r. u. Laparotomie	Verblutung aus dem Aneurysma
Du der r. Pleura, mächtiges Hämatom der r. Pleura mit Kompress. der Lunge, Aneurysma der Art. thoraco-akromialis, Splitter frei in der Pleurahöhle	Loch im Zwerchfell und in der Leberoberfläche, trübe Organe, Milztumor	—	Sepsis
Du des r. Komplementärraumes, r. Unt. L. adhärent, bds. alte Pleuraspangen über den Spitzen, bds. Bronchopneumonie, l. mit Gangrän	Zwerchfell-Du, Ta der Leber, St im r. Nierenhilus, subphren. Abszeß mit retroperiton. Senkungsabszeß, Sepsis mit beginn. Fäulnis	Resektion der 6. Rippe u. Eröffnung eines Gangränherdes der Lunge	Sepsis
Du des r. Komplementärraumes, Empyem r. mit Kompr. der r. Lunge, Komplementärraum fest verklebt, Eiterabfluß durch Einschuß	Zwerchfell-Du, St der Leber mit Nachblutung (3 L.), Trübung der Parenchyme	Rippenresektion	Verblutung
Du des r. Komplementärraumes, altes Hämatom r., Pleuraverwachsungen r., Bronchopneumonie u. eitrige Bronchitis l., Ödem r.	Abschuß des Rückenmarks mit Myelitis, Leber-Du, Parenchym degen., Fettleber u. Milztumor, Cystitis, aszend. Urethritis, Pyelonephritis	Entfernung d. subkutan am Rippenbogen sitzenden Kugel	Sepsis

Noch: **2a. Pleuraverletzungen ohne Lungen-**

Kr.-Tage	Sekt.-Nr. Geschoß	Einschuß	Ausschuß	Knochenfraktur
32	787 Gran. St	l. Axillarlinie, 7. I. C. R.	—	—
47	576 Gran. St	r. am Sternum, zwi- schen 5. u. 6. Rippe	—	—
57	München Gran. St	l. innen u. oberhalb der Mamille	—	—
?	815 Inf. Du	l. vord. Axillarlinie	r. Axillarlinie am Rippenbogen	—

verletzungen durch Durchschuß.

Pleura und Lunge	Sonstiger Befund	Eingriffe	Tod durch
Du der l. Pleurahöhle mit ausged. Verwachsungen, Prolaps von Netz in die Pleura, hypostat. Pneumonie im r. Unt. L., Lungenödem	Zwerchfell-Du und Du des l. Colonknies mit Kotabszeß zwischen Leber u. Magen, Splitter liegt im Magen (postmort. Selbstverdauung?), diff. Peritonitis, Myocarddegen. u. Herzdilatation	—	Peritonitis
Du der r. Pleura mit schwieliger Pleuritis u. abgekapselten Empyemen und Kompr., finale Stauung bds.	Zwerchfell-Du u. St der Leber, 2 alte Leberabszesse, darin der Splitter usw., allg. Anämie, diff. Peritonitis, Sepsis	2 Rippenresektionen	Sepsis
Du der l. Pleura, adhäsive Pleuritis l. mit Überresten eines alten Blutergusses, Kompress. der l. Lunge, Ödem, Bronchopneumonie und Infarkte r., multiple Lungenarterienembolie bds.	St im Pulmonalarterienstamm mit Thromboendocarditis u. Aneurysma an der r. Pulmonalklappe, Kommunikation des Aneurymas mit der Aorta desc., Milzschwellung, Stauungs- u. Fettleber, trübe Schwellung der Nieren	—	Sepsis
Du des l. Komplementärraumes mit Hämothorax l. und Kompr. des l. Unt. L., hämorrhagische Bronchopneumonie im r. Unt. L., Lungenödem	Zwerchfell-Du und Du des Magens, Ta des Pankreas, Du des Colons und des unteren Leberrandes, Hämoperitoneum, starke Anämie aller inn. Organe	Naht des Magens und des Colons	Verblutung

2b. Pleuraverletzungen ohne Lungen-

Kr.-Tage	Sekt.-Nr. Geschoß	Einschuß	Ausschuß	Knochenfraktur
¹/₂	452 Inf. St	l. Scapularlinie Höhe der 11.Rippe	—	—
1	185 Revolver St	Mittellinie über dem Sternum	—	Durchschuß der Manubriums sterni
8	(233) Schr. St	über dem 11. Brust- wirbel	—	Bogen und Dorn des 11. Brustwirbels
10	430 Schr. St	l. am Hals, 3 Finger über der Clavicula	—	1. Rippe l. dicht am Ansatz
14	(46) mult. Gran. St	Schultergegend r.	—	4. Rippe r. am Ein- schuß
25	227 Min. St	r. der Wirbelsäule, 11. Brustwirbel	—	—
40	242	l. Brust und l. Arm	—	—

verletzungen durch Steckschuß.

Pleura und Lunge	Sonstiger Befund	Eingriffe	Tod durch
St des r. Komplementärraumes, Hämothorax r. (2 Liter). Kompressionsatelekt der r. L., Verdrängung des Mediast. nach l.	Kont. der l. Niere und des Magens, Du durch l. Colonflexur und Leber, Zwerchfell-Du, allgemeine Anämie	Kochsalzinfusion* unter der Brusthaut	Verbluten
Einschuß in die l. Pleura, in der die Geschoßspitze liegt. 1½ L. Hämothorax l., gering. Hämothorax r.	Ta der Ven. anonyma, Du von Trachea und Ösophagus. Mächtiges Hämatom des ganzen vorderen Mediastinums	—	Herztamponade
St der r. Pleura, Kugel steckt zwischen fibrösen Verwachsungen in einem größeren Hämatom, fibr. und Knötchenform. Tbc. im l. Ob. L.	Du des Wirbelkanals und des Duralsackes ohne Verl. der Spina. Diff. fibr. eitr. Meningitis und blut. Querschnittserweichung. Nekrot. Cystitis und lokale Pelveoperitonitis	—	Sepsis
Pleurakuppel-St mit abgesacktem Exsudat über d. Unt. L. und Hämatom über dem Exsudat	Infiltration des vord. Mediastinums, vermehrte Herzbeutelflüssigkeit, schwere Anämie	Erweiterung des Einschusses	Verblutung
St der r. Pleura ohne Lungenverl., abgesackter Pyothorax r., eitrige Bronchitis und Lungenödem	2 weitere Weichteil-St an der r. Schulter, Milzschwellung, Parenchymdegeneration	—	Sepsis
St der r. Pleura, in der Lunge keine Narbe auffindbar, mächtige Schwarte der Pleura cost. u. viscer., infiz. Hämothorax r. mit vollst. Kompress. der r. Lunge, kleine Abszesse und bronchopn. Herde im r. Unt. L.	Trübe Schwellung des Herzens und der Parenchyme	Resektion der 10. Rippe	Sepsis
St der l. Pleura, Lungenverletzung? Altes Empyem l. mit fast völl. Kompr. und vikar. Emphysem r., Bronchopneum. r. und Lungenödem	Empyem des l. Schultergelenks mit Muskelabszeß, Sepsis mit Milztumor und Stauungsfettleber	Resektion der 8. und 9. Rippe	Sepsis

Noch: **2b. Pleuraverletzungen ohne Luugen-**

Kr.-Tage	Sekt.-Nr. Geschoß	Einschuß	Ausschuß	Knochenfraktur
44	976 doppelter Schr.St	r. zwischen Scapula und Schulter, fast vernarbt	—	Bogen des 3. L.Wirb. (durch 2. St)
96	427 Schr. St	vernarbter Hautein-schuß über 4.Rippe am Sternalansatz	—	vereiterte Fraktur der 4. Rippe am Einschuß
122	438 Schr. St	Wirbelsäule am 1. Lendenwirbel	r. Achselhöhle	Dornfortsätze des 11. Br. W. bis 3. L. W. u. Körper des 12. Br. W. sowie der 5. Rippe r. am Ausschuß
?	266 Gran. St	l. hintere Axillarlinie	—	Streifschuß der 9. Rippe am Einschuß

verletzungen durch Steckschuß.

Pleura und Lunge	Sonstiger Befund	Eingriffe	Tod durch
St der r. Pleura? Splitter nicht auffindbar, kreidigschwiel. Tbc. der l. Spitze mit vollst. Obliteration der l. Pleura, Verwachsungen der r. Pleura mit altem Hämatom	Verletz. der Cauda equ. mit kallusart. Verwachsungen, schwere eitrige Cystitis, Urethritis, Pyelonephritis und allg. Sepsis	—	Sepsis
Lungenverletzung nicht mehr nachweisbar, Empyem r. (entleert) mit Schwarte und völliger Kompression der r. Lunge	chron. serofibrinöse Pericarditis, infekt. Milztumor, Parenchymdegeneration, chron. katarrh. Enteritis, hochgr. Atrophie aller Organe, Nierenstein r. mit hydronephrotischer Atrophie r., Dekubitus über d. Trochanter und im Ösophagus	Entfernung d. Kugel, Rippenresektion der 9. Rippe r.	Sepsis
St der Pleura mit abgesäcktem Empyem und Knochensplitter in der Pleuraschwarte, Adhäsionen r. vorn, Bronchopneumonie und eitr. Bronchitis links	Querschnittserweichung m. trüber Schwellung der Parenchyme, Cystitis, Urethritis u. Pyelonephritis r., Fettleber und ausgedehnter Dekubitus	—	Sepsis
abgesacktes, kleines infiziertes Hämatom in den Pleuraadhäsionen des l. Unt. Lappens (darin der Splitter?)	Zwerchfell-Du und Kontusionsruptur der Milz, Hämoperitoneum, diff. eitrige Peritonitis, Degen. der Parenchyme	—	Sepsis

2c. Pleuraverletzungen ohne Lungen-

Kr.-Tage	Sekt.-Nr. Geschoß	Einschuß	Ausschuß	Knochenfraktur
1	103 Quetschung	—	—	Splitterung der 9.—12. Rippe r., Fraktur des 1. L. W.
1	144 Gran. St	r. der Wirbelsäule, Höhe 1. Br. W.	—	Splitterbruch des Dornfortsatzes des 1. Br. W.
2	775 Inf. St	über dem l. Sterno-cleido am Kiefer-winkel	—	Zerschmetterung des 7. Halswirbels, Splitterung des 1. u. 2. Br. W., Fraktur der 1. Rippe r. und der Scapula r.
2	1117 Quetschung	Quetschung der r. Brust und Bauch-seite		Fraktur der 5. Rippe r.
4	(243) Gran. St	über d. Proc. spin. des 6. Brustwirbels	—	Proc. spin. und Bo-gen des 6. Br. W.
7	(260) Gran. St	r. Oberarm, r. Lende am Ansatz der 12. Rippe	—	11. und 12. Rippe am Einschuß
12	1056 mult. Gran. St	r. Bauchgegend	—	—

verletzungen durch Kontusion oder Riß.

Pleura und Lunge	Sonstiger Befund	Eingriffe	Tod durch
Hämothorax r. (etwa $^3/_4$ L.), keine Lungenverletzungen	Hämoperitoneum, Einrisse d. Colons, Milzruptur und Zertrümm. der l. Niere, allg. Anämie	—	Verblutung
geringer Hämothorax l., keine Lungenverletzung, starkes Lungenödem, beiderseits alte Pleuraadhäsionen	Splitter liegt oberhalb der Clavicula, Hämatom der l. Halsmuskulatur bis zur Pleurakuppel, extradurales Hämatom mit Querschnittsblutung, Stauung aller Organe	—	Rückenmarksverletzung
Hämothorax l. mit Kompr. des l. Unt. L., Pleuraverletz. durch Rippenfraktur oder Kontusion?	vollst. Abschuß des Rückenmarks in Höhe des 1. Br.-Wirbels, Kugel steckt an d. r. Scapula, mächtige Stauung der inn. Organe, Hämatom des hint. Mediastinums	—	Atemlähmung
r. Pleurahöhle obliteriert, in den Pleuraverwachsungen flächenhafte Blutungen, Lungenödem, Fäulnis der Lunge	oberflächliche Leberrisse, blutige Zertrümmerungshöhle in der Leber, Stauung der Milz, Schaumorgane und Fäulnis (durch Autointoxikation?) Hämoperitoneum	Laparotomie mit Tamponade	Sepsis
Verletz. der r. Pleura durch herausragende Splitterecke mit fibrinös exsudativer Pleuritis u. Kompr. der r. Lunge	der Splitter steckt teils im Rückenmark, teils im Wirbelkörper eingeheilt. Querdurchtrennung des Rückenmarks. Allg. Gassepsis mit Schaumorganen	—	Gasbrand
Empyem der r. Pleura, durch einen geringfügigen Defekt mit dem Einschußabszeß zusammenhängend. Kompr. der r. Lunge, Bronchopneumonie l.	Abszeß an der Einschußstelle, Fortleitung der Eiterung durch die Intervertebrallöcher auf d. Rückenmark, diff. eitrige Meningitis spinalis, retroperiton. Hämatom	—	Sepsis
Anreißung der r. Pleura durch Zwerchfellriß, Hämothorax mit Kompr. des r. Unt. u. Mitt. L., kruppöse Pneumonie des r. Ob. L., ausgedehnte fibr. Pleuritis l., Lungenödem r.	Weichteilverl. am r. Oberschenkel und r. Hüfte, St der Leber mit galligem Erweichungsherd und Perihepatitis, Milzschwellung, Parenchymdegeneration	Laparotomie mit Dränage	Sepsis

Noch: **2c. Pleuraverletzungen ohne Lungen-**

Kr.-Tage	Sekt.-Nr. Geschoß	Einschuß	Ausschuß	Knochenfraktur
15	897 mult. Gran. St	Rücken, 2 Verletz. am unt. Rippenbogen	—	11. Rippe l. und r.
16	911 Gran. Du	l. zwischen Schulter und Achselfalte	unt. Ende der l. Scapula	Splitterung der 4.—7. Rippe l. (tangential)
17	803 Inf. Ta	handtellergr. excid. Brustwarze bis zum reichend	Defekt von der r. Rippenbogen	Fehlen der 6.—9. Rippe in der Wunde
30	840 Inf. Ta ?	faustgroße Brustwandverletzung		Defekt des Sternums bis zur 2. Rippe mit Ansatz der 1. beiden Rippen
51	(241) Gran. St	r. innerer Scapularrand	—	4. und 5. Rippe am Einschuß
?	(277) Schr. Du	l. Halsseite	Mitte der Scapula r.	1. und 2. Rippe r. und Dornforts. und Querfortsätze des 1. Br. W.
?	684 Gran. Du	unter dem r. Scapularwinkel, talergroß	r. Axillarlinie, kleinhandtellergroß	—

verletzungen durch Kontusion oder Riß.

Pleura und Lunge	Sonstiger Befund	Eingriffe	Tod durch
Einriß in beiden Pleurahöhlen, serös-fibr.-eitr. Pleuritis r., sero-fibr. Pleuritis l., bds. mit Kompress.	eitrige Mediastinitis, Einriß in der r. Niere, Hämatom und eitr. Infiltration des Nierenlagers mit Übergreifen aufs unverletzte Peritoneum, Milzriß und retroperiton. Hämatom, Parenchymdegen. und septische Milzschwellung	—	Sepsis
Anriß der l. Pleura mit Empyem, Bronchopneumonie, eitr. Bronchitis u. dissez. eitriger Pneumonie links	fibr. eitr. Pericarditis, torp. eitr. Peritonitis, sept. Milztumor, Parenchymdegen.	Rippenresekt. 10. Rippe	Sepsis
Anriß der r. Pleura durch Verklebungen geschlossen, fibr. eitr. Pleuritis r. mit Kompress., hämorrh. Bronchopneumonie des l. Unt. L.	Zwerchfelldefekt, Leberzerfallsherd mit lokaler und diff. fibr. Peritonitis in Organisation, Milztumor, sept. Ikterus	Wundexzision u. Tamponade der Leber, Pleuranaht	Sepsis
große granulierende Wundhöhle hinter dem Sternum gegen die r. Lungenspitze zu, Abschuß beider Art. mam. int., in einer ein frischer Thrombus, Bronchopneumonie l., sero-fibr. Pleuritis l., Lungenödem r., Kompress. atelektase r.	schwere Anämie der inn. Organe	—	Verblutung
Anriß der r. Pleura, Hämothorax r., Empyem mit abgekapselten Eiterherden und Kompr. des r. Unt. L., Bronchiolitis und eitr. Bronchitis bds., Bronchopneumonie l.	Splitter liegt zwischen Thorax und r. Scapula, allgem. Marasmus	Resektion der 8. Rippe	Herzschwäche
Eröffnung der r. Pleura durch die Rippenfraktur, Tangierung der l. Pleurakuppel ohne Pleuraeröffnung, Hämothorax bds., Lungenstauung und Ödem der Lungen	Querabschuß des Rückenmarks in Höhe des 1. Brustwirbels, Herzdilatation	—	Rückenmarksverl.
Eröffnung der r. Pleura durch faustgroßen Zwerchfelldefekt mit infiz. Hämopneumothorax, Ödem und Hypostase der Lungen	in der r. Leber gewaltig zerfetzte Wunde mit Nekrosen und Pfortaderthrombosen, beginn. diff. Peritonitis	Erweiterung d. Ausschußöffnung	Sepsis

Noch: **2c. Pleuraverletzungen ohne Lungen-**

Kr.-Tage	Sekt.-Nr. Geschoß	Einschuß	Ausschuß	Knochenfraktur
?	685 Gran. ? St	Parasternallinie unter der 6. Rippe	—	7.—9. Rippe am Einschuß
?	819 ? Du	l. vord. Axillarlinie am Rippenbogen	l. Nierengegend hinten	—
?	821 Verschüttung	—	—	Fissur am r. Orbitaldach, Fraktur der l. Clavicula, der l. 10. Rippe und des r. Schambeins

2d. Pleuraverletzungen ohne Lungen-

Kr.-Tage	Sekt.-Nr. Geschoß	Einschuß	Ausschuß	Knochenfraktur
7	(265) Gran. St	über dem Schildknorpel r.	—	Schildknorpelfraktur

verletzungen durch Kontusion oder Riß.

Pleura und Lunge	Sonstiger Befund	Eingriffe	Tod durch
Eröffnung der l. Pleura durch großen Zwerchfelldefekt, massig Blut und Mageninhalt in der l. Pleura, Pleuritis l., mächtige Lungenstauung	Du des Colons und St des Magens, diff. Peritonitis, schweres Emphysem des ganz. Mediastinums	—	Sepsis
Kontusion des Zwerchfellansatzes mit ausgedehnter Blutung darin, ohne größere Zerreißung, infizierter Hämothorax l., Atelektase und Bronchopneumonie im l. Unt. L.	Du des l. Colonknies (retroperitoneal), Luftemphysem unter dem Peritoneum bis zum Skrotum, Ta der l. Niere, Schußkanal infiziert, Sepsis, starke Fäulnis	—	Sepsis
Anriß der l. Pleura durch Rippenfraktur mit gering. Hämothorax l., Bronchopneumonie bds., besonders r. Lungenödem	Commotio cerebri mit Gehirnblutungen und blutiger Ventrikelflüssigkeit, Blutung ins Beckenbindegewebe und Hämatom der Wadenmuskulatur r.	—	Bronchopneumonie

verletzungen sekundär durch Eiter usw.

Pleura und Lunge	Sonstiger Befund	Eingriffe	Tod durch
Empyem der r. Pleurahöhle ($1\frac{1}{2}$ L.) mit Kompr. der r. Lunge durch Durchbruch einer retropharyngealen Phlegmone, fibr. Pleuritis und Ödem l.	Perichondrale Phlegmone im Kehlkopfinnern. Drucknekrose an der Stelle des entfernten Splitters und diphther. Entzünd. der Trachealschleimhaut	Tracheotomie sofort nach der Verletzung, Splitterentfernung am 5. Tag	Sepsis

3a. Lungenkontusion ohne

Kr.-Tage	Sekt.-Nr. Geschoß	Einschuß	Ausschuß	Knochenfraktur
$^1/_2$	117 multiple Min. St	Brust	—	l. Patella (2. Splitter)
$^1/_2$	453 Schr. St	r. Trapezius, Höhe 7. H. W., starke Weichteilzertrümmerung	—	Zertrümm. von Körper und Querforts. des 7. H. W.
1	183 Schleuderung ?	—	—	keine Fraktur des Schädels
2	442 Minen-Rohrkrepierer	—	—	—
2	532 multiple Handgr. St	r. Schulter, Schußkanal zur 4. Rippe	—	Fraktur der 4. Rippe r. in Axillarlinie, Unterkieferfraktur
2	704 Gran. St	Große Wunde in der r. Lendengegend		Fraktur des 1. und 2. Lendenwirbels
3	(24) Inf. Du	l. Schulter hinten	l. Nierengegend	—

Verletzung der Pleura costalis.

Pleura und Lunge	Sonstiger Befund	Eingriffe	Tod durch
häm. Infarkte beider Lungen. Lungenödem	Verletz. am Auge, Oberschenkel und Knie, allg. Anämie	—	Verblutung
häm. Infarz. der r. Spitze, mächtige Lungenstauung, Ödem der Lunge	Kont. von Trachea und Ösophagus, Ta der Schilddrüse, Splitter steckt hier unter der Haut, Rückenmarkskompression. Stauungsorgane	—	Atem-lähmung
herdförmige Hämorrhagien in der ganzen l. Lunge und im r. U. L.	schwerste Commotio cerebri m. blutigen Erweichungen in den Stammganglien, Rupturen der Milzkapsel, subseröse Blutungen in Magen, Darm und Blase	—	Gehirn-kontusion
traumatische Infarzierung des l. Unt. L. ohne Pleuraverletz., beginn. Bronchopneumonie in beiden U. L. und im l. Ob. L. In der l. Pleura etwas blutig gefärbte Flüssigkeit. Lungenödem	schwerste Kontusion von Gehirn und Rückenmark, Quetschung der Milz mit Hämoperitoneum, Hämatom ins retroperitoneale Gewebe, Dilatation des l. Ventrikels, Gesichtsverbrennungen	—	Gehirn-kontusion
Kontusionsinfarkt im r. Ob. L. mit Einschmelzung des Gewebes und Durchbruch des Eiterherdes in d. Pleurahöhle. Hämopneumothorax r. bei unverletzter Thoraxpleura mit Mediastinalverdrängung	Hämatom der r. Brustseite, Splitter nicht auffindbar, ferner Zerschmett. des Unterkiefers u. Weichteilverletz. an d. Unterschenkeln u. Füßen, Schußfraktur des r. Unterarms	—	Mediastinal-verdrängung
Kontusionsinfarkt des r. Unt. L., Hämothorax bds. m. Kompr. beider Unt. L., Lungenödem	Wundumgebung eitrig infiltriert, mächtiges zerfallendes Hämatom bis zum Zwerchfell, Du durch r. Niere, Hämoperitoneum, allg. Anämie u. trübe Schwellung des Herzmuskels	Spaltung der Wunde	Sepsis
Pleura l. hinten uneröffnet, Kont.-Infarkte d. l. Unt. L., Pneumothorax l., beginn. Bronchopneumonie, fibrin. eitrige Pleuritis (l. ?)	Zwerchfell-Du und Du der Milz, 2. Schuß (Inf.) durch r. Oberarm	—	eitrige Pleuritis bei Pneumothorax, Sepsis ?

Kr.-Tage	Sekt.-Nr. Geschoß	Einschuß	Ausschuß	Knochenfraktur
4	228 multiple Handgr. St	11. Rippe r.	—	Splitterung der 11. Rippe r.
6	(232) Gran. St	Wirbelsäule, Höhe des 11. u. 12 Br.W.	—	Querforts. und Bogen des 11. und 12. Br. W.
8	(190) Gran. Du und Rev. St	oberhalb der r. Clavicula	r. Mamillarlinie im 2. J. C. R.	Splitterbruch der Clavicula
11	884 Gran. Ta	große, zerfetzte Wunde l. neben der Wirbelsäule mit freiliegenden Rippen		—
?	235 Gewehrgran. St	l. neben der Wirbelsäule, Höhe des 10. Br. W.	—	Splitterung d. Forts. des 9. Br. W.
?	521 Inf. Du	Du des Rückens	—	r. 12. Rippe und Zerschmett. des 1. Lendenwirbels

Verletzung der Pleura costalis.

Pleura und Lunge	Sonstiger Befund	Eingriffe	Tod durch
Zerreißung und hämorrh. Infarzierung d. r. Unt. L. an d. Frakturstelle ohne Pleuraverletzung	St im Gehirn mit diff. eitriger Leptomeningitis und serös-eitrigem Hydrocephalus int.	Trepanation in der linken Schläfengegend	Meningitis
Kontusionsriß d. r. Unt. L. mit häm. Infarkt. der Umgebung u. Hämothorax r. ($^1/_4$ Liter)	St der Wirbelsäule mit Eröffn. des Duralsackes ohne Verl. des Rückenmarks, diff. eitrige spin. Meningitis, Sepsis, Parenchymdegeneration	Entfernung d. Splitters ohne Laminektomie	Sepsis
Kontusionsriß im r. Ob. L. und geringer Hämothorax r. ohne Pleuraeröffnung	2. Schuß in die Leber mit Ta des Colons u. lokaler fibrinöser Peritonitis der Lebergegend	—	Peritonitis?
Kont. beider Lungen mit Blutungen in d. hint. Teilen u. subpleuralen Blutungen	Verjauchung der Wunde m. schwerster Sepsis, metast. Knieempyem, Oberschenkelphlegmone u. Gasödem des r. Gesäßes, Parenchymdegen., Entfettung der Nebennierenrinde, Ikterus	—	Sepsis
Kontusionsblutungen des l. Unt. L. ohne Pleuraverletzung	Querschnittsblutungen im Rückenmark, diff. eitrige Leptomeningitis spinalis	Laminektomie	Rückenmarksverletzung
Kontusionsrisse in beiden Unterlappen, Hämothorax bds.	Kontusionsrisse in beiden Nieren und in der Milz, Blutung ins Nierenlager, schwere Anämie der inn. Organe	—	Verblutung

3b. Lungenkontusion mit

Kr.-Tage	Sekt.-Nr. Geschoß	Einschuß	Ausschuß	Knochenfraktur
$^1/_2$	536 Quetschung	—	—	Schädelfraktur, 7. H. W. und Sternum. 3. und 4. Rippe r.
1	(315) Gran. Tu u. 2 Du	Ta der r. Schultergegend		Zerschmett. der r. Scapula, Fraktur der 4. Rippe r. und Femur r.
1	(316) Gran. Ta u. St	Ta der l. Schultergegend		Zertrümm. der l. Scapula, Fraktur der 2. Rippe l.
1	66 Quetschung durch Verschüttung	—	—	Schädelbasisfraktur und 7. Rippe l., 7., 10. u. 11. Rippe r. und 7. Br. W. mit Gibbus hier.
1	153 Gran. Ta	Verletzung des l. Oberarms mit Ta der l. Brustseite in der Axillarseite		Splitterung der 7. und 8. Rippe
1	238 Fliegerbomben St	r. Paravertebrallinie, Höhe des 6. Brustwirbels	—	Splitterung des 1. und 2. Brustwirbels
1	510 Inf. Du	r. über der Scapula	handbreit über d. r. Darmbeinkamm	Zertrümm. der 10.—12. Rippe in der Scapularlinie r.
6	908 Doppelter Gran. St	1. unter r. Scapula, 7. I. C. R., 2. l. Scapularlinie in Höhe der 10. Rippe	—	7. und 8. Rippe (1. Einschuß)
18	509 mult. Gran. St	am unteren Scapularwinkel l. 3 Einschüsse	—	—

Zerreißung der Pleura costalis.

Pleura und Lunge	Sonstige Befunde	Eingriffe	Tod durch
Anspießung des r. M. L. durch frakt. Rippe, Hämothorax r. u. Atelektase des r. Unt. L., Kont.-Infarz. der l. Spitze	Gehirnerschütt., Abriß der Ven. cav. inf., Kapselrisse der Milz u. Leber, Gehirnblutungen u. Blutung in d. Ventrikel u. Meningen	—	Verblutung, Atemlähmung?
Kont.-Infarz. der hint. Teile der r. Lunge, Lungenödem, Hämothorax r.	2 Durchschüsse durch l. u. r. Oberschenkel, allg. Anämie	—	Verblutung
Kont.-Infarz. der hint. Teile des l. Ob. L., Hämothorax l. (50 ccm)	2. St am Rücken in Höhe des 5. Lendenwirbels, allg. Anämie	—	Verblutung
Kont.-Hämorrhagien in den hint. Teilen beider Lungen, geringer Hämothorax l. u. r., Lungenödem, Hypostase	Hämatom u. Zerreißung im hint. Mediastinum, Anspießung d. Leber u. Ruptur der l. Niere, multiple Hämatome, bes. im Gehirn	—	Gehirnverletzung
Kontusion des l. Unt. L. mit Blutungen i. d. Lungengewebe, geringer Hämothorax l., Pleuraadhäsionen l.	Abriß der Art. und Ven. brach., Anämie aller Organe	—	Verblutung
Kontusion des r. Ob. L. mit kleinen Pleuraverletz. u. geringem Hämothorax r.	Splitter steckte in der l. Halsseite, Querschnittsblutung mit Kompression, Stauung	Entfernung d. Splitters durch Inzision	Rückenmarksverletzung
Kontusionsrisse durch Anspießung der Pleura pulmon. des r. Unt. L., hier interstit. Emphysem, Kontusionsinfarzierung u. Hämothorax (¹/₄ Liter)	schwere Zertrümm. des r. Leberlappens, Nierenrisse r. u. Hämatom d. Nierenlagers, schwere Anämie aller Organe	—	Verblutung
1. Kontusion des r. Unt. L. mit Einrissen durch Frakturstücke, Hämothorax u. fibrin. Pleuritis r.; 2. Eröffnung d. l. Pleura durch St mit Hämothorax (2 Liter), ohne Lungenverletz., Kompr. d. ganzen l. Lunge	mäßige Anämie von Leber u. Nieren, Hämophili?	Fensternaht d. l. Pleurahöhle	Verblutung
alte rostige Kont.-Infarkte des l. Unt. L., Hämopyothorax mit Kompr. und eitr. Bronchitis l., Ödem der r. Lunge	Senkungsabszeß am Rücken unter d. Haut, Kontusion der Milz u. l. Niere mit phlegmonöser Infiltration, Parenchymdegen., Stauungsfettleber, chron. sept. Milztumor	Inzision eines subkutanen Senkungsabszesses	Sepsis

Noch: **3b. Lungenkontusion mit**

Kr.-Tage	Sekt.-Nr. Geschoß	Einschuß	Ausschuß	Knochenfraktur
?	407 Inf. Du	Scapularlinie r.	l. hintere Axillar-linie	Zertrümmerung der l. Scapula und Splitterung der l. 5. Rippe

3c. Lungenkontusion

Kr.-Tage	Sekt.-Nr. Geschoß	Einschuß	Ausschuß	Knochenfraktur
$^1/_2$	260 Inf. Du	l. Mamillarlinie im 7. I. C. R.	—	—
$^1/_2$	263 Gran. St	l. Scapularlinie im 9. I. C. R.	—	—
1	138 Gran. Du	r. Nacken	r. Halsseite ober-halb des Ster-nums	Schädelsplitterung
1	797 Gewehrgran. Du	l. der Wirbelsäule unter der 11. Rippe	6. Rippe, Knochen-Knorpelgrenze	Fraktur der 6. Rippe am Ausschuß
1	1027 Inf. Du	l. vord. Axillarlinie, Höhe der 8. Rippe (vernäht)	r. oberhalb des Rippenbogens, exzidierter Aus-schuß	Zersplitterung der 7. Rippe am Aus-schuß
2	(135) Gran. St	r. am Rücken, Höhe des 9. Brustwirbels	—	9.—11. Rippe

Zerreißung der Pleura costalis.

Pleura und Lunge	Sonstige Befunde	Eingriffe	Tod durch
Anspießung des l. Unt. L. durch Rippensplitter, Kontusionsinfarz. der hint. Lungenteile, Hämothorax l., Blutaspiration r.	mächtige Herzdilatation m. Hypertrophie des l. Ventrikels	—	Herzdilatation

mit Pleuradurchschuß.

Pleura und Lunge	Sonstige Befunde	Eingriffe	Tod durch
Du der l. Pleura, Hämothorax l., Kont.-Infarkte im l. Unt. L.	Zwerchfell-Du, Du durch Leber, Magen, Colon, transv. Milz u. l. Niere, allg. Anämie	—	Verblutung
Du der l. Pleura, Hämothorax l. (etwa 1½ Liter), Kont.-Infarkte im l. U. L.	Zwerchfell-Du, Zertrümm. der l. Niere, Splitter im großen Hämatom d. Nierenlagers	—	Verblutung
Kontusionsinfarkte der r. Lungenspitze, Hämothorax r.	Abschuß der Ven. subclav., Blutung ins vord. Mediastinum, Gehirnzertrümm. durch Schädel-St	—	Verblutung
Du durch l. Komplementärraum, Du der l. Pleura nahe dem Pericard, Kontusion des l. Unt. u. Ob. L. mit Einrißen der Pleura, mächtiger Hämothorax l., Bronchopneumonie r. Unt. L.	doppelter Zwerchfell-Du, Ta der Milz und Du der Leber, geringes Hämoperitoneum, Anämie der inn. Organe	—	Verblutung
Du des l. Komplementärraums m. pleuralen Kont.-Blutungen des l. Unt. L., Fibrinauflagerungen, Hämothorax l., Lungenödem	Zwerchfell-Du, Du von Magen, Milz u. Leber, Hämoperitoneum, starke Anämie, große Thymusdrüse	Laparotomiewunde vernäht (am Einschuß), Tamponade der Bauchwunde	Verblutung
Eröffnung der r. Pleurahöhle mit Kont.-Blutung im r. Unt. L., großer Kontusionsriß in d. r. Pleurahöhle, Hämothorax r. (1 Liter)	Zwerchfell-Du, St am oberen r. Nierenpol, Kontusionsriß der Niere u. der Nebenniere, schwere allg. Anämie u. Lungenödem	—	Verblutung

Noch: **3c. Lungenkontusion**

Kr.-Tage	Sekt.-Nr. Geschoß	Einschuß	Ausschuß	Knochenfraktur
2	1024 Inf. Du	r. Thoraxende, Axillarlinie	Operationswunde von3.—7.Rippe direkt innerhalb der r. Brustwarze	—
6	(34) Inf. St	r. hint. Axillarlinie. 9. I. C. R.	—	—
8	829 Inf. Du	r. Axillarlinie, Höhe der Mamilla	r. der Mittellinie, 6. Rippe	6. Rippe am Einschuß, Knorpelansatz der 6. Rippe am Ausschuß

3d. Lungenkontusion

Kr.-Tage	Sekt.-Nr. Geschoß	Einschuß	Ausschuß	Knochenfraktur
1	(372) Multiple Handgr. St.	i. d. l. Nierengegend	—	—
14	(209) Gran. Ta	r. Mamillarlinie über der 6. Rippe	—	—

mit Pleuradurchschuß.

Pleura und Lunge	Sonstige Befunde	Eingriffe	Tod durch
Du der r. Pleurahöhle mit Kont. des r. Mitt. u. Ob. L., innere Zerreiß. d. Mitt. L., offener Hämothorax r. m. Kompr. des Unt. L., diff. fibrinöse Pleuritis r., akute Lungenstauung, Lungenödem, Bronchopneumonie l. hinten	Zwerchfell-Du, Ta des r. Leberlappens mit subcapsulären Leberzerreißungen, Verklebungen zwisch. Leber u. Zwerchfell, Mediastinalhämatom, Hämoperitoneum, trübe Schwellung d. Parenchyme, Milzschwellung, Status lymphaticus	Rippenresektion r. vorn, Drainage d. r. Pleurahöhle, Tamponade des subphren. Raumes	Sepsis
vermutliche Kontusion des r. Unt. L. mit gut abschließenden Fibrinverklebungen, Bronchopneum. bds. auf Hypostase	Zwerchfell-Du, subphren. Abszeß durch Fibrinverkleb. gut abgeschlossen, Ta der Leber, diff. Peritonitis, Sepsis und Herzdilatation	—	Sepsis
Kont.-Infarz. des r. Mitt. L. m. Hämocholothorax, fibr. Pleuritis u. Kompr. r., Ödem der l. Lunge	Du d. Zwerchfellkuppe mit Zertrümm. d. Leber, Abschluß d. Leberwunde gegen d. Abdomen durch Fibrin, Parenchymdegen.	—	Sepsis

mit Pleurasteckschuß.

Pleura und Lunge	Sonstige Befunde	Eingriffe	Tod durch
St der l. Pleura, Splitter entfernt, Hämopneumothorax l., Kont.-Infarz. in den hint. Teilen beider Lungen, Lungenödem	Ta der l. Niere, Zwerchfell-Du, keine Verletz. des Peritoneums, mäßige Anämie	Probelaparotomie, Resektion der 12. Rippe, Nephretomie	Schock ?
Kontusionsriß im r. Unt. L., Hämothorax u. fibr. Pleuritis r. über d. Zwerchfellkuppe in fibr. Membranen ein Stück Aluminium vom Griff des Kochgeschirrs	Kontusionswunde des r. Leberlappens, infekt. toxische Milzschwellung, Herzmuskeldegeneration	—	Sepsis

4a. Oberflächliche Lungenver-

Kr.-Tage	Sekt.-Nr. Geschoß	Einschuß	Ausschuß	Knochenfraktur
1	16 Verschüttung	—	—	10. Rippe l. am Wirbelansatz, Schädelfraktur rechts
1	126 Gran. Ta	Aufreißung der l. Brustseite		7. und 8. Rippe mit ausgedehnter Splitterung
1	483 Inf. Du	r. oberhalb der Scapula	l. über der Scapula	Zerschmett. der 3. und 4. Rippe l.
1	751 Quetschung durch Eisenbahnunfall	—	—	Splitterung der l. Clavicula und d. l. 1. u. 2. Rippe sowie der r. Clavicula u. der r. 1.—3. Rippe, ferner l. Humerus
2	327 Sturz	—	—	Bruch der 2.—5. Rippe r. und des Schambeins, Infraktion der Orbitaldächer
2	469 Gran. St	l. Scapularlinie Höhe der 5. Rippe	—	5. Rippe am Einschuß, Splitterung des 5. Br.Wirbels
2	512 Gran. St u. Gran. Du	r. vom Brustbein zwischen 2. und 3. Rippe	—	Splitterung der 2. bis 4. Rippe am Einschuß

letzungen durch Frakturstücke.

Pleura und Lunge	Sonstiger Befund	Eingriffe	Tod durch
Durchspießung d. l. Unt. L., Hämopneumothorax l., Kont.-Infarz. d. r. Lunge hinten	multiple Verletz. d. Kopfschwarte u. des r. Oberschenkels, Blutungen in d. Hirnrinde u. in d. Duralraum	—	Gehirnverletzung
Durchspießung d. l. M. L., Einriß im l. Unt. L., Hämothorax l. mit Kompression des l. M. und Unt. L., akute Blähung d. übrigen Lungenteile	oberflächlicher Milzkapselriß, geringes Hämoperitoneum, allg. Anämie	Amputation des l. Oberarms	Verblutung
Ta durch die l. Pleurahöhle, Aufreißung d. l. Ob. u. Unt. L. durch Rippensplitter, Hämothorax l. (2 Liter)	Anämie der inn. Organe	—	Verblutung
Anspießung mit 5 cm langem Riß des r. Ob. L. mit häm. Infarzierung u. beginn. Bronchopneumonie, Hämothorax r., Obliteration der l. Pleura, Fettembolie bds.	Quetschung des l. Oberarms, Zertrümm. der l. Beckenhälfte mit Hämatom aus Ven. iliaca, Stauungsblutungen am Kopf, Anämie der inn. Organe	—	Verblutung, Fettembolie?
Anspießung des l. Ob. L., Hämopneumothorax mit partieller Kompression d. l. Lunge, beginn. Bronchopneumonie l., vikariierendes Emphysem r., alte Pleuraverwachs. r., Hypostase u. Ödem, eitrige Bronchitis u. Bronchiolitis	Milzruptur, subkutane Blasenzerreißung, extraperitoneale Blasenwunde durch Frakturstück d. Schambeins, diff. peritoneale Reizung, allg. Anämie der inn. Organe	Laparotomie, Milznaht, Blasennaht	Verblutung?
Anspießung des l. Unt. L. durch Rippenfraktur, Hämothorax l. mit Kompr. der l. Lunge, Bronchopneumonie r. Unt. L., Lungenödem	Streifschuß am l. Arm, Abschuß des Rückenmarks, Splitter steckt im Wirbelkanal, mächtige septische Milzschwellung, Schaumorgane, allg. Gassepsis	Exzision des Einschusses	Gassepsis
Anspießung des r. Ob. und M. L. durch Knochensplitter mit hämorrh. Infarzierung, Kompr.-Atelektase r., Hämopneumothorax r., Lungenödem l.	durch 2. Splitter Du des Unterbauches mit Phlegmone der Bauchdecken u. d. Skrotums, trübe Schwellung der Parenchyme, Sepsis, mäßige Anämie	Entfernung d. Splitters üb. d. 4. Rippe, Exzision d. phlegmonösen Gewebes	Sepsis

Kr.-Tage	Sekt.-Nr. Geschoß	Einschuß	Ausschuß	Knochenfraktur
3	(84) Gran. Ta	Weichteilwunde über 1. 2. und 3. Rippe		Fraktur der 2. und 3. Rippe l.
3	300 Verschüttung	Quetschung des Brustkorbs mit größerer, seitlicher blutiger Suffusion		3.—6. Rippe r. am Angulus
3	824 Schrapn. St	l. Schulterblattgegend	—	Splitterung der 3. und 4. Rippe r.
7	(172) Inf. St	vorderes Drittel der l. Clavicula	—	l. Clavicula 1.—5. Rippe
10	1014 mult. Gran. St	dreimarkstückgroß unter der r. Clavicula	—	2. und 3. Rippe r. am Einschuß
15	(164)	Riß der l. Lunge und St der r. Lunge (siehe unter IVc)		
16	276 Gran. Ta	am Rücken in Höhe der 7.—9. Rippe		Splitterung dieser Rippen

verletzungen durch Frakturstücke.

Pleura und Lunge	Sonstiger Befund	Eingriffe	Tod durch
Zerreißung der l. Pleura u. d. vord. Abschnitte des l. Ob. L., Hämothorax l., fibrinöse Pleuritis l., vikariierendes Emphysem u. diff. eitrige Bronchitis r.	fibrinös-eitrige Mediastinitis, abgeheilter Nabelbruch u. alte Darmschlingenverwachsungen	—	eitrige Mediastinitis u. Bronchitis
Anspießung d. r. Unt. L. durch die 6. Rippe, abgesackter Hämothorax mit Kompress. des r. Unt. L., Bronchitis u. Bronchopneumonie bds., Hypostase und Ödem	Weichteilwunden an Kopf, Rumpf u. Extremitäten, frische Stauung in Leber u. Nieren, blutige Erweichung im Gehirn u. multiple Blutungen	—	Gehirnerschütterung
Anspießung des l. Unt. L. durch Knochensplitter, Infarzierung u. Bronchopneumonie in der Umgebung, Hämopneumothorax l. mit Bronchopneumonie d. r. Lunge	St des Rückenmarks, Dura-Anriß durch Knochensplitter, Erweichung der l. Rückenmarkshälfte und subdurales Hämatom, Degen. d. Parenchyme, Anämie d. inn. Organe	Laminektomie m. Entfernung der Kugel	Rückenmarksverletzung letzung
Verletz. des l. Ob. L. durch ein Knochensplitterchen, geringer Hämothorax l., fibrin. Pneumonie im l. Ob. L. sowie im r. Ob. u. Mitt. L., diffuse Bronchitis u. akutes Emphysem	das deformierte Geschoß liegt in der Axillarlinie im Traperius, idiopath. Herzhypertrophie, Herzmuskeldegeneration u. Milzschwellung	Punktion des Hämothorax l. (200 ccm)	Sepsis
mehrfache Verletz. des r. Ob. u. Mitt. L. durch Rippenfragmente, r. Lunge nach oben gedrängt, Umwandlung der r. Pleura in eine pyogene Membran, Bronchopn., fibr. Pleuritis und Lungenödem l.	Eiterung am Einschuß mit Nekrose eines Rippenstumpfes, Parenchymdegeneration u. Herzdilatation, Beinwunden ohne Eiter	Thorakotomie mit Rippenresektion r. hinten	Sepsis
Einbohrung der Knochensplitter in d. l. Unt. L., Pyopneumothorax mit Kompr.-Atelektase, Gangrän d. Verletzungsstellen	Sepsis mit Parenchymdegeneration u. sept. Milzschwellung, marantische Thrombose d. l. Armvene	Rippenresektion u. Entfernung der Splitter	Sepsis

Kr.-Tage	Sekt.-Nr. Geschoß	Einschuß	Ausschuß	Knochenfraktur
28	466 Inf. St	r. neben dem 9. Br.-Wirbel	—	9. Br.-W.-Bogen und 9. Rippe am Einschuß, 6. Rippe nach Du d. Thorax
?	776 Gran. St	l. Schulter 4 cm lang zerfetzt	—	Zertrümm. des l. Humeruskopfes, Fraktur der 3.—7. Rippe links

verletzungen durch Frakturstücke.

Pleura und Lunge	Sonstiger Befund	Eingriffe	Tod durch
Du der r. Pleura mit Narbe in der Lunge durch kl. Knochensplitter, Bronchopneum. u. eitr. Bronchitis bds., konfluier. u. gangrän. Bronchopn. l. Unt. L.	Kompression des Rückenmarks mit kl. Erweichung, chron. sept. Milzschwell., Parenchymdegen., Cystitis, Pyelonephritis, Dekubitus	—	Sepsis
Aufreißung der l. Pleura mit Anspießung der Lunge durch Knochensplitter, mächtiger Hämothorax m. vollst. Kompression der l. Lunge, Geschoßboden (5,5 cm) in der l. Pleurahöhle	Axillargefäße unverletzt, schwere Anämie der inn. Organe	—	Verblutung

4b. Oberflächliche Lungenverletzungen

Kr.-Tage	Sekt.-Nr. Geschoß	Einschuß	Ausschuß	Knochenfraktur
$\frac{1}{2}$	125 Inf. St	Außenfläche l. Oberarm dicht unter Humeruskopf	—	4. und 5. Rippe l. Axillarlinie
$\frac{1}{2}$	949 Inf. Du	l. hintere Axillarlinie in Höhe d. 9. Rippe	vordere Axillarlinie am l. Rippenbogen	
1	(197) Gran. St	r. Scapularlinie, Höhe der 9. Rippe	—	Köpfchen der 10. Rippe
1	(225) Gran. St	r. Scapularlinie über der 10. Rippe	—	—
1	(235) Schrapn. St	r. Axillarlinie über 4. Rippe	—	7. und 8. Rippe r. (Einschuß)
1	209 ?-Du	oberhalb der Mitte der l. Clavicula	l. Scapularlinie, Höhe der 4. bis 5. Rippe	Zertrümm. der 4. und 5. Rippe am Ausschuß
1	215 Schrapn. St	l. Axillarlinie, Höhe der 5. Rippe	—	Querfortsatz des l. 1. L.W.
1	461 Inf. Du	Mitte der l. Clavicula	über der l. Scapula	Splitterung der Clavicula, der Scapula und 2.—5. Rippe

durch Tangentialschüsse.

Pleura und Lunge	Sonstiger Befund	Eingriffe	Tod durch
Ta des l. Ob. L. mit Zerfetzung durch Knochensplitter und Eröffnung großer Lungengefäße, Blähung der r. Lunge, alte Pleuraverwachs. l. u. r.	Geschoß steckt l. d. Wirbelsäule unter d. Haut, allg. Anämie	—	Verblutung
Du der l. Pleurahöhle mit Ta des l. Unt. L., Hämopneumothorax l., Atelektasen l. u. Blutaspiration in der r. Lunge	Zwerchfell-Du, Zertrümm. von Milz u. l. Niere, Hämoperitoneum, schwere allg. Anämie, Endocardblutungen	Resektion der 8.u.9.Rippe, Vernähung der Lungenwunde, Exstirpation d. Milz und l. Niere	Verblutung
Du der r. Pleurahöhle, Ta des r. Unt. L. mit groß. hämorrh. Infarkt. u. Hämothorax r. ($1^1/_2$ L.)	Zwerchfell-Du, Du der r. Niere, St der Leber, allg. Anämie	Probelaparotomie wegen Peritonitisverdacht	Verblutung
Du der r. Pleura, Ta des r. Unt. L.	Zwerchfell-Du, Ta d. Leber, Zerreißung der r. Niere m. groß. Retroperitonealhämatom, Splitter i. Becken, schwere Anämie	Entleerung d. Hämothorax, Laparotomie und Tamponade der Nierenwunde	Verblutung
Du der r. Pleura, Ta des r. Unt. L., Hämothorax r. (3 L.)	Zwerchfell-Du, Kontusionsriß der Leber u. r. Niere, schwere Anämie	—	Verblutung
Ta am l. Ob.- und Unt. L., Hämopneumothorax	keine Verletz. der großen Gefäße. Anämie aller Organe	—	Verblutung
Ta des l. Unt. L., Hämothorax l. ($^1/_2$ L.), Kompressionsatelektase des l. Unt. L., Lungenödem	Du des Zwerchfells, der Milz, der Niere, Kugel steckt hinter dem frakt. Lendenwirbel. Anämie aller Organe	Laparotomie, Exstirpation d. Milz	Verblutung
Aufreißung des l. Ob. L. durch Ta, die Rippensplitter ragen in die Pleurahöhle, Fibrinauflagerung in der Umgebung der Lungenwunde. Hämothorax ($1^1/_2$ L.), Blutaspirationen r.	Anämie der inneren Organe	—	Verblutung

Kr.-Tage	Sekt.-Nr. Geschoß	Einschuß	Ausschuß	Knochenfraktur
1	673 Schrapn. Du	hinterer Rand der r. Achselhöhle	r. am Rücken innen vom unteren Ang. scapulae	—
1	865 Gran. Du	l. Axillarlinie, Höhe der 6. Rippe	r. Rippenbogen in der Nierengegend	Splitterung der 6. Rippe am Einschuß
2	(207) Gran. St	Knorpelteil der 5. Rippe r.	—	Du durch Knorpel der 5. Rippe r.
2	(337) Inf. Du	Rücken r. der Wirbelsäule, Höhe des 1. Br. W.	Mamillarlinie l., Höhe der 1. Rippe	Du durch 1. Brustw. am Einschuß, Splitterung der 1. Rippe am Ausschuß
2	695 Schrapn. Du	vordere Axillarlinie zwischen 7. und 8. Rippe	Scapularlinie l. zwischen 9. und 10. Rippe	—
3	711 multiple Gran. St	hintere Axillarlinie, Höhe der 4. Rippe	—	3. und 4. r. Rippe am Einschuß
4	(160) Gran. St	r. Axillarlinie, 5. I. C. R.	—	—

durch Tangentialschüsse.

Pleura und Lunge	Sonstiger Befund	Eingriffe	Tod durch
tangentiale Aufreißung des r. Unt. L., subpleurale Blutbeule am Mittel-L., Hypostase und Ödem, wenig Blut und trübes Exsudat in der r. Pleura	—	—	Verblutung
Du des l. Kompl.-Raumes mit Anriß des Lungenrandes. Hämothorax mit Kompressionsatelektase l., fibrinöse Pleuritis l. und Lungenödem, Ödem und Hypostase der r. Lunge	Zwerchfell-Du und Du von Milz und Colon, Ta des r. Leberrandes. Retroperiton. Phlegmone am Ausschuß. Hämoperitoneum und beginn. diffuse, fibrinöse Peritonitis. Trübe Schwellung des Herzmuskels	Colonnaht m. Vorlagerung	Peritonitis?
Ta des r. Unt. L., Hämothorax und alte fibröse Pleuraverwachsungen r.	St des Herzens in den r. Ventrikel, Splitter steckt in der Pulmonalis. Hämopericard. mit Herztamponade	—	Herztamponade
Du durch die l. Pleurahöhle mit Ta der l. Lungenspitze. Hämothorax l. (etwa $1^{1}/_{2}$ L.) mit Kompr.-Atelektase des l. Unt. L.	vollst. Durchtrennung des Rückenmarks mit extra- und subduralem Hämatom. Mediastinalverdrängung nach r., Anämie	—	Rückenmarksverletzung
Ta des l. Unt. L. Infizierter Pneumothorax m. Kompr. der l. Lunge. Fissale Lungenstauung ohne Ödeme	Zwerchfell-Du mit Prolaps von Netz und Milz in der Pleura, Ta der Milz und Du des Colons. Pseudomembranöse Colitis a. d. Verletzung. Multiple Milzinfarkte, beginn. diffuse Peritonitis	—	Peritonitis, Pleuritis
Ta des r. Ob. L. mit Kontusionsinfarzierung, mächtiger Hämothorax ($1^{1}/_{2}$ L.) mit Kompr. der r. Lunge. Ödem des l. Ob. L., Bronchopneumonie im l. Unt. L., Stauung in den Lungen	Splitter steckt nach Pleura-Du im Thorax. 2. St in d. Thoraxmusk. m. Kont.-Riß der l. Niere. Anämie der Leber und Nieren	—	Verblutung, Bronchopneumonie
Ta des r. Ob. L., Splitter steckt in der Lingula, Hämothorax ($1^{1}/_{2}$ L.). Mäßige Stauung d. Lunge	abgelaufene Endocarditis d. Aortenklappen und Mitralis. Hypertrophie der beiden Ventrikel. Geringe Stauungsorgane im Abdomen	—	Verblutung b. Herzfehler

Noch: **4b. Oberflächliche Lungenverletzungen**

Kr.-Tage	Sekt.-Nr. Geschoß	Einschuß	Ausschuß	Knochenfraktur
4	701 Inf. Du	Höhe der 7. Rippe l. der Wirbelsäule	hintere Axillarlinie, Höhe der 6. Rippe	ausgedehnte Splitterung der 6. Rippe am Ausschuß
5	666 Schrapn. St	Rücken l. 3. Rippe	—	Zertrümm. des Sternums am Ausschuß
5	672 Inf. Du	Innenwand der r. Scapula	r. Supraclaviculargrube	2.—5. Rippe am Einschuß
11	34 ? Du	l. neben dem 12. Br.-Wirbel	hintere Axillarlinie l.	Splitterung der 11. Rippe am Einschuß, der 10. Rippe am Ausschuß
11	1106 Inf. Du	l. Oberarm, l. Axillarlinie, 5. Rippe	l. Scapularlinie unter dem Scapulawinkel	7.—10. Rippe am Einschuß
13	899 Schrapn. Du	l. am Ansatz des M. sternocleidom.	r. oberhalb der Scapula	Furchung des 2. Br.-Wirbels, Fraktur der 2. Rippe r.
14	218 Gran. St	r. Scapularlinie, 11. Rippe	—	—

durch Tangentialschüsse.

Pleura und Lunge	Sonstiger Befund	Eingriff	Tod durch
Ta des l. Unt. L. mit Zertrümmerung durch eingesprengte Knochensplitter, Hämothorax l., beginnendes Empyem und fibrinöse Pleuritis l., Obliteration d. r. Pleura, Bronchopneumonie bds.	2. Schuß durch l. Lendengegend mit Zertrümmerung der Beckenschaufel ohne Verletz. des Peritoneums	—	Empyem und Bronchopneumonie
Ta der l. Spitze, Hämoserothorax mit völliger Kompr. der l. Lunge. Hypostase des r. Unt. L.	Verdrängung des Mediastinums nach r., Du und Hämatom des vorderen Mediastinums	Exzision der Kugel aus d. zertrümm. Sternum	Mediast.-Verdrängung
tangentiale Aufreißung des r. Ob. L., Hämopneumothorax mit fibr. eitr. Pleuritis und Kompr. des r. Unt. L. Vikariier. Emphysem r. Mitt. und Ob.L. mit eitriger Bronchitis. Bronchopneumonie der l. Lunge mit Ödem und Hypostase	Schuß geht zwischen Carotis und Subclavia hindurch ohne Verl., Sepsis mit Milzschwellung und Trübung des Herzfleisches und der Parenchyme	—	Sepsis
Ta des l. Unt. L. Offener Pneumothorax l., kruppöse Pneumonie in beiden Unt. L. (mit grauer Hepatis.), fibrin. Pleuritis bds. (rechts? eitrig)	fibrinöse Pericarditis, geringe infektiöse Milzschwellung	Erweiterung d. Ausschußwunde	Pneumonie
Ta des l. Unt. L., alte Verwachsungen beider Pleuren mit abgesacktem Hämothorax und multiplen abgesackten Empyemen l. und Prolaps von Magen, Netz und Milz in die l. Pleura, eitrige Bronchitis und Bronchopneum. l.	Zwerchfell-Du und Ta des ob. Milzpols.-Bindegew., Abschluß der prolabierten Organe gegen die Bauchhöhle, Hämoperitoneum, Milzschwellung u. Sepsis, Pericarditis	—	Sepsis
Ta der r. Spitze, infiz. Hämothorax r. mit vollst. Kompress. der r. Lunge, Obliteration der l. Pleura, Bronchopneumonie l.	Durchwanderung der Eiterung durchs Zwerchfell, lokale Peritonitis über der Leber und abgekapselter Abszeß zwischen Leber und Colon, Milzschwell. und Parenchymdegen.	Laparotomie	Sepsis, Bronchopneumonie?
Ta des r. Unt. L. (Unterrand), Empyem mit totaler Kompr. r., fibr. Pleuritis r.	Zwerchfell-Du und Du der Leber, subphren. Abszeß, darin der Splitter, Parenchymdegen.	—	Sepsis

Noch: **4 b. Oberflächliche Lungenverletzungen**

Kr.-Tage	Sekt.-Nr. Geschoß	Einschuß	Ausschuß	Knochenfraktur
32	159 Inf. Du	Rücken, links	?	—
34	21 Gran. St	r.Mamillarlinie unter der 4. Rippe	—	—
35	350 Schrapn. St	vernarbt, l. Scapularlinie zwischen 10. und 11. Rippe	—	12.Br.-Wirbel (Querforts.), 8. Rippe nach Thorax-Du
35	373 Schrapn. St	vernarbend über der r. Scapula	—	Scapular-Du r. mit der 4., 5. Rippe r. durch Kallus verbunden, Splitterung des 4. u. 5. Br.-Wirbels
50	(64) Inf. St	neben l. lateralen Scapularrand	—	5.—9. Rippe am Einschuß

durch Tangentialschüsse.

Pleura und Lunge	Sonstiger Befund	Eingriff	Tod durch
vernarbter Ta des l. Unt. L., abgesacktes Empyem und Pleuraadhäsionen l., Lungenödem und Hypostase	Femurfraktur r. durch 2. Inf. Du, Phlegmone und Kniegelenksempyem, sept. Milztumor, hämorrh. Nephritis, Parenchymdegen.	Rippenresektion	Sepsis
Ta des r. Unt. L., altes Empyem der r. Pleura. mult. oberfl. Abszesse d. Lunge, Ödem und Bronchopneumonie l., beginn. fibr. Pleuritis l. unt.	Zwerchfell-Du und St der Leber in kl. Abszeß, Milztumor, metastatische Abszeße, Gastroenteritis	Empyemoperation durch Rippenresektion	Sepsis
vernarbende Ta beider Unterlappen, bds. frische pleurit. Adhäsionen, r. Reste eines Pleurahämatoms	Du des Sakralmarks mit Konuserweich., schwerste perfor. Cystitis mit jauch. Beckenabszessen, Pyelonephritis und jauchiger Peritonitis, Sepsis	Exzision der Kugel	Sepsis
Ta des r. Unt. L. mit Verwachsungen der Pleura und Hämatomresten r., Blähung der l. Lunge	St des Wirbelkanals mit Knochensplitterung und Querzerstörung des R. M. mit schwerster perfor. Cystitis, Beckenabszessen, diff. Peritonitis, jauchiger Oberschenkelschußfraktur und jauchigem Knieempyem	—	Sepsis
Ta des l. Unt. L., abgekaps. Pyopneumothorax l. mit Kompr., schwiel. Verödung im l. Unt. L. (alte Pneumonie), frische hypostatische Pneumonie u. fibr. Pleuritis r. unten	Geschoß steckt neben der Wirbelsäule, abgelaufene Pericarditis und Myocarditis, Parenchymdegeneration, Milztumor	Dränage des Empyems	Sepsis

4c. Oberflächliche Lungenver-

Kr.-Tage	Sekt.-Nr. Geschoß	Einschuß	Ausschuß	Knochenfraktur
1	(6) ? St	?	—	—
1	(195) Gran. St	über r. Scapula	—	3.—6. Rippe beim Einschuß
1	(284) Gran. St	l. Lendengegend	—	Cristaci liaca durch 2. Splitter
1	12 multiple Gran. St	multiple St an Rumpf, Kopf und Extremitäten		—
1	244 multiple Zünder St	3. I. C. R. Brustseite	—	Frakturen der Orbitalknochen
1	898 Gran. St	hintere Axillarlinie l. in Höhe der 11. Rippe operativ erweitert	—	11. Rippe?
1	1046 multiple Handgr. St	multiple Stecksch.		—
2	(276) Schrapn. St	markstückgroß, Höhe der 4. Rippe	—	4. Rippe am Einschuß stark gesplittert
2	110 multipe Minen-St	r. vorne zwischen 1. und 2. Rippe	—	—
2	222 doppelter Minen-St	a) zwischen 3. und 4. Rippe, b) Bauch, r. Seite	—	—

letzungen durch Steckschüsse.

Pleura und Lunge	Sonstiger Befund	Eingriffe	Tod durch
St der Lunge mit Hämopyothorax	—	—	Verblutung?
Zerreißung des r. Ob. L., faustgroßes Loch, alte Pleuraverwachsungen r., Hypostase der r. Lunge	sehr starkes Mediastinalemphysem u. Emphysem der ganzen Haut	—	Verblutung, Mediastinalemphysem
St des l. Unt. L., großer Hämothorax, Lungenödem	Du der Milz, Zwerchfell-Du, Hämoperiton., allg. Anämie	—	Verblutung
2 geringfügige Verletz. d. r. Lunge mit häm. Infarkten a. d. Verletz.-Stellen, Hämothorax bds.	schwere Degeneration des Herzmuskels, Gasbildung in allen Weichteilen und inn. Organen	—	Gasphlegmone
St im Vorderrand des r. Unt. L., geringes Lungenödem	schwere Schädelverletzungen mit Gehirnblutungen, St in Armen u. Beinen, hochgrad. Anämie	Amputation der r. Hand	Verblutung
Zerfetzung d. l. Unt. L., in dem der Splitter steckt, Hämothorax l. ($^1/_2$ Liter)	großes Zwerchfelloch, Zertrümm. der Milz, Hämoperitoneum u. starke Anämie	Resektion der 11. Rippe am Einschuß. Milzexstirp. u. Vernähung von Zwerchfell und Lunge	Verblutung
multiple St der l. Lunge, Hämothorax l., beginn. Pleuritis l. und Lungenödem	St im Gesicht, Schulter und Rücken, Milz, l. Niere u. Dünndarm, Peritonitis u. Parenchymdegeneration	—	Peritonitis
2 Schrapnellsplitter u. mehrere Knochensplitter im r. Unt. L., Hämopneumothorax r., fibrinöse Pleuritis r., Stauung, Ödem u. Splenisation d. l. Lunge	Herzdilatation	—	Verblutung?
St des r. Ob. L. durch kleinsten Minensplitter, Hämothorax r. mit Kompr.-Atelektase des r. Unt. L., Lungenödem u. Hypostase	Hämatom im r. M. temporalis u. Rindenblutungen in d. r. mittleren Stirnwindung, Anämie aller Organe	—	Verblutung
St im l. Unt. L., bronchopneumon. Herde in allen Lappen r. unt. konfluierend. alte Pleuraverwachs. bds.	durch 2. Splitter, Du des Dünndarms an mehreren Stellen, fibrinöse lokale Peritonitis, trübe Schwellung des Herzmuskels, Milzhyperplasie	Laparotomie, Entfern. d. Splitters, Resektion von Dünndarm und Darmnähte	Bronchopneumonie

Kr.-Tage	Sekt.-Nr. Geschoß	Einschuß	Ausschuß	Knochenfraktur
2	293 Gran. St	Rücken r. neben 4. Br.-Wirbel	—	Ta des 5. Br.-Wirbels
2	294 multiple Minen-St	Rücken zwischen 7. und 8. Rippe, Scapularlinie	—	Splitterbruch der Scapula und des Kreuzbeins
3	505 multiple Gran. St	l. Paravertebrallinie, Höhe der 9. Rippe	—	r. Humerus
3	724 Gran. St	Operationswunde über der r. Scapula	—	—
7	(61) Gran. St	r. vom Sternum, 2. bis 3. Rippe	—	?
11	(139) Gran. St	l. vordere Axillarlinie, 3. I. C. R.	—	—
11	(351) Gran. St	l. Brusthälfte	—	—
15	(164) Gran. Kont. u. St	l. Scapularlinie über d. 5. Rippe	—	5. Rippe l. am Einschuß, 5. und 6. Proc. spin. und 5. und 6. Rippe in der r. Pleurahöhle

verletzungen durch Steckschüsse.

Pleura und Lunge	Sonstiger Befund	Eingriffe	Tod durch
St des r. Unt. L., Splitter steckt im Hauptarterienast, mächtiger Hämothorax r. mit Kompr.-Atelektase der r. Lunge, Hypostase u. Ödem l., Bronchitis katarrhalis	lymphatische Hyperplasie der Milz, akute Stauung in den inneren Organen	—	Verblutung
St des r. Unt. L., Hämothorax r. mit Kompression des r. Unt. Lappens	2. Einschuß über d. Kreuzbein mit Du des Rektums u. Ileums, Splitter vermutlich im retroperitonealen Gewebe, diff. akute Peritonitis	—	Peritonitis
St des l. Unt. L., Hämothorax l. u. Lungenödem	St am r. Arm, r. Bein und Rücken, schwere Anämie der inn. Organe	Amputation des r. Arms u. r. Unterschenkels	Verblutung
St des r. Ob. L. (stark zerfetzt), Pyopneumothorax mit ausgedehnter Kompr. der r. Lunge	akute Stauung mit Herzmuskelblutungen	Lunge, Brustwandnaht	Pyopneumothorax
St im medialsten Teil der r. Lunge, parallel zum Mediastinum, Hämothorax? Lungenödem und Bronchopneumonie, bes. im l. Unt. L.	Aneurysma der Art. mamaria interna (partiell organisiert), schwere Anämie	partielle Resektion d. 2. u. 3. Rippe am Einschuß	Verblutung
Splitter steckt in einem eigroß. fetzigen Loch des l. Ob. L., Hämopneumothorax l. mit totaler Atelektase l. und vikar. Emphysem r., fibr. Pleuritis r.?	Pericarditis u. Verdrängung des Herzens nach r.	—	Mediastinalverdrängung
Splitter steckt subpleural im l. Unt. L., vikar. Emphysem der r. Lunge, Bronchienverstopfung d. Blut aus einer arrod. Lungenarterie, exsud. Pleuritis mit Pneumothorax u. Kompress. links	—	—	Erstickung u. Verblutung
Zerreiß. des l. Unt. L. durch Knochenspl., St des r. Unt. L., Hämopneumothorax l., Hämothorax r., frische fibrinöse Pneumonie im l. Oberlappen	Kontusion der r. Kopfseite mit Schädelinfraktion, subduralem Hämatom u. ausgedehnter Rindenerweichung	—	Gehirnverletzung

Noch: 4c. Oberflächliche Lungen-

Kr.-Tage	Sekt.-Nr. Geschoß	Einschuß	Ausschuß	Knochenfraktur
16	(282) Gran. St	Rücken r. über dem Unterlappen der Lunge	—	—
17	(5) Gran. St	l. in Höhe der Spina scapulae	—	3. Rippe am Einschuß
33	(281) Gran. St	hintere Lebergegend r.	—	—
?	? 528 St	r. Brustseite, Axillarlinie	—	8. Rippe r. am Einschuß

4d. Perforierende Lungenver-

Kr.-Tage	Sekt.-Nr. Geschoß	Einschuß	Ausschuß	Knochenfraktur
½	120 Messer ?	l. Halsseite	—	—

verletzungen durch Steckschüsse.

Pleura und Lunge	Sonstiger Befund	Eingriffe	Tod durch
St des r. Unt. L. mit Ventil-Spannungspneumothorax r., jauchigem hämorrh. Exsudat u. vollst. Kompr. der r. Lunge, Ödem und Hypostase der l. Lunge	Verdrängung des Zwerchfells und der Leber nach unten, des Mediastinums nach l., geringe fibr. Pericarditis, Herzmuskeldegeneration, Stauungsorgane	—	Sepsis u. Mediastinalverdrängung
St des l. Ob. L. m. großem Gangränherd, darin das schwere Geschoß, Pyopneumothorax l. mit starker Kompr. der Lunge, Ödem u. Hypostase der r. Lunge, Knochensplitter i. Schußkanal der Lunge	Verdrängung von Herz, Magen und Milz, Parenchymdegen., Milztumor, Fett- und Stauungsleber	—	Sepsis
St des r. Mitt. L., vernarbter Schußkanal, Splitter dahinter in kleiner Höhle, Pyothorax r. mit Kompr., Ödem u. Hypostase der l. Lunge	Zwerchfell-Du und Du der Leber mit Abszeß der Leber, Nierenverfett., zahlreiche Verwachsungen i. Abd., Mediastinitis und häm. Pericarditis	Laparotomie und Rippenresektion m. Dränage d. r. Pleura	Sepsis
St des r. Unt. L., Hämothorax r.	multiple Verletzungen mit Abriß der r. Hand, Fraktur des r. Unterarms und d. l. Unterschenkels, Anämie d. Org.	—	Verblutung

letzungen durch Stich usw.

Pleura und Lunge	Sonstiger Befund	Eingriffe	Tod durch
Stich in die l. Lungenspitze, Verblutung in die l. Pleura	Verletz. der Ven. anonyma u. d. Ven. subclav., allg. Blutleere, Meningenblutung	—	Verblutung

5a. Perforierende Lungenverletzungen

Kr.-Tage	Sekt.-Nr. Geschoß	Einschuß	Ausschuß	Knochenfraktur
$^1/_2$	(75) Inf. St	neben der l. Mamille	—	4. Rippe l. (Einschuß)
$^1/_2$	68 Rev. Du	Querschuß durch den oberen Teil des Brustkorbes von l. nach r.		4. Rippe r. (Ausschuß)
$^1/_2$	124 Inf. Du	8. I. C. R. l. vordere Axillarlinie	Rücken r. neben Wirbelsäule	11. Rippe l. (Ausschuß), Dornforts. des 11. Br.-Wirbels
$^1/_2$	170 Inf. Du	Höhe der 5. Rippe l. Axillarlinie	r. Rippenbogen	—
$^1/_2$	905 Inf. St	Scapularlinie l. in Höhe der 11. Rippe	—	Splitterung der 11. Rippe l.
1	(62) Inf. St	l. vordere Axillarlinie, Höhe der 4. Rippe	—	—
1	(196) multiple Inf. Du u. St	l. Axillarlinie, Höhe der 2. Rippe	l. Scapularlinie über der 9. Rippe	2.—5. Rippe l. beim Einschuß
1	(369) Inf. Du	r. der Wirbelsäule, Höhe des 7. Br.-Wirbels	vordere Axillarlinie. an der 7. Rippe	—
1	119 Inf. Du	hintere Axillarlinie r., Höhe 6. Rippe	vordere Axillarlinie l. im 9. I. C. R. Geschoß hier entfernt	—
2	(97) Rev. St	l. Mamillarlinie im 5. I. C. R.	—	Fraktur der 4. Rippe und des 4. Wirbelkörpers nach Du durch den Thorax
2	749 Inf. Du	l. am Hals oberhalb der Clavicula	l. neben der Wirbelsäule, Höhe des 4. Br.-Wirbels	Ta der l. Clavicula. Splitterung des 4. Br.-Wirbels nach Pleura-Du

durch Infanterieschüsse.

Pleura und Lunge	Sonstiger Befund	Eingriffe	Tod durch
Du des l. Ob. L., St im l. Unt. L., Hämothorax l.	allg. Anämie, alte fibröse Tbc. des r. Ob. L.	—	Verblutung
Du der beiden Lungen, mäßige Blutung in beide Pleuren	Verl. der l. Art. subclav., der Aorta u. der Trachea, allg. Anämie	—	Verblutung
Du des l. Unt. L./	allg. Anämie	—	Verblutung
Du des l. Ob. L., Hämothorax l. (1¼ Liter) /	Zwerchfell-Du, Du der Leber mit Zertrümm. (zweifaustgroßer Leberausschuß), Hämoperitoneum, schwere Anämie	Laparotomie mit teilw. Netzresektion u. Tamponade	Verblutung
Du d. Randes d. l. Unt. L., Hämothorax l.	doppelter Du des Zwerchfells, Milz-Du, Du der Herzspitze, Gesch. steckt unter d. Sternum	—	Herzverletz. und Verblutung
Du durch Basis d. l. Unt. L., Mageninhalt, Pneumothorax in l. Pleurahöhle, Kompression d. l. Lunge, Verdrängung des Herzens nach rechts	Du von Zwerchfell u. Milz, St des Magens, Netzprolaps in l. Pleurah., Pneumoperitoneum u. Blutung in Bauchhöhle m. beginn. Peritonitis	—	Verblutung
Du des l. Ob. L., Hämothorax l.	2. Schuß durch l. Oberarm, 3. Steckschuß i. r. Glutäus, allg. Anämie	—	Verblutung
Du des r. Unt. L., groß. Hämothorax r. (2 Liter), Kompress.-Atelekt. d. r. Lunge	Zwerchfell-Du, Du d. Leber u. Milz, Hämoperitoneum, allg. Anämie	—	Verblutung
Du des r. Unt. und Mitt. L., Hämopneumothorax r. m. Kompression der Lunge	Zwerchfell-Du, Du d. Leber u. d. Magens, beginnende Peritonitis, Anämie	Inzision	Verblutung
Du des Unt. und Ob. L., Hämothorax l. (³⁄₄ Liter), Pneumothorax l. mit Kompr.-Atelekt. pneumon. Infiltration b. Einschuß	Ta des Herzbeutels, starke fibrinöse Auflagerungen a. d. Wundrändern, Mediastinum, Pericard u. Lunge, Anämie	Resektion der 5. Rippe (Einschuß),Lungennaht Pleuradränage durch 2. Resektion.	Verblutung
Du durch die Spitze des l. Ob. L., Hämothorax l. (1 Liter) mit Kompr. des l. Unt. L., Lungenödem und Hypostase, beginn. Bronchopneum. r. unten	Anriß d. l. A. Subclavia, Knochensplitter i. Wirbelkanal,vollst. Querschnittserweichung des Rückenmarks, akute Stauung u. lymph. Milzhyperplasie	—	Atemlähmung

Kr.-Tage	Sekt.-Nr. Geschoß	Einschuß	Ausschuß	Knochenfraktur
2	1064 Inf. Du	r. vom Sternum im 1. I. C. R.	r. Achsel dicht am Oberarm	Splitterung der 4. Rippe r. am Ausschuß
3	(322) Inf. Du	r. Mamillarlinie, 4. Rippe	9. Rippe hintere Axillarlinie	4. und 5. Rippe am Einschuß, 8. und 9. Rippe am Ausschuß
4	795 Inf. Du	oberhalb der Clavicula r. nahe der Mittellinie	l. Axillarlinie unter der Achsel	Absplitterung der 1. Rippe am Einschuß, 3. und 4. Rippe am Ausschuß
7	(237) Inf. St	über dem 5. Brustwirbel	—	Proc. spin., Bogen u. Körper des 5. Brustwirbels
10	839 Inf. Du	l. Oberarm, l. Axillarlinie unter der 6. Rippe	dicht neben Wirbelsäule, 8. Rippe	6. Rippe am Einschuß
10	975 Inf. Du	r. Oberarm und Achselhöhle	—	7. Rippe am Einschuß, 11. Rippe u. 11. W.-Bogen nach Thorax-Du
12	1041 Inf. Du	l. Brust, 4 cm innerhalb der Mamilla	l. Scapularwinkel	—

durch Infanterieschüsse.

Pleura und Lunge	Sonstiger Befund	Eingriffe	Tod durch
Du des r. Ob. L., Hämopneumothorax r., fibrinöse Pleuritis r., Kompr.-Atelekt. r., Lungenödem und Blutaspiration l.	Abschuß d. r. Art. circumfl. humeri, schwere innere Anämie, alte Verwachsungen an der Milz, Leber, Netz und Peritoneum	Tamponade d. Ausschußwunde	Verblutung
Ta des r. Mitt. L., Du des r. Unt. L. nach Ta der Zwerchfellkuppel, Hämothorax (1 Liter)	Ta der Zwerchfellkuppe mit Ta der Leber, keine Blutung ins Peritoneum, fibr. Verklebung zwischen Leber u. Zwerchfellriß, Anämie	—	Verblutung
Du durch l. Ob. L., Knochensplitter im Wundkanal, Hämopneumothorax u. fibr. Pleuritis l., Bronchopneum. l. u. Ödem	keine Gefäßverl. am Hals, septische Milzschwellung u. trübe Schwellung der Pareynchyme	—	Sepsis
Du des l. Ob. L., das Geschoß liegt innen auf der 7. Rippe in Fibrinmembranen, Hämothorax mit Kompr.	Du der Dura u. der Spina mit Querschnittsdurchtrennung u. Blutung in den Duralsack u. den Wirbelkanal	—	Rückenmarksverletzung
Du des l. Unt. L., darin großer Gangränherd mit Mündung von Arterie und Bronchus, kleiner Empymherd mit alten Verwachsungen und frischen Fibrinauflagerungen, Blutaspiration, akutes Emphysem	trübe Schwellung der Parenchyme und schwere allg. Anämie, mächtiges allg. Hautemphysem	—	Sepsis b. Anämie
Du des r. Unt. L. mit pneumon. Infiltration beim Schußkanal, Obliteration beider Pleurahöhlen mit abgekapseltem Pleurahämatom r.	Kontusion d. Rückenmarks mit röhrenförmigen Blutungen	Laminektomie am 12. Brust- u. 1. Lendenw.	Rückenmarksverletzung
Du des l. Ob. und Unt. L. mit Hämothorax (1½ Liter), Kompress. des l. Unt. L. mit fibr. Pleuritis l.	Thrombose der l. Vena iliaca u. hypogastr. mit Embolus im Stamm der Pulmonalarterie, allg. Anämie u. akute Stauung in den Bauchorganen, Kalkherd in einer Mesenterialdrüse	—	Embolie der Pulm.-Arterie

Kr.-Tage	Sekt.-Nr. Geschoß	Einschuß	Ausschuß	Knochenfraktur
15	(3) Inf. Du	r. Schultergegend, hinten	l. der Wirbelsäule, 3.—4. Br. W.	Dornfortsatz des 3. und 4. Brustwirbels
19	810 Inf. Du	unter der r. Clavicula	markstückgroß hinter der l. Achselfalte	2. Rippe am Einschuß
84	(100) Inf. ? Du	r. vordere Axillarlinie	untere Hälfte des medial. Scap.-Randes	5. und 6. Rippe am Einschuß, Scapula
86	(96) Inf. Du	vernarbt oberhalb der r. Clavicula	offen, unterhalb der r. Spina scapulae	nicht verheilte Fraktur der 2. und 3. Rippe und der Scapula am Ausschuß
?	516 Rev. Du	2 Finger außerhalb r. Mamille	l. vom 12. Brustwirbel	Du des 11. Brustwirbels u. 4. Rippe am Einschuß

durch Infanterieschüsse.

Pleura und Lunge	Sonstiger Befund	Eingriffe	Tod durch
Du des r. Ob. L. (Wirbelsäule), Du des l. Unt. L., abgekaps. Abszeß im r. Ob. L., alte? Adhäsionen r. u. frische fibrin. Pleuritis l., Ödem u. Hypostase der Lungen	schwere Vereiterung des Ausschusses, geringe Milzschwellung, Herzmuskeldegeneration	—	Sepsis
Du des r. Ob. L., Du des hint. Mediastinums, Du d. l. Unt. L., eingedickt Hämothorax r. unten, abgekaps. Empyem l. unten, bds. darüber fibrin. Pleuritis, Bronchopneumonie r.Ob.L.,gangränesz.Pneumonie l. Ob. L., bds. eitr. Bronchitis u. Bronchiolitis	eitrige Perichondritis und Halsphlegmone m.Stimmbandgeschwüren, Struma colloides mit Kompr. der Trachea, chron. septische Milzschwellung, Trübung der Parenchyme	Tracheotomia inferior	Sepsis
Du der r. Lunge kaum mehr aufzufinden, schwielige Pleuritis r. mit kleinen Eiterherden, völlige Atelektase r. Unt. L., Lungenödem	Herzmuskeldegen. Scapularkaries, Marasmus, Milzschwellung	Rippenresektion	Sepsis
geheilter Du des r. Ob. L. mit Schwielen an r.Pleurakuppel u. r. Ob. L.	chron. Phlegmone d. Schußkanals am Ausschuß, Arrosionsaneurysma d. Art. Thorac. longa m. Blutung, allg. Anämie u. anäm. Degeneration	Inzision der Phlegmone u. Unterbindung der A. subclav.	Verblutung
Du des r. Ob. L. Herz-Du und Du des r. Unt. L., Hämopneumothorax r.	2. Schuß durch Hals und Rückenmuskulatur, Du d. r. Vorhofs	Naht des Ein- und Ausschusses	Verblutung

5 b. Perforierende Lungenverletzungen

Kr.-Tage	Sekt.-Nr. Geschoß	Einschuß	Ausschuß	Knochenfraktur
$^1/_2$	347 Schr. St	Hinterrand des Musc. deltoid. r.	—	5. Rippe r.
$^1/_2$	789 Schr. Du	l. Axillarlinie in Höhe des 6. I. C. R., Du des l. Armes	Bauchwand	—
$^1/_2$	1054 Schr. Du und St	dicht bei r. Mamilla	r. Axillarlinie u. Du des Biceps am r. Oberarm	mehrfacher Bruch der 9. Rippe (Ausschuß)
1	705 Schr. St	mittlere Axillarlinie l., Höhe 8. I. C. R., hier Operations-wunde	—	—
1	757 Schr. St	r. vordere Axillar-linie unterhalb der 7. Rippe	—	Splitterung des r. Hnmerus u. Frak-tur der 7. Rippe r. am Einschuß
2	182 Schr. St	r. Schulter zum 2. Brustwirbelbein	—	Du durch r. Scapula, Infraktion der 2. Rippe r., Du des 2. Brustwirbels
4	921 Schr. Du	hintere Axillarlinie, 7. I. C. R.	Paravertebral-linie, l. 9. Rippe	9. Rippe am Aus-schuß
5	339 multiple Schr. St	r. Parasternallinie über der 1. Rippe	—	1. Rippe am Ein-schuß

durch Schrapnellschüsse.

Pleura und Lunge	Sonstiger Befund	Eingriffe	Tod durch
Du des r. Unt. L., Du des l. Unt. L., groß. Hämothor. r., klein. Hämothor. l., alte Tbc.-Narbe im l. Ob. L., alte Pleuraverwachs. r.	Du des Mediast. u. d. Aorta, Kugel steckt in d. l. Axillarlinie unter d. Haut, Hämatom d. hinteren Mediastin., schwere Anämie	—	Verblutung
Du des Randes des l. Unt. L., Hämothorax, l. (etwa $^1/_2$ Liter), Obliteration der r. Pleurahöhle	Zwerchfell-Du, Netzprolaps in l. Pleurah., Du der Milz u. d. Dünndarms, diffuse fibrinöse Peritonitis	Naht des verletzt. Dünndarms	Verblutung, Peritonitis ?
Du u. riesige Rißwunde des r. Unt. L., Abriß v. Ästen der Art. pulm., Blähung der r. Lunge, alte Spitzennarbe r.	2. Splitter steckt am Pankreasschwanz, Einschuß davon in d. l. Lendengegend, Hämoperitoneum, allg. Anämie	Thorakotomie m. Lungentamponade u. Annähung der Lunge an d. Brustwand	Verblutung
Du durch d. Rand des l. Unt. L., Hämothorax r. mit ausgedehnter Kompression der l. Lunge, Lungenödem	Zwerchfell-Du, Du von Magen, Milz u. Pankreas, Geschoß im retroperitoneal. Gewebe, Herzmuskeldegeneration, lokal. Peritonitis	Laparotomie am Einschuß, Naht d. Zwerchfellwunde	Verblutung, Sepsis
Du des r. Unt. L. u. Du des l. Ob. L., Kugel in der l. Pleurahöhle, Hämothorax r. und l., Obliteration der r. Pleura u. alte Spitzen-Tbc.	Herz-Du ohne Ventrikeleröffnung, Hämopericard, starke Anämie, Hautemphysem am ganzen Körper	Punktion der r. Pleura im Bereich der Verwachsungen	Verblutung, Herztod ?
Kont. des r. Ob. L. u. Hämatom über d. l. Pleurakuppe, Du des l. Ob. L., Hämothorax r. und l., Kompr. Atelektase l. Unt. Lappens	Vorwölbung der Knochensplitter in den Rückenmarkskanal mit totaler Querschnittserweichung, keine Verletz. des Duralsackes, hochgradige Stauung in allen Organen, Kugel steckt in d. l. Axillarlinie im 2. I. C. R. unter der Haut	—	Erstickung
Du des l. Unt. L. mit Hämothorax u. Kompressionsatelektase l.	Bauch-St durch 2. Schuß mit Dünndarmverletz. u. Peritonitis mit Sepsis	Laparotomie m. Entf. d. Kugel im Abdomen	Peritonitis u. Sepsis
Du des r. Ob. L. mit großem Hämothorax r. (2 Liter)	St des l. Vorhofs durch Ven. cav. sup. u. Vorhofsscheidewand, Embolie der Kugel in d. Art. iliaca mit Thrombose u. schwerer allg. Anämie, Weichteilverl. am Arm u. Gesicht	—	Verblutung

Kr.-Tage	Sekt.-Nr. Geschoß	Einschuß	Ausschuß	Knochenfraktur
5	864 Schr. St	Du r. Oberarm, dann Axillarlinie, 5. I. C. R.	—	5. Rippe am Einschuß
6	226 Schr. St	l. Axilla	—	—
8	(198) Schr. Du	l. Oberarm und Axillarlinie, 7. Rippe	r. Scapularlinie im 9. I. C. R.	Du des 9. Brustwirbelkörpers
8	340 Schr. St	Rücken, 8. Brustwirbel	—	4. Rippe, l. Axillarlinie am Ausschuß
10	720 Schr. St	l. der Wirbelsäule, 1. Brustwirbel	—	Dorn und Bogen des 1. Brustwirbels, Splitterung des 2. Brustwirbelkörpers
11	553 Schr. St	r. Halsseite	—	Du des 3. u. 4. Brustwirbelkörpers von r. oben nach l. unten
11	637 Schr. Du und St	über der l. Clavicula	—	Splitterungen am 3. Brustwirbel, Fraktur der l. Clavicula am Einschuß

durch Schrapnellschüsse.

Pleura und Lunge	Sonstiger Befund	Eingriffe	Tod durch
Du des r. Unt. L., galliger, infizierter Hämothorax r. mit Kompr. des Unt. L.	Zwerchfell-Du mit Du der Leber und St der r. Niere, Hämoperitoneum, Sepsis, hämolyt. Ikterus mit Petechien der Pleura, des Pericards und Endocards	Flankenschnitt r. m. Kugelentfernung	Sepsis
Du des l. Unt. L., Lungengangrän in der Umgebung des Schußkanals u. infiz. Hämothorax mit Pleuraadhäsionen l., Bronchopneumonie im l. Ob. L. u. r. Unt. L.	St des Ösophagus dicht über der Cardia, Abgang der Kugel durch Magendarm? Sepsis mit trüber Schwellung der Parenchyme, Stauungsfettleber. 2. Schuß in d. Pharynx	Entfernung d. 2. Kugel durch Inzision am Kinn	Sepsis
Du des l. Unt. L., Brustwirbel-Du und Du der r. Pleura, Hämopneumothorax l., Bronchopneumonie und fibr. Pleuritis r.	mäßige Anämie und Degeneration des Herzfleisches	—	Sepsis
Du des l. Unt. L. mit Eröffn. eines Hauptbronchus. Hämopneumothorax	Kugel steckt unter der Haut, Hautemphysem des Rückens, Cystitis, Peritonitis und Degeneration der Parenchyme. Wirbelsäulen-Du mit vollst. Querschnittserweich. ohne Verletz. der Dura, Pyelitis	—	Sepsis
Du des r. Ob. L., Pleuraspangen, infiz. Hämothorax und fibr. Pleuritis r., Bronchopneumonie und Empyem l., eitrige Bronchitis und Bronchiolitis	Duraverletz. und blutige Querschnittserweichung mit allgemeiner Sepsis u. akuter Stauung der inn. Organe	—	Sepsis
Du der r. Lungenspitze (2 cm lang), verklebt, Empyem r. mit Atelektase, Verklebungen und frischer Blutung, Du des l. Unt. L. und Hämothorax mit fibr. Pleuritis l., die Kugel steckt subpleural im Unt. L.	Phlegmone des Halses und Mediastinums, serofibrinöse Pericarditis, Parenchymdegeneration, sept. Milzschwellung	Resektion der 8. Rippe r.	Sepsis
Du des l. Ob. L. mit Hämothorax l. und Unt. L.-Atelekt., hämorrh. Bronchopneumonie der r. Lunge, Lungenödem	St des Wirbelkanals mit vollst. Querschnittserweichung, akuter Stauung in Leber und Niere und infekt. Milzschwellung, durch 2. Kugel Weichteil-Du des Rückens	—	Rückenmarksverletzung, Sepsis?

Kr.-Tage	Sekt.-Nr. Geschoß	Einschuß	Ausschuß	Knochenfraktur
18	338 Schr. St	unterhalb der r. Clavicula	—	Ausschuß des unt. Randes der 2. Rippe
27	351 Schr. St	Rücken l., 9. Brustwirbel	—	Querfortsätze und Dornforts. des 9. Brustwirbels
91	107 Schr. Du	r. vorn zwischen 1. und 2. Rippe	l. neben Proc. spin. des 9. Brustwirbels	—
?	229 Schr. St	Außenfläche des l. Oberarms	—	Du des 2. Brustwirbelkörpers
?	655 Schr. St	vordere l. Axillarlinie	—	—

durch Schrapnellschüsse.

Pleura und Lunge	Sonstiger Befund	Eingriff	Tod durch
Du des r. Ob.- und Unt. L., Beschoß frei in der Pleura, mächtiger Pyothorax mit Kompress. r., Stauung und Ödem in der stark geblähten l. Lunge	walnußgroßer Abszeß mit Druck auf das r. Ven. axillaris und Stauungsödem des r. Armes, Verbindung des Empyems mit dem Abszeß, in dem ein großer Kleiderfetzen ist. Herzdilatation und schwere Myocarddegeneration	—	Sepsis
vernarbter Du des r. Unt.L., stärkere Pleuraadhäsionen und Überrest eines Pleurahämatoms, Ödem und Hypostase	totale Querschnittserweichung des Rückenmarks mit Abszedierung, seröse Meningitis spin., Cystitis, Pyelonephritis mit Nierenabszessen, sept. Organe	—	Sepsis
vernarbter Du des r. O., ausgedehnte Pleuraadhäsionen r. mit altem abgesackten Hämothorax u. Kompr. des r. Unt. L., geringe Adhäsionen der l. Pleura, Bronchopneumonie bds.	Adhäsionen zwischen Dura und Pia in Höhe des 10. Brustwirbels. Querschnittserweichung mit auf- und absteigender Degeneration, Cystitis, Urethritis, Pyelitis und Nephritis parenchymatosa, Herzmuskeldegeneration, Milzschwellung, Fett- und Stauungsleber, allg. Marasmus u. Anämie, Dekubitus	—	Sepsis
Du des l. Ob. L., Du des r. Ob. L. (Spitze), Kugel steckt in Pleuraverwachsungen, Hämothorax l. (1½ L.), geringer Hämothorax und fast vollständ. Pleuraobliteration r., chron. peribronchiale Tbc. der r. Lungenspitze	Du der Achselhöhle ohne Gefäßverletzung	—	Verblutung
Du durch den vorderen Rand beider Ob. L., Hämopneumothorax r. mit beginnender Infektion, Lungenödem	Du des vord. Mediastinums, Hautemphysem, Granatsplitter-St des Gehirns mit ausged. Hämatom	—	Gehirnverletzung

5c. Perforierende Lungenver-

Kr.-Tage	Sekt.-Nr. Geschoß	Einschuß	Ausschuß	Knochenfraktur
$^1/_2$	(258) Gran. St	Rücken neben r. Scapula	—	—
$^1/_2$	(262) Gran. St	r. Sternalrand, unt. Hälfte des Man.	—	—
$^1/_2$	(317) Gran. St	an der 8. Rippe l. Scapularlinie	—	8. Rippe l. (Einschuß)
$^1/_2$	187 Gran. St	l. Paravertebrallinie, Höhe 6. Rippe	—	6. Rippe l. (Einschuß)
$^1/_2$	206 Gran. St	r. Mamillarlinie, Höhe der 2. Rippe	—	—
$^1/_2$	270 Gran. Du	Mitte der l. Clavicula	l. Rücken	l. Clavicula und 1. Rippe l. (Einschuß), 1.—6. R. am Ausschuß
$^1/_2$	1050 Fliegerbomben-Du	r. Scapularwinkel	—	beide Unterschenkel
1	(109) Gran. St	r. oberer Scapularrand	—	Infraktion der 1. Rippe (Einschuß), Sternum Höhe der 6. Rippe
1	(144) Gran. Du	dicht über l. Mamilla	in der Milzgegend	ausgedehnte Fraktur der 5.—7. Rippe
1	140 Gran. St	2 Einschüsse, l. vord. Axillarlinie, 8. und 10. Rippe	—	—

letzungen durch Granatschüsse.

Pleura und Lunge	Sonstiger Befund	Eingriffe	Tod durch
Du des r. Unt. L., großer Hämothorax r.	Zwerchfell-Du, Splitter steckt in Leberkuppe	—	Verblutung
Du des r. Ob. L., Hämopneumothorax mit Verdrängung des Herzens nach l.	Zwerchfell-Du, Ta des r. Leberlappens. Splitter steckt im 7. I. C. R.	—	Verblutung
Du des l. Unt. L., Hämothorax l. (1½ L.)	Zwerchfell-Du, Milz-Du und Ta des Magens. Splitter liegt im Netz. 2. Verl. in d. Rückenmusk., allg. Anämie	—	Verblutung
Du des l. Unt. L., Hämopneumothorax l., Stauung im Lung.-Kreislauf	Splitter steckt halb im Herzbeutel, Anämie in der Bauchhöhle	—	Verblutung
Du des r. Ob. L., Hämopneumothorax	Splitter steckt im 1. B. W.-Körper. 2. St im Bauch mit Du des Coecum und St der r. Nierengegend. Hämopneumoperiton. u. kotige Peritonitis	—	Verblutung
faustgroße Aufreißung der l. Spitze, Hämothorax l.	vollständ. Abriß der l. Art. und Ven. subclav., schwere allg. Anämie	—	Verblutung
Du des r. Unt. L., Hämothorax r., Fettembolie der Lungen und Lungenödem	multiple Splitterverletz. der Beine. Kalkherd in einer Mesenterialdrüse	—	Fettembolie
Du des r. Ob. L. von der Spitze bis Spitze des Unt. L. Hämothorax r. (1 L.)	Ta des Herzbeutels und r. Herzohrs. Du des Sternums und St unter der Haut, schwere Anämie	—	Verblutung
Du des l. Unt. L., Prolaps von Milz, Quercolon, Magen und Dünndarm in die l. Pleurahöhle, Lungenödem	Ta des Herzbeutels und des Herzens, Zwerchfell-Du, Quercolon, Netz und Dünndarm prolabieren nach außen. Herzdilatation	—	Prolaps des Bauchinhaltes in der Pleura
Du des l. Unt. L., Hämothorax l., Pleuritis l.	St des Herzens mit Pericarditis, durch 2. Splitter, Zwerchfell-Du, Milz-Du, St des Magens, fibrinöse Peritonitis	—	Herzverletz., Peritonitis?

Kr.-Tage	Sekt.-Nr. Geschoß	Einschuß	Ausschuß	Knochenfraktur
1	330 Gran. St	Rücken l. unterhalb d. Ang. scap., hier Fraktur der 9. und 10. Rippe	—	Fraktur des Dornes des 11. Brustwirbels und der 10. R. im Schußkanal zwischen beiden Pleurahöhlen
1	447 Gran. St und Zünder-Ta	Oberhalb der l. Clavicula (markstückgroß)	—	Zertrümm. des Unterkiefers
1	495 Multiple Min. St	l. vordere Axillarlinie, Höhe der	—	r. Patella zersplittert
1	896 Gran. Du	l. vordere Axillarlinie, Höhe der 8. Rippe	am Bauch l. vom Nabel	—
1	1100 Gran. St	oberhalb der l. Brustwarze	—	—
2	(142) Gran. Du	Rücken l. des 3. Brustwirbels	r. Axillarlinie im 6. I. C. R.	4.—6. Brustwirbel und 5. und 6.Rippe (Einschuß)
2	(173) Gran. St	r. Oberarm über d. Caput humori	—	5. und 6. Rippe am Einschuß
2	289 doppelter Min-St	r.Brustseite unterhalb der Clavicula	—	—

verletzungen durch Granatschüsse.

Pleura und Lunge	Sonstiger Befund	Eingriffe	Tod durch
Ta des l. Unt. L. mit starker Aufreißung und Infarzierung, geringer Hämothorax l., dann Du des r. Unt. L.	Zwerchfell-Du, Du der r. Niere, St in der Leber. Anämie der inneren Organe. Zerfetzter Einschuß in der Oberbauchhaut	—	Verblutung
Einschuß l. Pleurakuppe, Du durch Ob.- und Unt. L. Rückprall des Splitters am Thorax und Rückkehr durch Schußkanal zur Spitze. Hämothorax l. (2 L.), Kompress. des l. Unt. L. und Blutaspiration in der r. Lunge	schwere Zertrümmerung des Kinns durch Zünder-Ta, starke Anämie aller inneren Organe	Naht d. Zunge	Verblutung
Du des l. Ob.- und Unt. L., Hämothorax l. (2 L.), alte Pleuraverwachs.	Zwerchfell-Du, gut verklebter St in den Magen. Geschoß nicht auffindbar, Hautverletz.	—	Verblutung
Du des l. Unt. L., Hämopneumothorax l., Aspiration von Blut und Mageninhalt im r. Unt. L., Lungenödem	Du der Zwerchfellkuppe mit Netzvorfall in d. l. Pleura. Ta der Milz, Kontusionsblutungen des Colons, Hämoperitoneum. Anämie	Laparotomie	Verblutung
Du des medialen Randes des l. Ob. L., nach Mediastinum-Du Ob. L.-Du r., Hämothorax l., Obliteration der l. Pleurahöhle	Du des Mediastinums mit Eröffn. des Herzbeutels und Ta der Pulmonalis, geringes Hämopericard., Anämie der inneren Organe. Splitter steckt r. im Thorax	—	Verblutung, Herztamponade?
Du des r. Unt. L., Hämothorax r. (2 L.) und Pneumothorax mit Kompr.-Atelektase	Blut im Wirbelkanal ohne Eröffn. des Duralsackes, Kompr.-Erweichung des Rückenmarks	—	Rückenmarksschuß
Du des r. Unt. L., Hämothorax r. mit Kompress. der r. Lunge, hypostatische Pneumonie l.	Zwerchfell-Du, Du der Leber und St in d. retroperiton. Gewebe, Kontusion des Colons, syph. Lebercirrhose	—	Pneumonie l. bei Kompr. d. r. Lunge
Du des r. Ob.- und Unt. L., Hämothorax. Akute Lungenblähung, Bronchitis diffusa seropurulenta, z.T. fibrinosa, Lungenödem, Bronchopneumonie bes. l. hinten unten	Splitter steckt nach Du des Thorax r. am Rippenangulus zwischen 5. und 6. Rippe unter der Haut, 2. kleiner St l. am Hals mit geringem Hämatom des Bindegewebes	—	Bronchitis seropurulenta und Bronchopneumonie

Kr.-Tage	Sekt.-Nr. Geschoß	Einschuß	Ausschuß	Knochenfraktur
2	398 Min. St	l. Axillarlinie oberhalb der 5. Rippe nach Oberarm-Du	—	Absplitterung von Teilen der 5. Rippe (Einschuß), Fraktur der 10. Rippe (Ausschuß)
3	(222) Gran. St	über der r. Scapula	—	Du durch 5. Rippe, hinten
3	205 Gran. St	l. Scapularlinie, 10. Rippe	—	10. Rippe
3	498 Gran. St	l. Schulterblattgegend	—	Scapula l., 7. und 8. **Brustwirbel** und 10. Rippe **r.**
3	1110 Gran. St	oberhalb der r. Brustwarze	—	—
4	104 Gran. St	r. am Rücken	—	—
4	343 Gran. St	l. Mamillarlinie, Höhe der 5. Rippe	—	5. Rippee l.
4	614 Gran. Du	r. Axillarlinie, Höhe der 5. Rippe	r. Scapularlinie, Höhe der 5. Rippe	—

verletzungen durch Granatschüsse.

Pleura und Lunge	Sonstiger Befund	Eingriffe	Tod durch
Du des Unterrandes des l. Unt. L., Splitter an der 10. Rippe zurückgeprallt und steckt im Schußkanal. Hämopneumothorax l. (2—3 L.) und Kompr. der l. Lunge. Hypostase und Ödem der Lunge	kleines Hämatom an der gesplitterten 10. Rippe. Dilatation des l. Ventrikels. Schwere Anämie	—	Verblutung
Du des Ob. L., Hämothorax r. (1 L., viel durch Wunde nach außen entleert), fibr. Pleuritis r.	allgemeine Anämie	—	Verblutung
Du des r. Ob. und Unt. L., Hämopneumothorax r.	Splitter steckt in der Thoraxmuskulatur in der Mamillarlinie oberhalb der 3. Rippe, Hautemphysem	Kniegelenksexartikulation weg. St	Verblutung?
Du des r. Unt. L., Hämothorax r. mit Kompr. der r. Lunge, Kont. des l. Unt. L., geringer Hämothorax l., Ödem der l. Lunge	Zwerchfell-Du und Du der Leber. Splitter in der r. Flanke. Hämoperitoneum, Gasgangrän im l. Oberschenkel	—	Gasgangrän
Du des r. M. L. am unt. Rand mit Kompress. der r. Unt. L. durch Hämothorax r. (¹/₂ L.), Splitter an der Ven. cava	Zwerchfell-Du, St der Leber mit Vereiterung des Leberschußkanals, Sepsis, Perfor. narbig ausheil. Ulcus ventr.	—	Sepsis
Du des r. Unt. L., Hämothorax r. mit Kompr. der r. Lunge, fibrin. Pleuritis r., bronchopneumonische Herde l.	Zwerchfell-Du, St im r. Leberlappen, Hämoperitoneum. Starke Fäulnis	—	Verblutung u. Bronchopneumonie
Du des l. Unt. L. am unt. Rand, infizierter Hämopneumothorax l. mit Verdrängung des Mediastinums nach rechts, fibrinöse Pleuritis l., Kompr. der l. Lunge	Zwerchfell-Du nahe am Pericard, St des Magens, diff. eitrige, kotige Peritonitis mit Pneumoperitoneum	—	Peritonitis
Du des r. Mitt. L., Hämothorax r. und Pleuraverwachsungen r., bronchopneumonische Herde l. und r. Unt. L., Lungenödem	St der r. Carotis (durch 2. Splitter) mit Thrombose der r. Carot. int. und Art. foss. sylvii und lokaler Gehirnerweichung	—	Carotisthrombose

Kr.-Tage	Sekt.-Nr. Geschoß	Einschuß	Ausschuß	Knochenfraktur
4	782 Gran. St	r. Oberarm, Thorax in Höhe der 5. R.	—	Splitterung der 5. R. (Einschuß), 5.—7. Rippe, 5. u. 6. Brustwirbel am Ausschuß
4	822 Gran. St	l. Mamillarlinie, zwischen 3. und 4. R.	—	—
5	(162) Gran. St	r. Axillarlinie, über 2. Rippe	—	—
5	(184) Gran. St	r. Axillarlinie, 8.—9. Rippe	—	Du durch 6. *Brust*wirbel
5	239 Fliegerbomben St	r. Mamillarlinie, 4. Rippe	—	4. Rippe am Einschuß
5	671 mult. Min. St	unter der l. Mamille	—	—
6	(211) Gran. St	Mitte der l. Scapula	—	l. Scapula?

verletzungen durch Granatschüsse.

Pleura und Lunge	Sonstiger Befund	Eingriffe	Tod durch
zerfetzter, jauchiger Du des r. Ob.- und Unt. L. mit eigroßem Defekt, Bronchopneumonie in der Wundumgebung und l., durch Ausschuß entleertes abgesacktes Empyem bei alten Pleuraverwachsun- r., Ödem bds.	Eröffnung des Wirbelkanals ohne Duraverletzung bei starker extraduraler Eite- rung, Rückenmarksblu- tungen in Höhe des 5. Br. W. Anämie aller Organe	—	Rücken- marksver- letzung
Du des l. Ob. L. unter Auf- reißung der Facies me- diast. Infizierter Hämo- pneumothorax m. Kompr. der l. Lunge, Broncho- pneumonie im r. Unt. L., Lungenödem und Hypo- stase. Splitter steckt hinten dicht unter der Pleura	Aufriß des Herzbeutels mit Rißwunde des visceralen Pericards und Abriß eines Kranzgefäßastes mit Thrombose und entsprech. Infarkt der Herzwand, Hämopericard. und fibri- nöse Pericarditis, Herz- dilatation und Sepsis	—	Sepsis und Herztam- ponade?
Du des r. Mitt. L. und der r. seitlichen Herzbeutel- wand, groß. Hämothorax und Hämopericard.	Kontusionsriß der Leber; der Splitter liegt teils im Pericardloch, teils auf dem Zwerchfell	—	Verblutung, Herztam- ponade?
Du des r. Unt. L. — Wirbel- körper —, Du d. Unt. L., Hämothorax beds. mit Kompr., diff. eitrige Bron- chitis und confluier. Bron- chopneumonie	Splitter in der Rücken- muskulatur	—	eitrige Bron- chitis, Broncho- pneumonie
Du des r. Unt. L., Hämo- thorax mit Kompress. der r. Lunge, fibr. Pleuritis r., Lungenödem	Sepsis, trübe Schwellung des Herzmuskels und der Parenchyme. Anämie	—	Sepsis
Du des l. Unt. L., jauchige exsudative Pleuritis mit Kompr. der l. Lunge, fibr. Pleuritis r. und lo- bäre, kruppöse Pneumonie des r. Unt. L., Ödem und Hypostase der r. Lunge	fortgesetzte jauchige Medi- astinitis, Zwerchfell-Du u. Magen-St mit beginn. Pe- ritonitis. Verletzung am Oberschenkel und an der Hüfte mit Abszessen	—	Sepsis?
Du des l. Unt. L. mit Verletz. eines großen Pul- monalastes, keine Lun- geninfarz., jedoch großer Hämothorax ($2^1/_2$ L.) mit Kompr.	—	—	Verblutung

Kr.-Tage	Sekt.-Nr. Geschoß	Einschuß	Ausschuß	Knochenfraktur
6	161 mult. Min. St	vordere Axillarlinie, 5. Rippe	—	—
6	784 Gran. St	l. neben Sternum, 1. I. C. R.	—	7. Rippe am Ausschuß, hintere Axillarlinie
7	(221) Gran. St	l. Fossa supraspinata	—	Du der l. Scapula, 4.—6. Rippe
7	601 mult. Min. St	l. vorn, zwischen 1. und 2. Rippe	—	2. Rippe l.
7	770 Gran. St	r. Axillarlinie, 6. Rippe	—	—
9	90 mult. Min. St	vordere Axillarlinie r., 6. Rippe	—	6. Rippe am Einschuß
10	643 mult. Handgran. St	Mamillarlinie, 4. R.	—	—

verletzungen durch Granatschüsse.

Pleura und Lunge	Sonstiger Befund	Eingriffe	Tod durch
Du des r. Unt. L. mit Hämothorax und Kompr. des r. Unt. L., käsige Hilusdrüsen-Tbc bds. und käsige peribronch. Tbc des verletzt. r. Unt. L., fibrinöse Pleuritis r.	St des Herzbeutels mit Pyopericard (über ½ L.), Herztamponade. Durch 2. St in der r. Flanke Du der Leber und St der r. Niere	—	Herztamponade
Du des l. Ob.- und Unt. L. mit Abriß und Thrombose eines Lungenart.-Astes, entleerter Hämopneumothorax mit Kompr. der l. Lunge und fibr. Pleuritis l., Bronchopneumonie r. unten und beginn. fibr. Pleuritis r.	Mediastinalverdrängung nach r. Dilatation des r. Ventrikels, starke Anämie, Splitter in der Rückenmuskulatur	Rippenresektion l. mit Entleer. des Hämopneumothorax	Verblutung
Du des l. Ob. L. Splitter liegt zwischen Ob. und Unt. L., Hämothorax entleert, fibr. Pleuritis l., Pleuritis r.	Mediastinitis, Parenchymdegeneration, starke Anämie	Punktion des Hämothorax	Sepsis
Du des l. Ob. L. und St im Pulmonalarterienstamm mit Verschleppung in die Lunge. Infizierter Hämopneumothorax l., beginn. Pleuritis fibrinosa l.	Hämopericard und fibrinöse Pericarditis, Mediastinitis phlegmonosa, Du des l. Auges ohne Schädelverletzung	Thorakotomie am l. Scapularwinkel	Hämopericard, Herztamponade?
Du des r. Mitt. L. Splitter liegt in der Pleurahöhle, Hämothorax r., fibrin. Pleuritis bds., Bronchopneumonie im l. Unt. L.	fibrinöse Pericarditis, Parenchymdegen., Milzschwellung, hämorrh. Nephritis und Ikterus, St durch 2. Splitter im Oberschenkel mit Hämatom	—	Sepsis
Du des r. Lungenlappens, Einschuß in den Herzbeutel durch Fibrin verklebt. Splitterembolie in Unt. L.-Arterie	Du des r. Vorhof, St des Pulmonalarterienstammes, serofibrinöse Pericarditis, Becken-St durch 2. Splitter	—	Herzverletzung?
Du des r. Ob. L. (vorderer Rand) bei Obliteration der r. Pleura, fibrinöse Pleuritis l., Lungenödem, alle Lappen lufthaltig	St des Herzbeutels, Pyopneumopericard u. Zottenherz, sept. Milzschwellung, mult. Verl. der Beine	Unterbind. d. Art.femoral.	Sepsis

Kr.-Tage	Sekt.-Nr. Geschoß	Einschuß	Ausschuß	Knochenfraktur
11	703 Gran. St	r. Sternalrand, 3. l. C. R.	—	—
12	(244) mult. Gran. St	hintere Axillarlinie l., 5. Rippe	—	5. und 6. Rippe, großer Defekt der 5. Rippe
13	788 Gran. St	l. Axillarlinie, 6. R.	—	6. Rippe am Einschuß
13	1084 Bomben-St	r. Scapularwinkel	—	7. Rippe am Einschuß
14	(183) mult. Gran. St	Rücken über 5. Proc. spin.	—	5. Brustwirbel
16	835 Gran. St	r. neben Wirbelsäule, 12. Rippe	—	Splitterung der 8. Rippe nach Thorax Du
19	168 Min. St	l. Parasternallinie, 3. Rippe		3. Rippe am Einschuß

verletzungen durch Granatschüsse.

Pleura und Lunge	Sonstiger Befund	Eingriffe	Tod durch
Du des r. Ob. L. (vorderer Rand), Hämothorax und fibrinöse Pleuritis r., sero-fibrinöse Pleuritis l. und bds. Kompr. der Unt. L., Lungenödem	St des Herzbeutels mit sero-fibrinöser, eitriger Pericarditis, Parenchymdegen. und schwerer allgem. Stauung	—	Sepsis
Du des l. Unt. L. (ohne Infarkt), Pyopneumothorax l. mit basaler Kompr. Splitter nicht zu finden	allg. Marasmus	—	Pyopneumothorax mit Marasmus
Du des l. Unt. L. (vorderer Rand), Netzprolaps in l. Pleura. Aspiration von Blut, pleurogene Abszesse und Gangränherde in allen Lappen	Zwerchfell-Du, St in der Leber mit Abszeß und Arrosion der Ven. cav. inf., in Verbindung damit großer subphren. Abszeß mit Einbruch in den Magen und Fortleitung in das hint. Mediastinum, Blut im Magen und Ösophagus, starke Fäulnis der Organe, hämolytischer Ikterus	—	Verblutung a. der unteren Hohlvene
Du des r. Unt. L., alte Pleuraadhäsionen r. mit Hämothorax vorn und abgekaps. Empyem hint., Kompress. des r. Unt. L., Lungenödem	diffuse Peritonitis (Durchwand. durch das Zwerchfell), Milzschwellung, Parenchymdegen. und septische Ikterusr	Erweit. des Einschusses u. Inzision am Rippenbogen r. vorn	Sepsis
Du des l. Unt. L., Hämothorax l., diff. Bronchitis und Bronchopneumonie r.	totaler Querschnitts-Du des Rückenmarks mit akuter eitr. spin. Meningitis	—	Spinalmeningitis
Du des r. Unt. L. (Rand) nach Du des Abdomens, infiz. galliger Hämopneumothorax r. mit ausgedehnter fibr. Pleuritis und Verdrängung des Mediastinums nach l., Kompr. der ganzen r. Lunge	Ta der r. Niere mit eitr. Einschmelzung, Ta der Leber mit Hämoperitoneum ohne Peritonitis, Zwerchfell-Du, fibr. Pericarditis, sept. Milzschwell. und Parenchymdegen.	—	Sepsis
Du des Vorderrandes des l. Ob. L., Pneumopyohämothorax l. mit Kompress. des l. Unt. L., Ödem der Lungen	St des Herzens mit anäm. Nekrose der Stelle in der Wand des l. Ventrikels, Pyopericard mit teilweiser Obliteration, Herzdilatation, trübe Schwellung des Myocards, Leber-Nierenstauung, infekt. Milztumor	—	Sepsis

Kr.-Tage	Sekt.-Nr. Geschoß	Einschuß	Ausschuß	Knochenfraktur
19	862 mult. Gran. St	l. Mamillarlinie, 1. I C R.	—	—
27	820 Gran. St	median der r. Scapula	—	5. Rippe am Einschuß
41	5 Gran. St	r. hintere Axillarlinie, 8. Rippe	—	—
54	306 Min. St	r. neben Wirbelsäule, 12. Rippe	—	12. Rippe, vernarbt
?	526 Handgran. Du und St	r. am Rippenbogen	l. Rippenbogen in der Axillarlinie	—
?	791 Gran. Du	r. Schulterblattgegend	an der r. Schulter	7. Rippe r.

verletzungen durch Granatschüsse.

Pleura und Lunge	Sonstiger Befund	Eingriffe	Tod durch
Du des l. Ob. L., Splitter liegt in der Pleura, abgekapseltel jauchiges Empyem l. hinten unten, darüber fibr. Pleuritis, pneumonische Infiltration des Schußkanals, Ödem der r. Lunge	mächtige serofibrinöse Pericarditis, trübe Schwellung des Herzmuskels mit fettiger Degeneration, Stauungsfettleber, sept. Milztumor	—	Sepsis
Du des r. Unt. L. mit mächtigem Hämothorax, Kompress. und Mediast.-Verdrängung, ulzeröse Tbc im r. Ob. L. mit Pleuraadhäsionen, chron. Spitzen-Tbc mit Pleuraspangen l.	Oberarmverl. l., schwere Anämie	—	Verblutung u. Tbc
Du der r. Lunge, Pyothorax r. mit starker Schwartenbildung und Kompr., Knochensplitter von Wirbelsäule im Schußkanal, serofibr. Pleuritis l., Pneumonie mit Abszeß im l. Unt. L.	Anschuß der Wirbelsäule nach Pleura-Du. Granatsplitter vermutlich durch Eiter entfernt. Herzmuskeldegen., Milztumor	Rippenresektion an Stelle des Einschusses und neben der Wirbelsäule 10. Rippe	Sepsis
Du? der r. Pleura mit Seropneumothorax und vollst. Kompr. der r. Lunge, Verdrängung des Herzens und vikar. Emphysem l., Ödem und Hypostase der l. Lunge	Geheilte Verletz. der r. Niere, St des 12. Brustwirbelkörpers mit Vereiterung der Bandscheibe und R. M. Erweichung; Cystitis, Urethritis, Pyelitis; Milztumor, Dekubitus sacralis mit Abszessen neben d. Nerv. ischiat., Parenchymdegen.	Rippenresektion (11. Rippe hinten)	Sepsis
Du des l. Unt. L., Hämothorax l.	Du der Niere mit großem Hämatom der Umgebung, Ta der Milz, Einriß des Magens, Zwerchfell-Du, Hämoperitoneum, St des l. Oberarms mit Fraktur, Schädel-St mit Splitterung der Tabula int., Anämie	—	Verblutung mit Kopfschuß
Du der hint. Konvexität des r. Unt.- und Ob. L. mit ausgedehnter Infarzierung der Umgebung, Hämothorax r.	Du der Weichteile von Brust, Achselhöhle und Schulter ohne Verletz. der Armgefäße, schwere innere Anämie	—	Verblutung

B. Spezieller Teil.

5 d. Perforierende Lungenverletzungen

Kr.-Tage	Sekt.-Nr. Geschoß	Einschuß	Ausschuß	Knochenfraktur
?	523 ? St	l. Axillarlinie, Höhe 7. Rippe	—	8. Rippe l.

6. Lungen-

Kr.-Tage	Sekt.-Nr. Geschoß	Einschuß	Ausschuß	Knochenfraktur
4	(27) Verschüttung	—	—	r. Clavicula und Sternum
4	(231) Min. St	r. Oberarm, Innenrand d. Deltoideus	—	6. Rippe in der Axillarlinie (Einschuß)
7	748 Gran. Du	l. neben dem Sternocleidoclaviculagelenk	l. innen neben dem l. Scapularrand	Zerschmetter. der l. Clavicula u. 2. R. l.; am Ausschuß: Fraktur der 2. und 3. Rippe
11	(120) Gran. St	r. Rücken, äußerer Scapularrand	—	Scapula und 7.—11. Rippe r. am Einschuß

durch unbekannte Geschosse.

Pleura und Lunge	Sonstiger Befund	Eingriffe	Tod durch
Du des l. Unt. L., vernarbt, daran angewachsen Netz und Colon transversum, l. Pleuraverwachsungen, r. Pleurahöhle obliteriert, Aspiration von Mageninhalt r., Lungenödem bds.	Zwerchfell-Du, für 1 Finger durchgängig, Ileus durch Einklemmung, Geschoß nicht auffindbar, Parenchymdegen. der diff. Peritonitis	—	Sepsis

zerreißung.

Pleura und Lunge	Sonstiger Befund	Eingriffe	Tod durch
Lungenzerreißung im r. Ob. L. mit Hämothorax und Kompr. der r. Lunge, Ödem und Stauung der Lunge, fibr. eitrige Pleuritis bds.	Abszesse zwischen den Pektorales, eitrig-phlegmonöse Mediastinitis, Blutung ins Nierenbeckenlager, Trübung der Parenchyme	—	Sepsis
St des r. Unt. L. mit ausgedehnter Zerreißung (große Höhle mit Blutmassen und Hämothorax von $3^{1}/_{2}$ L.)	schwere allg. Anämie	—	Verblutung
Du des l. Ob. L. mit Zerreißung des Ob. L. durch zahlreiche Knochensplitt. Hämorrh. Infarzierung u. Pneumonie im ganzen l. Ob. L., Obliteration beider Pleurahöhlen	Trübe Schwellung des Herzmuskels, der Leber und der Nieren. Infektiöse Milzschwellung, mäßige Anämie der inneren Organe	—	Sepsis
große Rißwunde im r. Unt. L., Pyopneumothorax r. und dissezierende Pneumonie im r. Mitt. L., fibr.-eitrige, exsudative Pleuritis l. und allgem. Bronchopneumonie	Splitter steckt in der tiefen Rückenmuskulatur, Parenchymdegeneration	Erweiterung der Rippen- und Pleurawunde	Sepsis

Kr.-Tage	Sekt.-Nr. Geschoß	Einschuß	Ausschuß	Knochenfraktur
16	799 Schr. ? Ta	r. Schulter am Akromion	r. zwischen Scapula u. Wirbelsäule, Höhe 4.—5. Rippe	Splitterung der Scapula und 4.—5. R. (tangential)
?	439 Fliegerabsturz	—	—	Multiple Frakturen aller Knochen
?	527 ? St	unter der l. Brustwarze zerfetzt, fünfmarkstückgroß	—	—

zerreißung.

Pleura und Lunge	Sonstiger Befund	Eingriffe	Tod durch
jauchiger, zerfetzter Zerreißungsherd im r. Ob. L., alte Adhäsionen bds., fibr.-eitrige Pleuritis r., sero-fibr. Pleuritis l., Bronchopneumonie und Ödem l.	septische Milzschwellung, Parenchymdegen., septischer Ikterus mit galliger Verfärbung aller Exsudate	—	Sepsis
ausgedehnte Zerreißung des l. Unt. L., Hämothorax r. und l., Magenprolaps in l. Pleura	multiple Verletzungen aller inneren Organe, Zerreißung des Zwerchfells, Schädelfraktur	—	Aortenabriß usw.
ausgedehnte Zerfetzung des l. Unt. L. und eines Teiles des Ob. L., Hämothorax (2 L.)	Herzverletzung und Hämopericard ohne Herzbeuteleröffnung, Du der Milz, Ta des Magens und Du des Colons descendens	—	Verblutung

Springer-Verlag Berlin Heidelberg GmbH

Grundriß der Hygiene. Für Studierende, Ärzte, Medizinal- und Verwaltungsbeamte und in der sozialen Fürsorge Tätige. Von Professor Dr. med. Oscar Spitta, Geh. Regierungsrat, Privatdozent der Hygiene an der Universität Berlin. Mit 197 zum Teil mehrfarbigen Textabbildungen. (546 S.) 1920. $\mathcal{RM}$ 13,50, gebunden $\mathcal{RM}$ 16,80

Lehrbuch der Militärhygiene. Von Oberstabsarzt Professor Dr. H. Bischoff, Oberstabsarzt Professor Dr. W. Hoffmann und Oberstabsarzt Dr. H. Schwiening. Unter Mitwirkung von Oberstabsarzt Dr. Hetsch und den Stabsärzten Dr. H. Findel, Dr. K. H. Kutscher, Dr. O. Martineck und Dr. B. Möllers herausgegeben. In 5 Bänden. Mit Textfiguren. (2543 S.) 1910–1913. $\mathcal{RM}$ 38,—

(Verlag von August Hirschwald in Berlin)

Sporthygiene. Von Dr. Friedrich H. Lorentz, wissenschaftlicher Mitarbeiter am Hygienischen Institut in Hamburg, Leiter der Sporthygienischen Untersuchungsstelle des Hamburger Ausschusses für Leibesübungen. (136 S.) 1923. $\mathcal{RM}$ 3,—

Soziale Pathologie. Versuch einer Lehre von den sozialen Beziehungen der Krankheiten als Grundlage der sozialen Hygiene. Von Professor Dr. med. Alfred Grotjahn. Dritte, neubearbeitete Auflage. Mit Beiträgen von Sanitätsrat Dr. med. C. Hamburger, Dr. med. et rer. pol. R. Lewinsohn, Sanitätsrat Dr. med. A. Peyser, Dr. med. W. Salomon, Dr. med. G. Wolff. (544 S.) 1923. $\mathcal{RM}$ 18,50, gebunden $\mathcal{RM}$ 21,—

Anthropometrie. Anleitung zu selbständigen anthropologischen Erhebungen und deren statistische Verarbeitung. Von Dr. R. Martin, Professor der Anthropologie an der Universität München, Geheimer Regierungsrat. Mit 19 Abbildungen. (47 S.) 1925. $\mathcal{RM}$ 2,40 (Sonderausgabe des gleichnamigen Beitrages in dem »Handbuch der sozialen Hygiene und Gesundheitsfürsorge«. 1. Bd. Herausgegeben von A. Gottstein in Charlottenburg, A. Schloßmann in Düsseldorf, L. Teleky in Düsseldorf.)

* **Kurzes Lehrbuch der Militärhygiene.** Von Oberstabsarzt Dr. med. et phil. Jaroslav Hladik. Mit 135 Abbildungen und 55 Tabellen im Text. (548 S.) 1914. $\mathcal{RM}$ 6,50, gebunden $\mathcal{RM}$ 7,50

* **Prophylaxe und Bekämpfung der Infektionskrankheiten.** Kurzgefaßtes Lehrbuch für Militärärzte, Sanitätsbeamte und Studierende der Medizin. Von Oberstabsarzt Dr. Ludwig Kamen. Mit 64 Abbildungen im Text und 5 Tafeln. (388 S.) 1906. $\mathcal{RM}$ 4,50

Zeitschrift für Hygiene und Infektionskrankheiten. Begründet von Robert Koch u. Carl Flügge. Herausgegeben von F. Neufeld in Berlin, M. Hahn in Berlin, R. Doerr in Basel. Erscheint nach Maßgabe des eingehenden Materials zwanglos, in einzeln berechneten Heften, deren vier einen Band bilden. Der Band umfaßt etwa 40–50 Druckbogen.

Zentralblatt für die gesamte Hygiene und ihre Grenzgebiete. (Fortsetzung der Hygienischen Rundschau.) Organ der Berliner Gesellschaft für öffentliche Gesundheitspflege. Herausgegeben von Professor Dr. Max Rubner, Geheimer Ober-Medizinalrat, in Berlin, und Professor Dr. Carl Günther. Geheimer Medizinalrat, in Berlin. Schriftleiter: Carl Günther. Erscheint in Bänden von 60 bis 64 Bogen Umfang (monatlich 2 Hefte). Jährlich erscheinen etwa drei Bände. Preis des Bandes $\mathcal{RM}$ 60,—

Die mit * bezeichneten Werke sind im Verlage von Julius Springer, Wien, erschienen.

Additional material from *Zur Pathologie und Histologie der
Lungen- und Pleura-Verletzungen im Kriege,*
ISBN 978-3-662-34164-3, is available at http://extras.springer.com

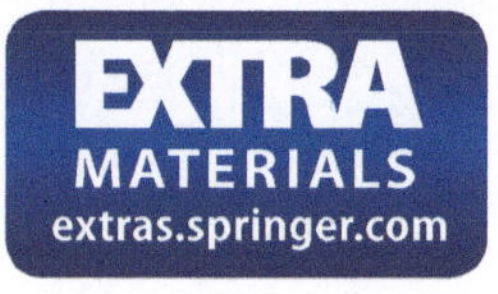